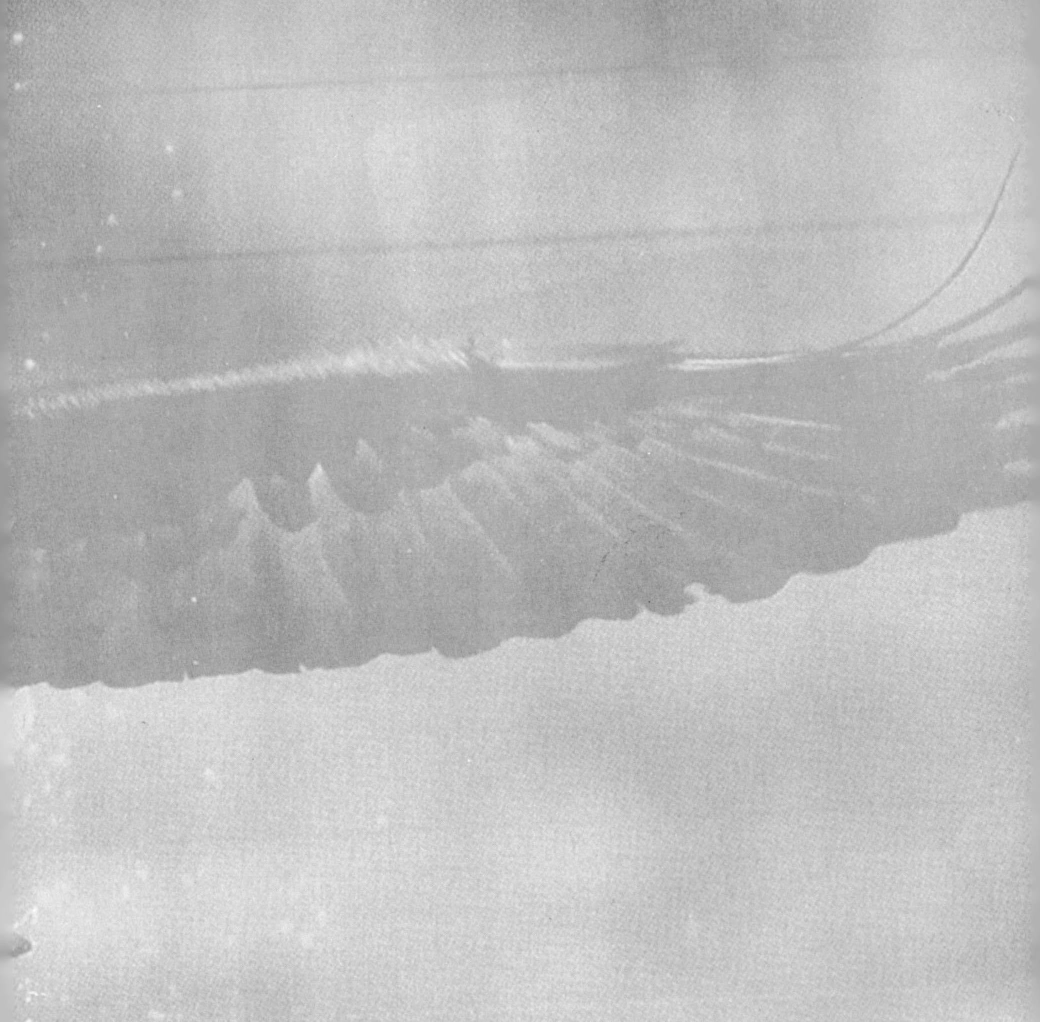

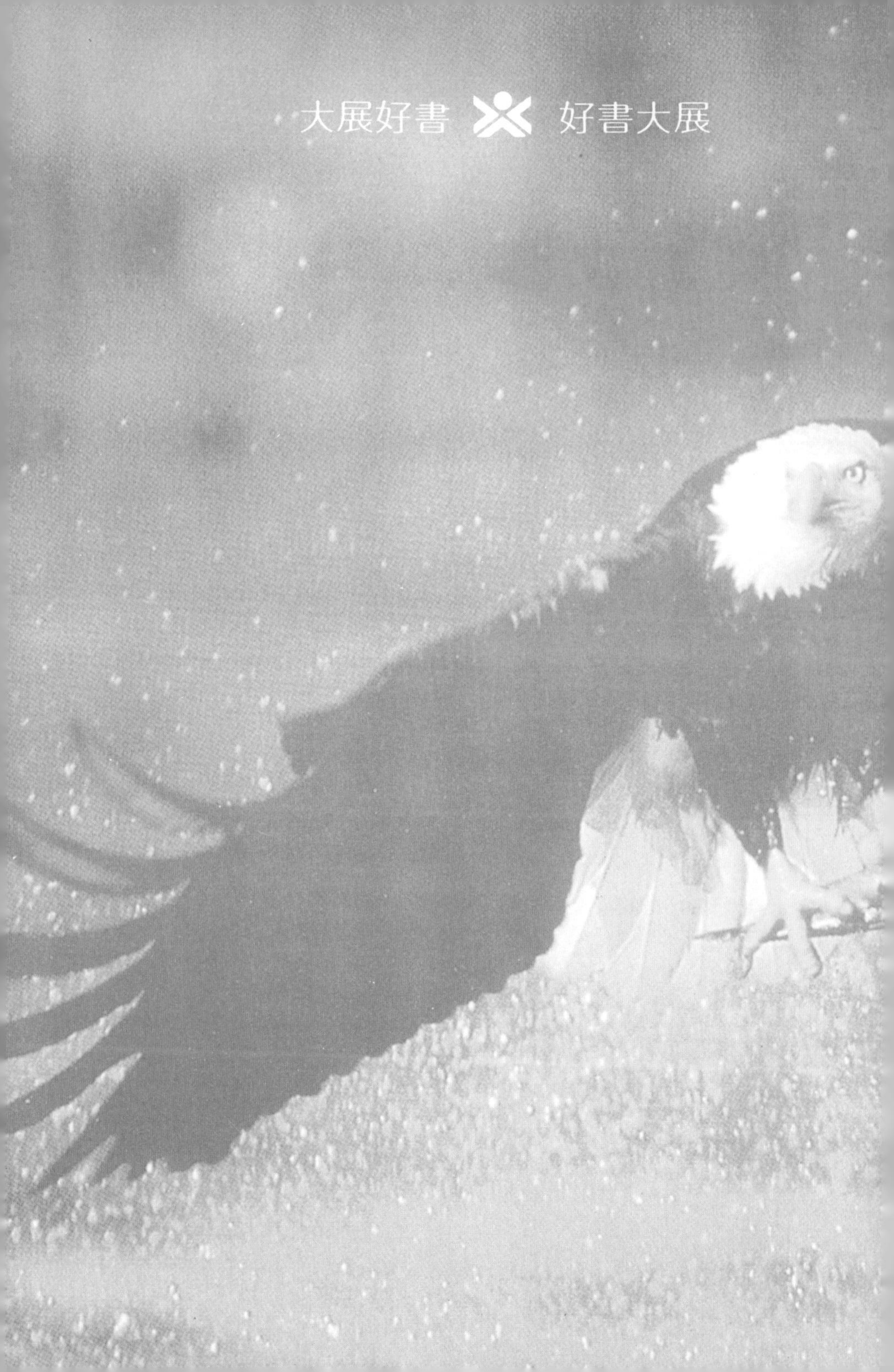
大展好書 好書大展

飲食保健 10

高脂血症者的飲食

●寫在製作飲食之前

本書介紹基於四群點數法的治療食。

從本書第四頁開始至三十一頁為止介紹一天早、中、晚三餐加上點心的一天菜單例。作法刊載於一〇四頁到一二四頁。

從三十二頁開始到六十三頁為止為單品料理。繼彩色頁之後是做法說明。

各菜單與料理材料都是表示一人份。關於量杯、量匙的概量及數值也一併記入，可以配合家人的飲食來使用。

此外，卷末刊載四大食品群群別點數及營養價。

目錄

一日菜單集

一品料理集

●高脂血症者的飲食●

高脂血症的病態解說

高脂血症的飲食

給高脂血症患者的選擇外食之建議……132

預防疾病的四群點數法的基本原則……140

餐

軟白乾酪沙拉
萄乾麵包
脂牛乳

酪是含有動物性脂肪的食，鬆軟白乾酪是低脂肪。可安心使用。

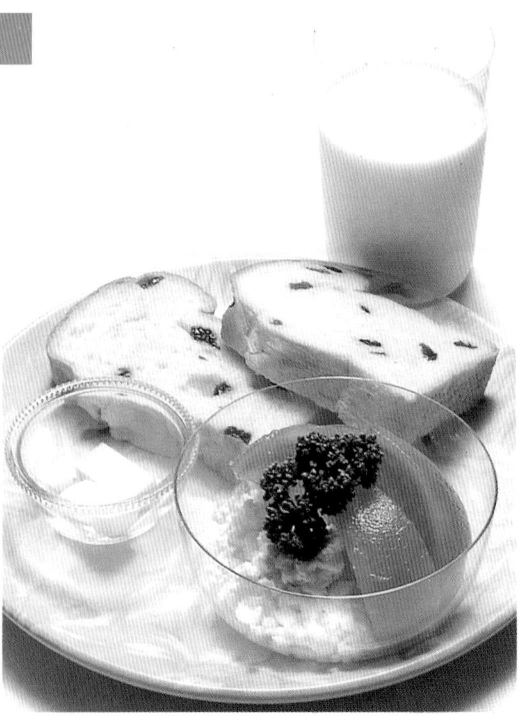

午餐

薑燒豬肉
鹽燒嘉臘
菠菜蛋捲
燉馬鈴薯
脆小黃瓜　飯
蘋果

●

外食的動物性脂肪量，鹽分量非常高，容易造成營養偏差。因此，盡可能帶便當。

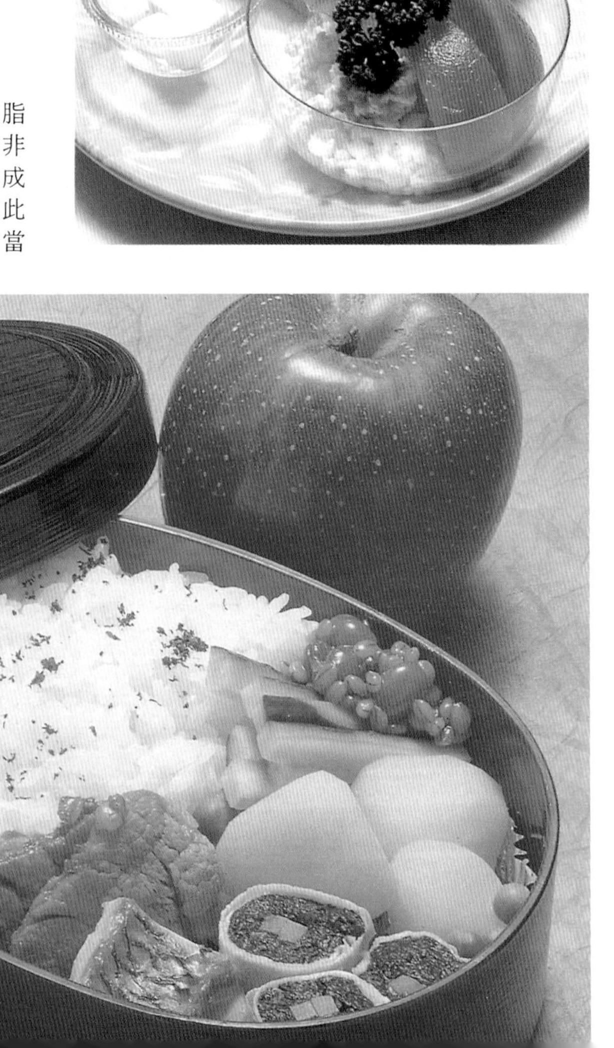

作法98頁

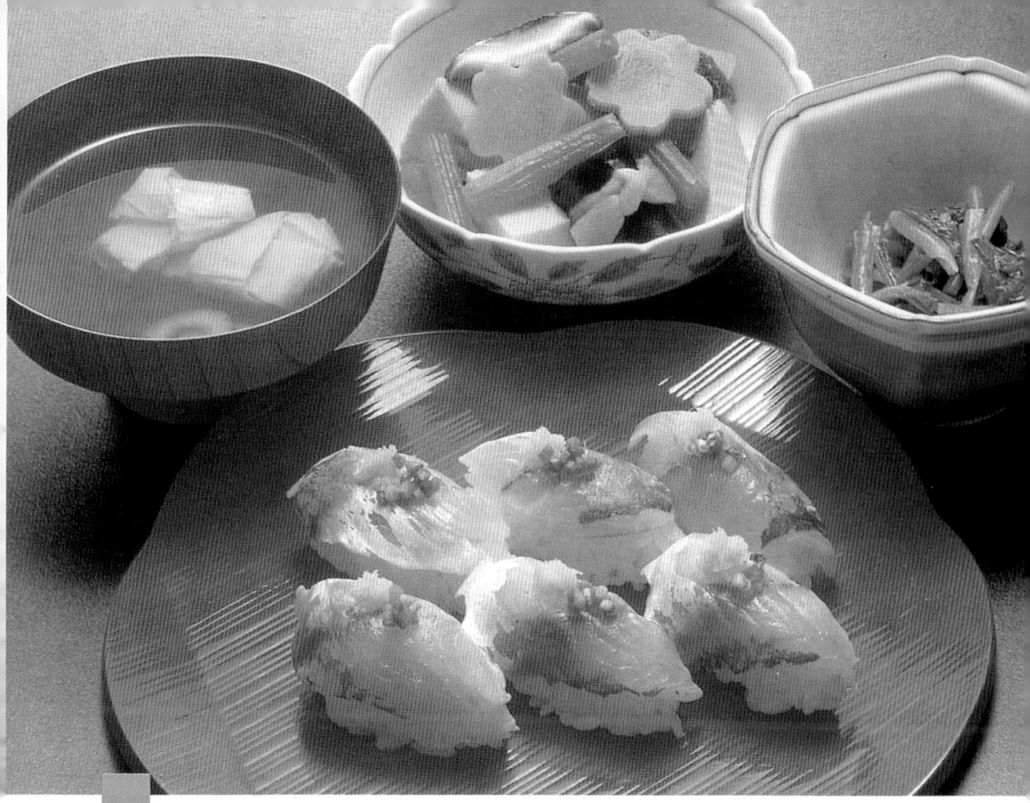

晚餐

鯵魚壽司　燉菜　芝麻拌小油菜　豆腐皮小黃瓜湯

●

鯵魚具有降低血中膽固醇的作用，而且含有二十碳五烯酸。光吃壽司還不夠，還要添加足夠的蔬菜。

點心

艾草丸子　草莓

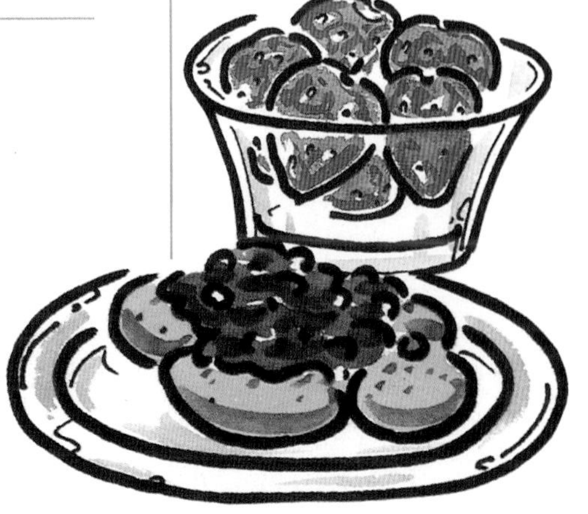

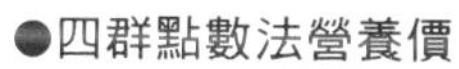

●四群點數法營養價

	♠	♥	♣	♦	合計
早餐	1.7	0.0	0.4	3.4	5.5
午餐	1.0	1.2	1.9	2.9	7.0
點心	0.0	0.2	0.6	1.2	2.0
晚餐	0.0	1.6	0.5	3.4	5.5
合計	2.7	3.0	3.4	10.9	20.0

早餐

雞肝韮菜炒蛋
涼拌豆腐
馬鈴薯洋蔥味噌湯　飯
低脂牛乳

●

雞肝含有豐富的鐵質和礦物質，因為膽固醇較多，所以要搭配少量蔬菜一起攝取。

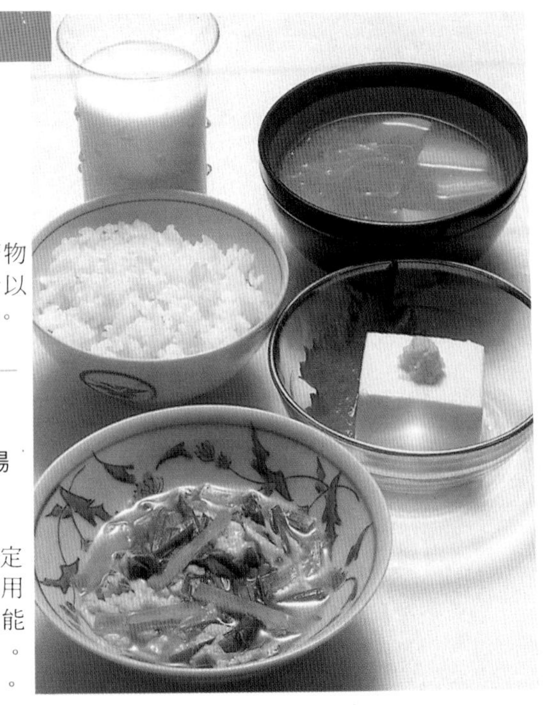

午餐

照燒霸魚
蒟蒻片
松前漬菜　什錦湯
海帶芽飯

●

限制熱量時，一定要多花點工夫使用低熱量食品，才能增加熱量的攝取。這時蒟蒻是重寶。

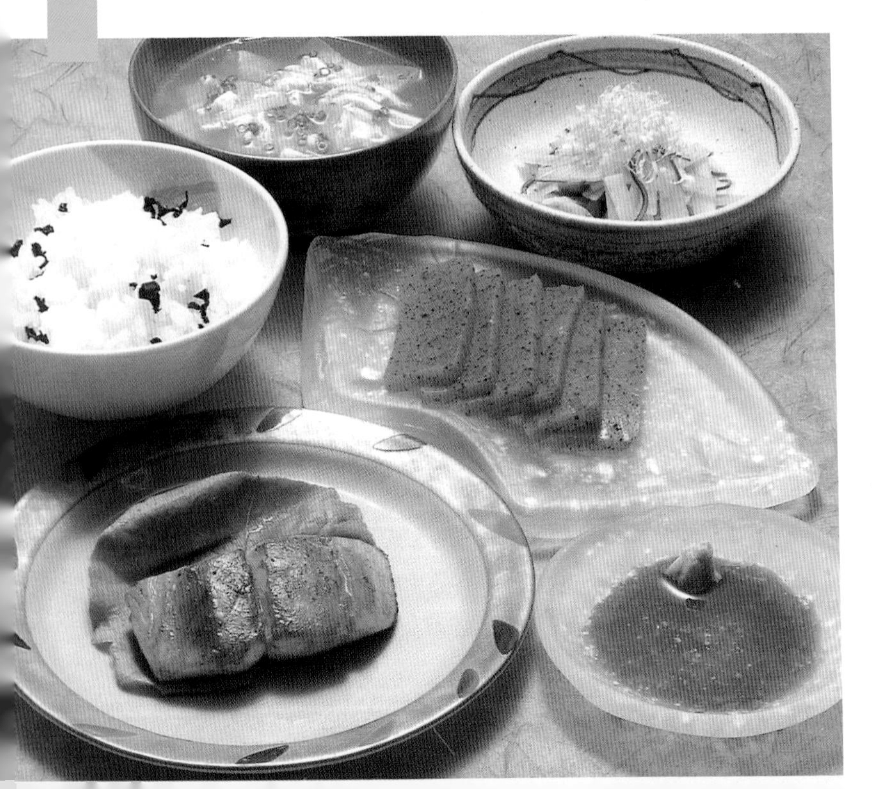

作法100頁

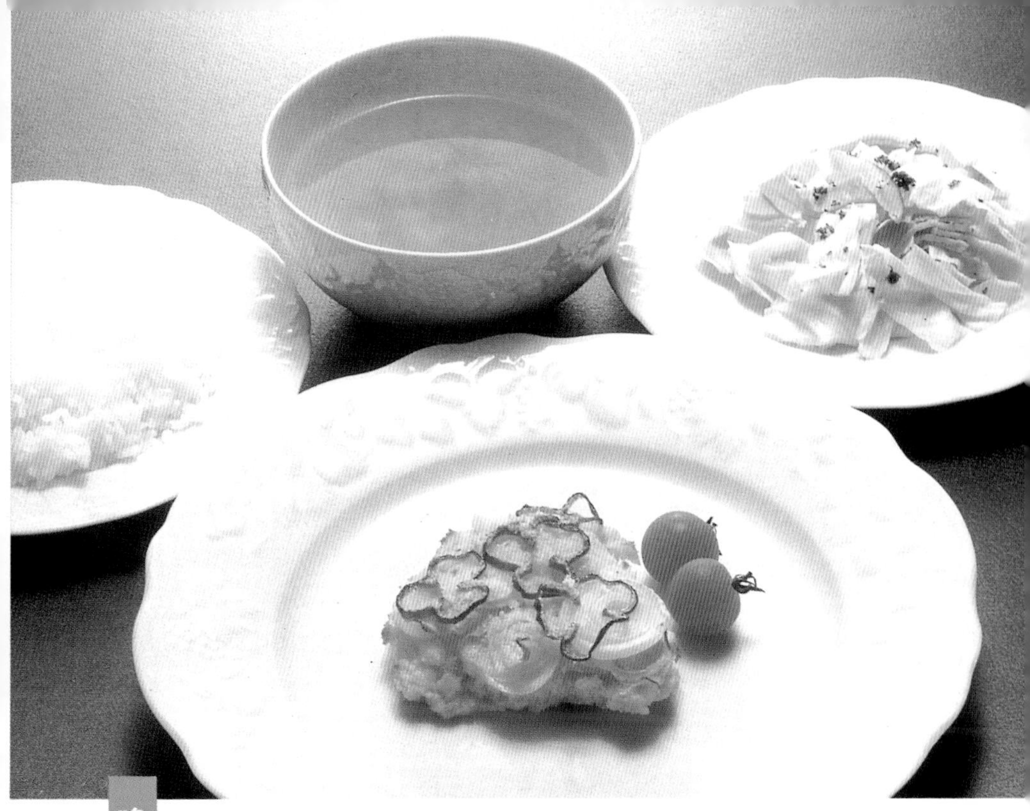

晚餐

烤雞肉　火腿高麗菜蒸檸檬
冬瓜湯　飯

●
烤雞肉的雞肉是使用嫩雞的雞胸肉。需要皮較少的部位，去除皮與肉之間多餘的脂肪之後再調理。此外，冬瓜是含有豐富維他命C的蔬菜，在這個時期是一定要利用的食品。

點心

蕨菜餅
葡萄柚汁

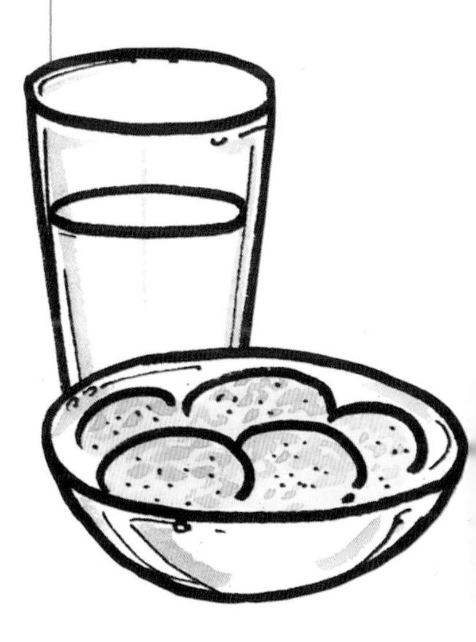

●四群點數法營養價

	♠	♥	♣	♦	合計
早餐	1.9	0.8	0.5	2.8	6.0
午餐	0.0	2.6	0.3	3.4	6.3
點心	0.0	0.3	0.7	1.1	2.1
晚餐	0.2	1.8	0.8	4.1	6.9
合計	2.1	5.5	2.3	11.4	21.3

膽固醇較高者的秋季菜單

餐

炒高麗菜
酸乳酪
麵包
脂牛乳

依種類不同，所含的脂肪量不同。去骨火腿的脂肪含量最為烤火腿的⅓～¼。培根則去骨火腿的十倍。所以使用量必須注意。

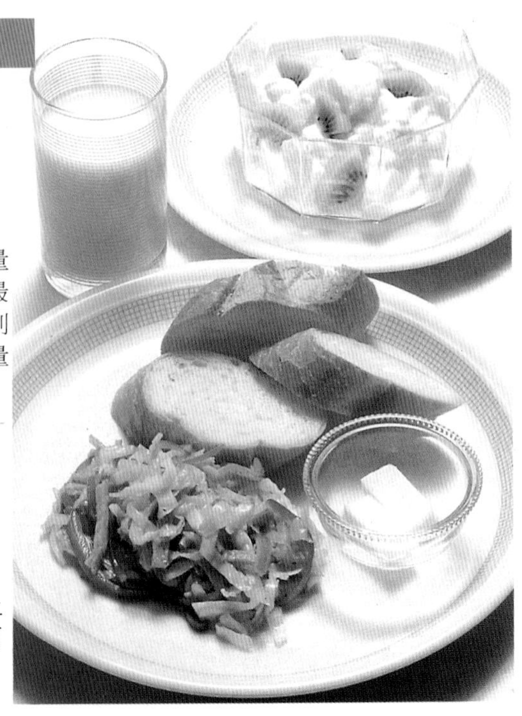

午餐

蒲燒鰻
小芋頭燉胡蘿蔔
三杯蒸茄子
飯

●
鰻魚不要鋪在飯上，另外盛盤，就可以防止吃太多飯。

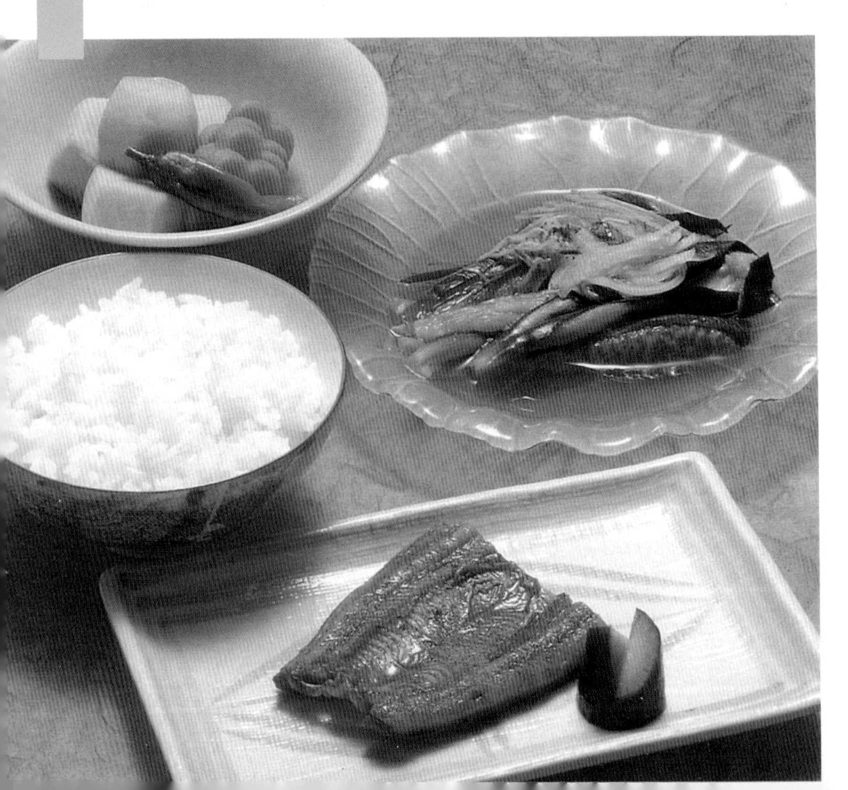

作法102頁

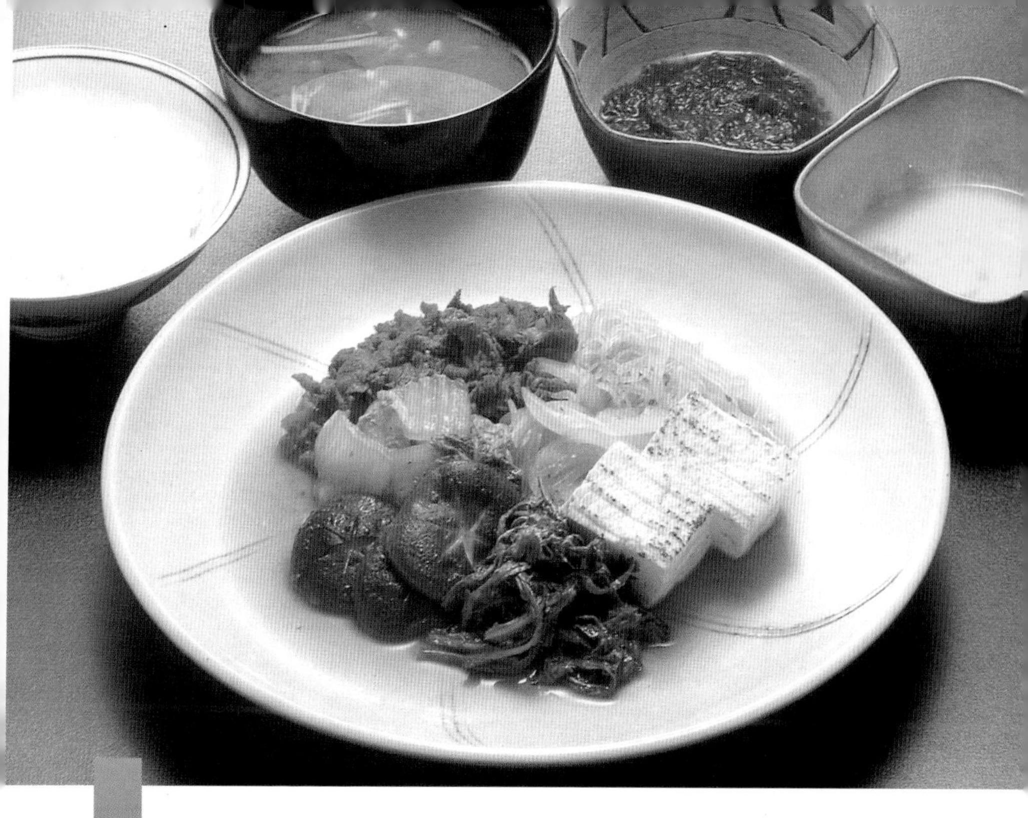

晚餐

炒煮菜　醋拌海蘊
金菇鴨兒芹味噌湯　飯

●
炒煮菜的牛肉使用沒有脂肪的牛腿肉。加入洋蔥、茼蒿、香菇成為一道豐富的菜。

點 心

煮栗子　梨

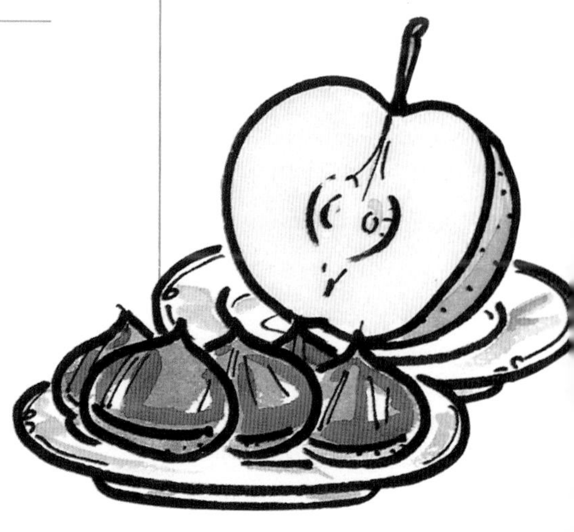

●四群點數法營養價

	♠	♥	♣	♦	合計
早餐	1.5	0.3	0.8	3.3	5.9
午餐	0.0	2.1	1.2	3.4	6.7
點心	0.0	0.0	0.5	1.6	2.1
晚餐	0.5	2.0	0.4	3.7	6.6
合計	2.0	4.4	2.9	12.0	21.3

早餐

大豆　芥末拌竹輪小油菜
青麩味噌湯　飯
脫脂牛乳

豆是非常重要的蛋白質源。尤其以煮豆的方式，連皮都可吃，能夠吸收到纖維，同時抑制膽固醇的吸收。

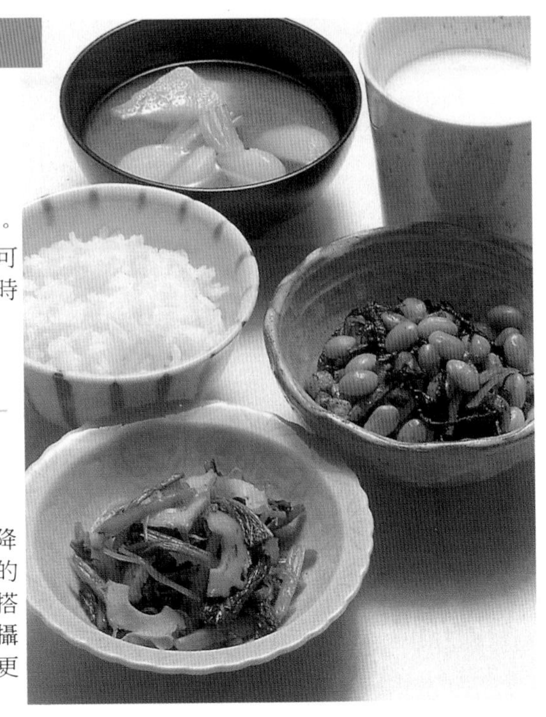

午餐

湯麵　田樂
乾秋刀魚拌梅肉

●

秋刀魚中含有能降低血液中膽固醇的二十碳五烯酸。搭配蔬菜食用可以攝取到纖維，效果更佳。

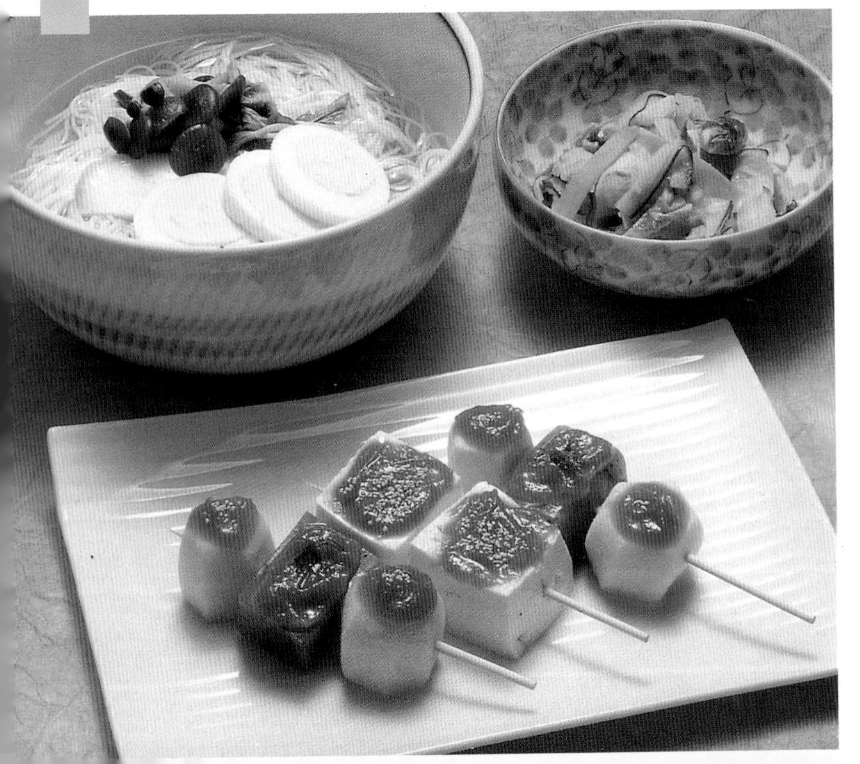

作法104頁

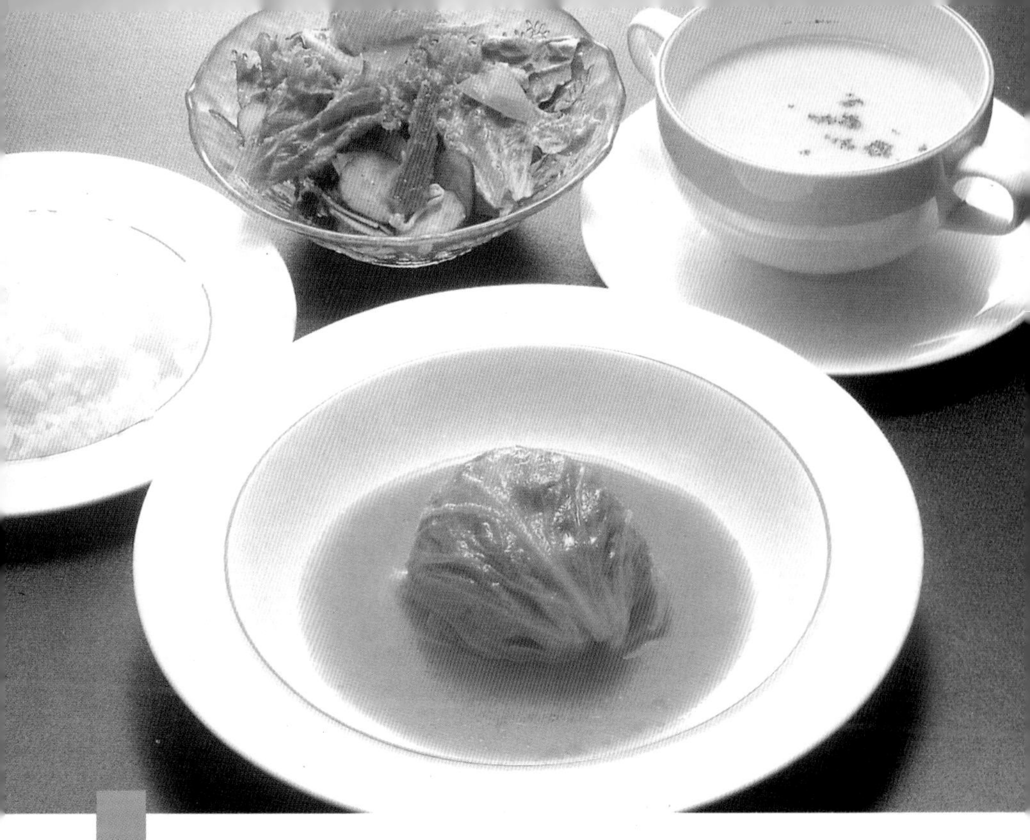

晚餐

高麗菜捲　咖哩沙拉
玉米湯　飯

●

高麗菜捲所使用的肉是沒有脂肪的牛腿肉。沙拉的調味醬使用咖哩。因為帶有辣味，所以可以減少鹽分的攝取量。

點 心

年糕小紅豆湯
水果拼盤
（蘋果、奇異果、柿子）

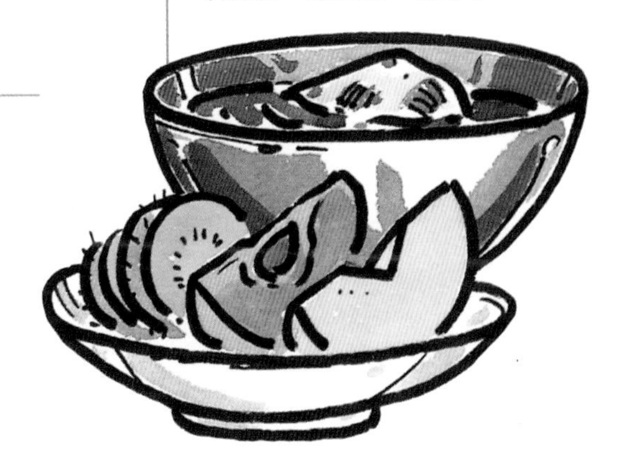

●四群點數法營養價

	♠	♥	♣	♦	合計
早餐	1.3	1.3	0.3	2.5	5.4
午餐	0.7	1.6	0.6	1.8	4.7
點心	0.0	0.6	1.0	1.6	3.2
晚餐	0.4	0.8	1.0	4.1	6.3
合計	2.4	4.3	2.9	10.0	19.6

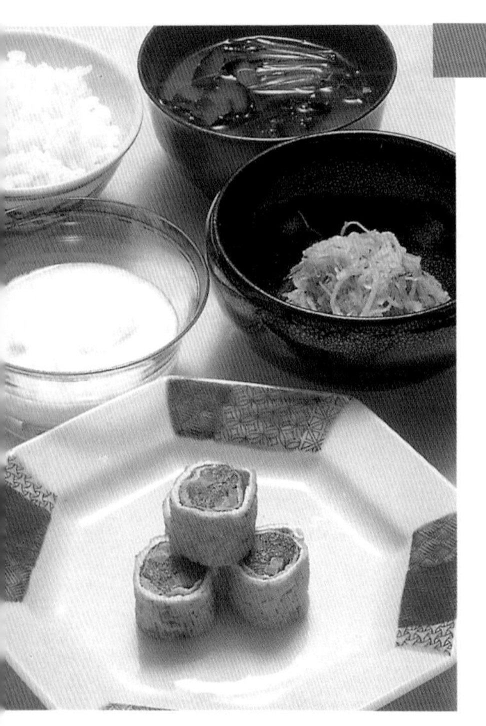

早餐

信田捲　鱈魚子沙拉
芹菜海帶芽味噌湯　飯
酸乳酪

●

鱈魚子是膽固醇含有量較多的食品。而且鹽分較多，必須注意。只吃定食可能會吃很多，如果做成沙拉或涼拌菜食用，就比較好了。

午餐

馬頭魚捲纖蒸
炸蔬菜
茶碗蒸
菜飯

●

菜飯所使用的蘿蔔葉含有豐富的維他命C，是重要的黃綠色蔬菜。可用來做味噌湯煮來吃，或做燙青菜。

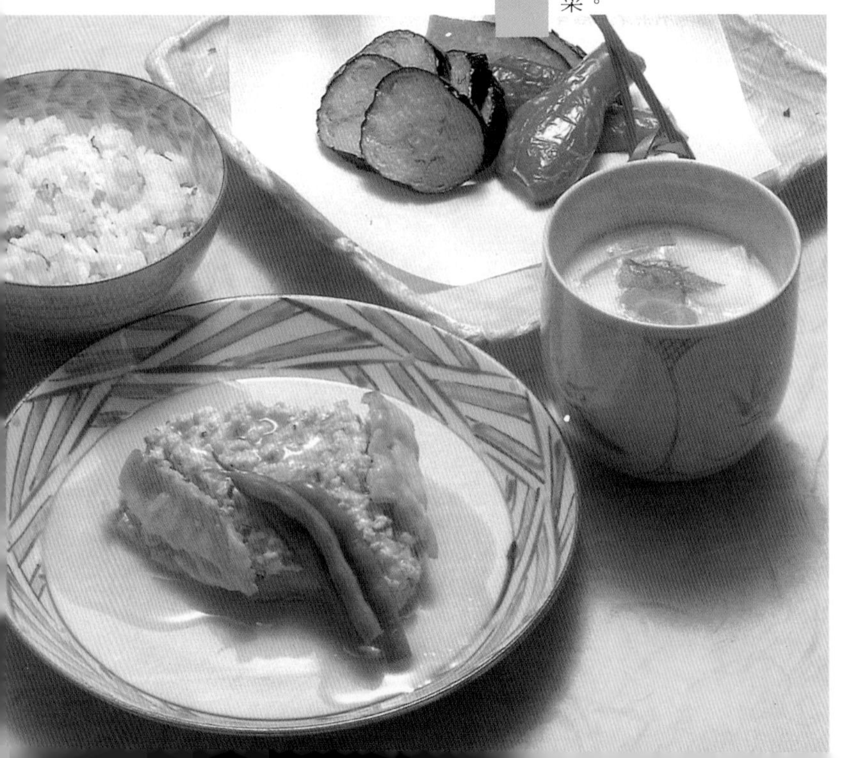

作法106頁

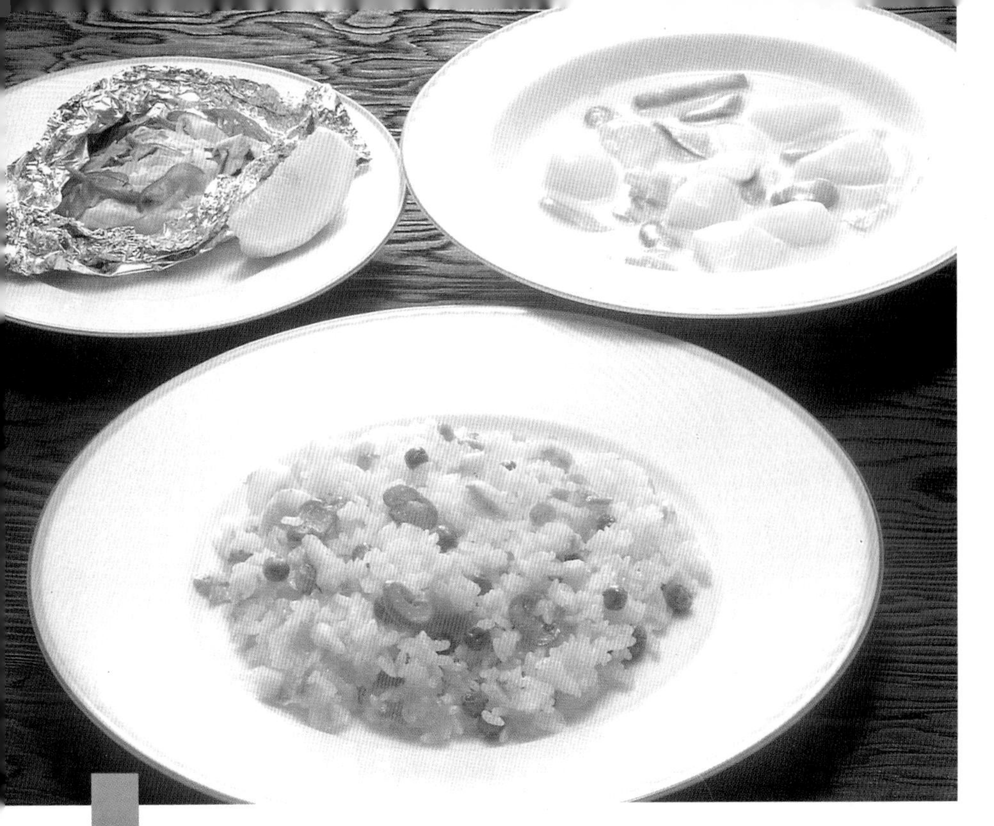

晚餐

蝦仁炒飯　烤雞肉
奶油湯

●

蝦仁炒飯通常只搭配一道湯食用。但是考慮營養均衡的問題，必須再添加其他料理。烤雞肉做完前處理後，只要包起來烤就可以了。是輕鬆料理的一道菜。

點心

草莓奶

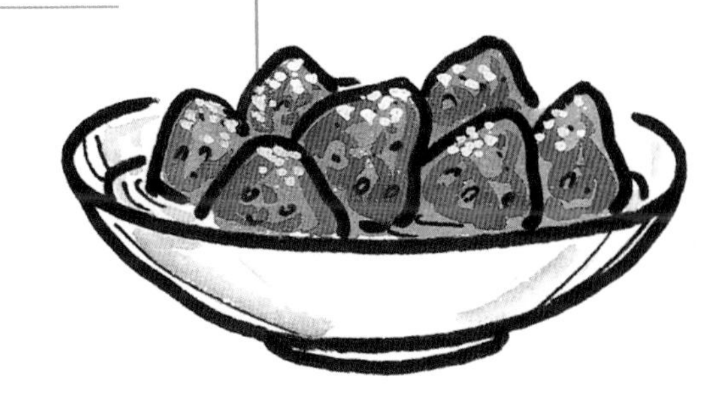

●四群點數法營養價

	♠	♥	♣	♦	合計
早餐	0.8	1.1	0.3	3.1	5.3
午餐	0.6	1.8	0.6	2.9	5.9
點心	0.6	0.0	0.5	0.2	1.3
晚餐	0.3	1.7	1.6	3.7	7.3
合計	2.3	4.6	3.0	9.9	19.8

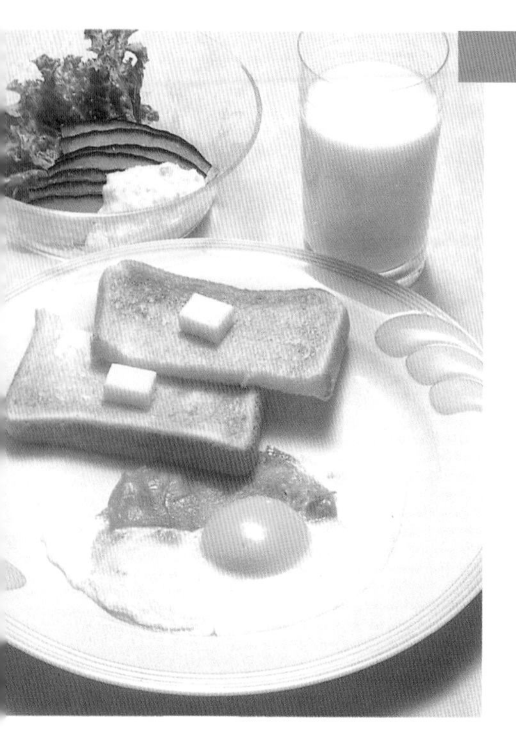

早餐

火腿蛋
南瓜沙拉　吐司麵包
低脂牛乳

●

南瓜是含有豐富食物纖維的蔬菜。纖維具有讓腸內不容易吸收膽固醇的作用。此外，還包含萵苣或小黃瓜等經常使用蔬菜中所沒有的維他命A。

午餐

咖哩飯
炒煮蒟蒻絲
大豆泡菜

●

咖哩飯因為飯量比較少，所以必須調整咖哩粉的量，不要太辣。把泡菜當成常備菜，多做一點存放，隨時都可以吃到。

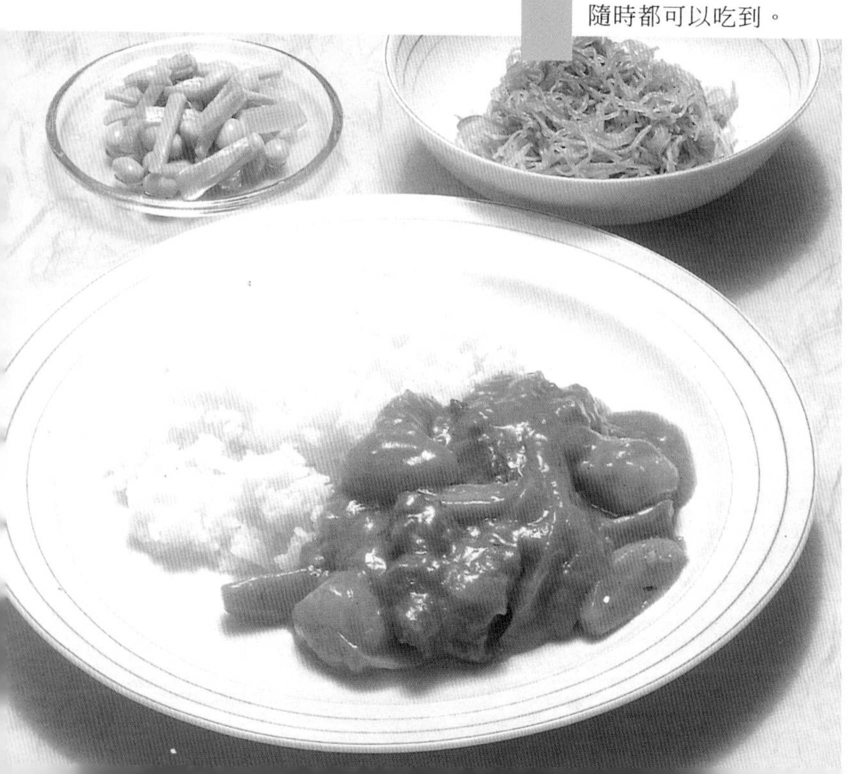

作法108頁

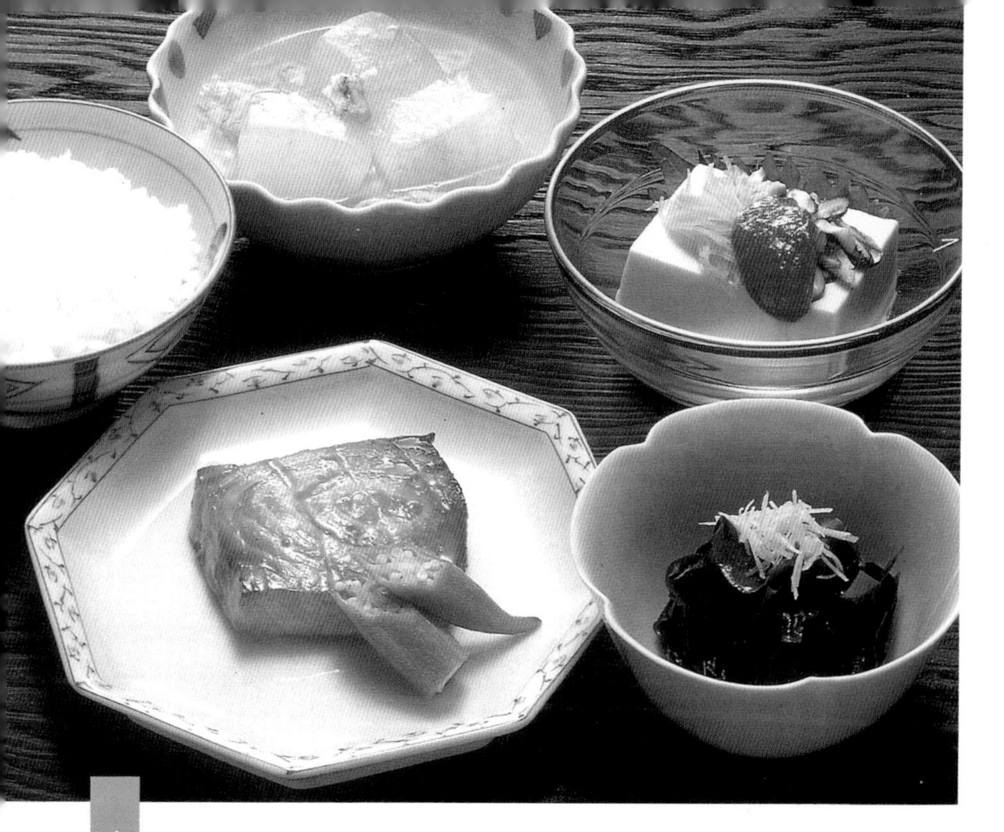

晚餐

照燒幼鰤　煮冬瓜
梅肉豆腐　醋拌海帶芽　飯

●

海帶芽和蒟蒻一樣是低熱量食品，可以增加攝取的量，或是想再添加一道菜時可以利用，冬瓜是纖維豐富的食品，用太白粉水勾芡更容易吃。

點心

涼粉
西瓜

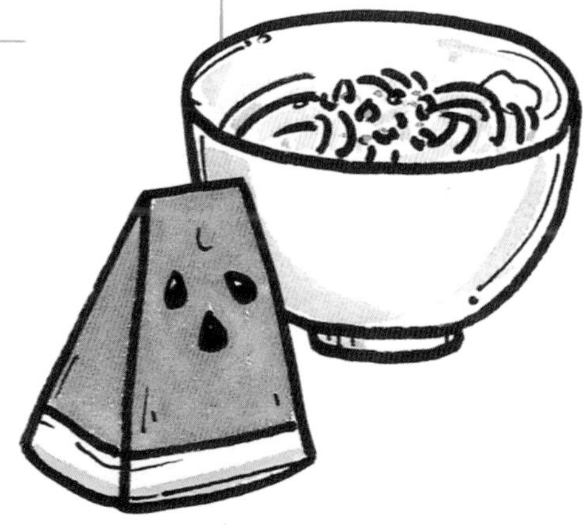

●四群點數法營養價

		♥	♣		合計
早餐	2.3	0.3	0.8	3.4	6.8
午餐	0.0	1.3	1.0	3.8	6.1
點心	0.0	0.0	0.5	0.0	0.5
晚餐	0.0	2.7	0.3	2.4	5.4
合計	2.3	4.3	2.6	9.6	18.8

三酸甘油酯較高者的秋季菜單

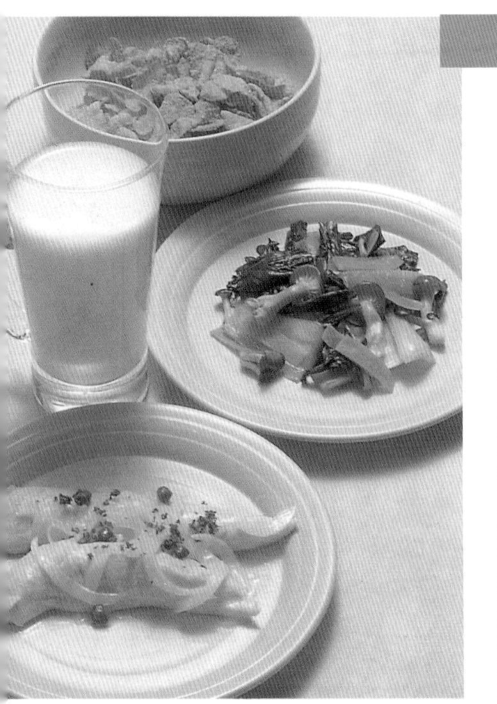

早餐

醋漬雞胸肉
炒青江菜
玉米片・低脂牛乳

●

雞胸肉是肉類中膽固醇含量較少的肉，而且是熱量較低的食品。充分使用香味蔬菜醃製，食用前撒上荷蘭芹。

午餐

栗子飯　烤醋漬青花魚
煎蛋　燉大豆
烤蔬菜
芝麻拌四季豆
橘子

●

青花魚含有降低血液中膽固醇的二十碳五烯酸，在秋天當令季節時，利用青花魚搭配栗子飯，製作充滿季節感的便當。

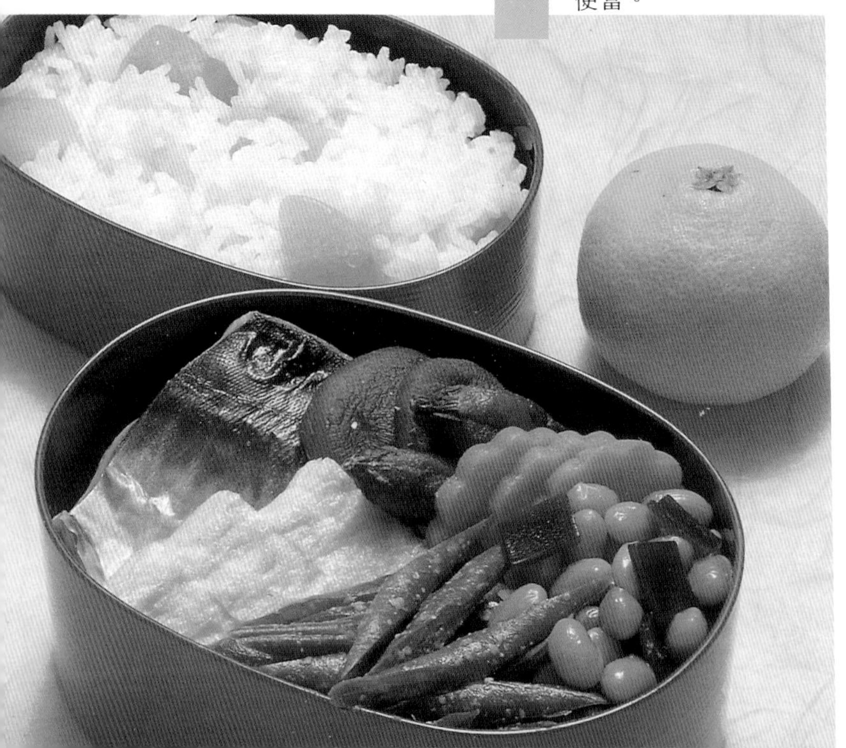

作法110頁

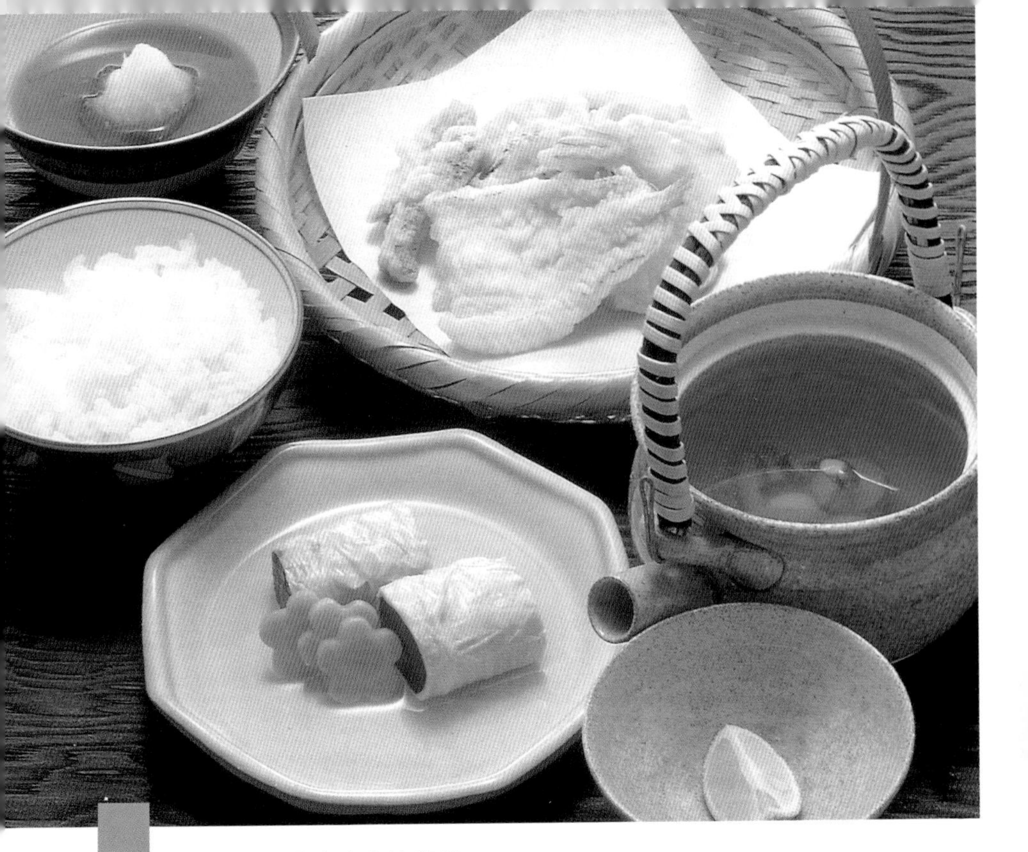

晚餐

油炸食品　豆腐皮小油菜捲
茶壺蒸玉蕈　飯

●

油炸食品使用含有較多亞油酸的植物油來炸。豆腐皮捲在捲好之後，用較淡的味道燙煮一下。

點心

烤地瓜
葡萄

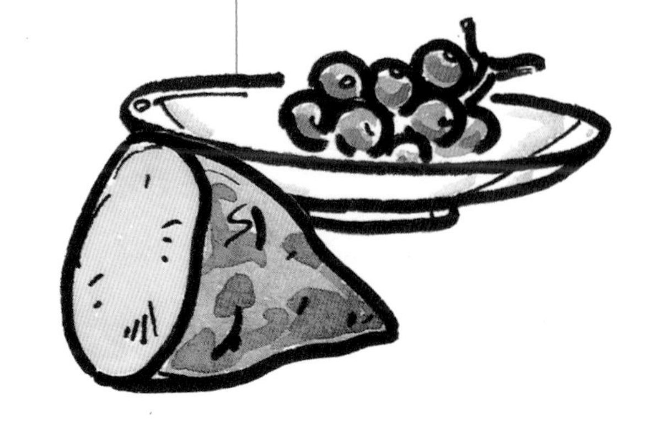

●四群點數法營養價

	♠	♥	♣	♦	合計
早餐	1.3	0.8	0.3	3.0	5.4
午餐	1.0	2.0	0.4	3.0	6.4
點心	0.0	0.0	1.4	0.0	1.4
晚餐	0.2	1.4	0.9	5.0	7.5
合計	2.5	4.2	3.0	11.0	20.7

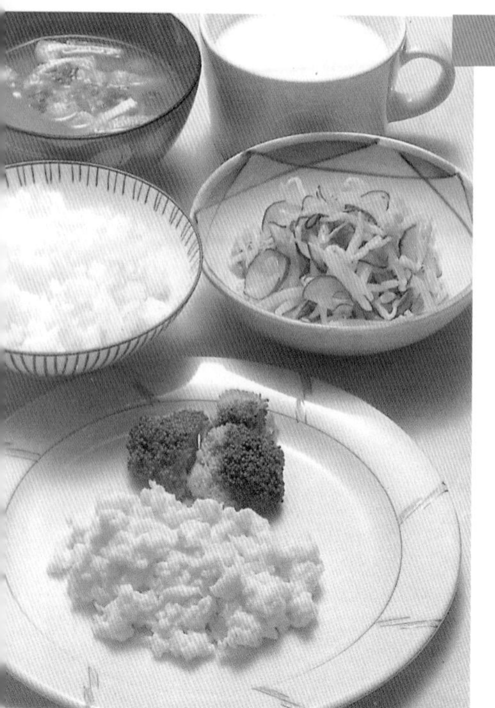

早餐

炒蛋　日式豆芽菜小黃瓜沙拉
滑子菌油豆腐皮味噌湯
飯　低脂牛乳

●

花椰菜和豆芽菜都是纖維含量豐富的食品，而花椰菜的維他命類更多。考慮搭配蛋料理的沙拉材料時，不要光選擇萵苣或小黃瓜等淡色蔬菜，應該要選擇營價較高的蔬菜。

午餐

中華麵　煎餃子
拌辣白菜

●

鋪在中華麵上的叉燒肉必須選擇油脂較少的部分。市售品的脂肪較多，有時間時自己利用豬里脊肉製作叉燒肉更好。

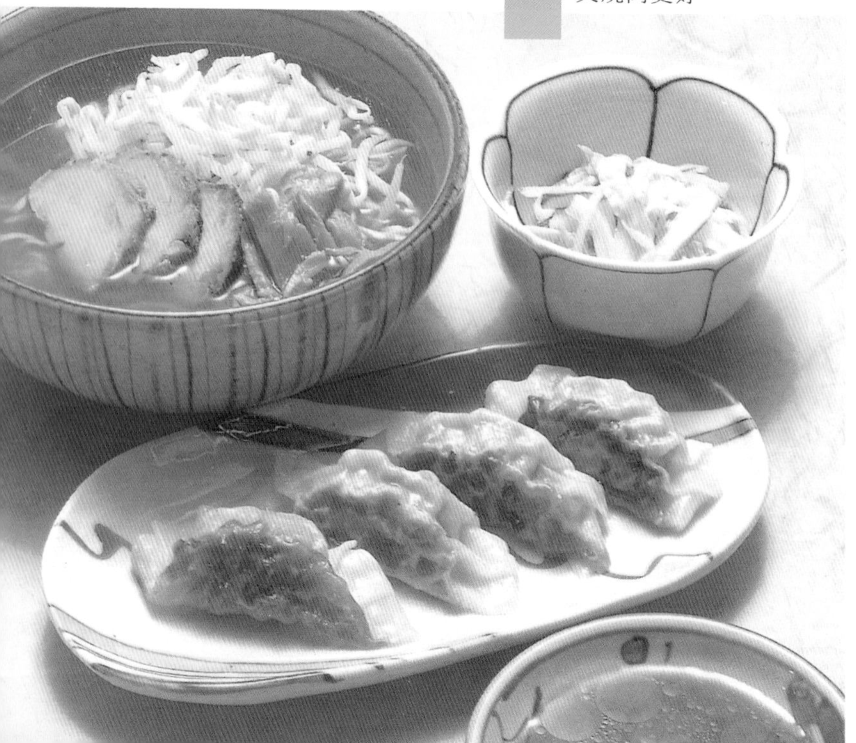

作法112頁

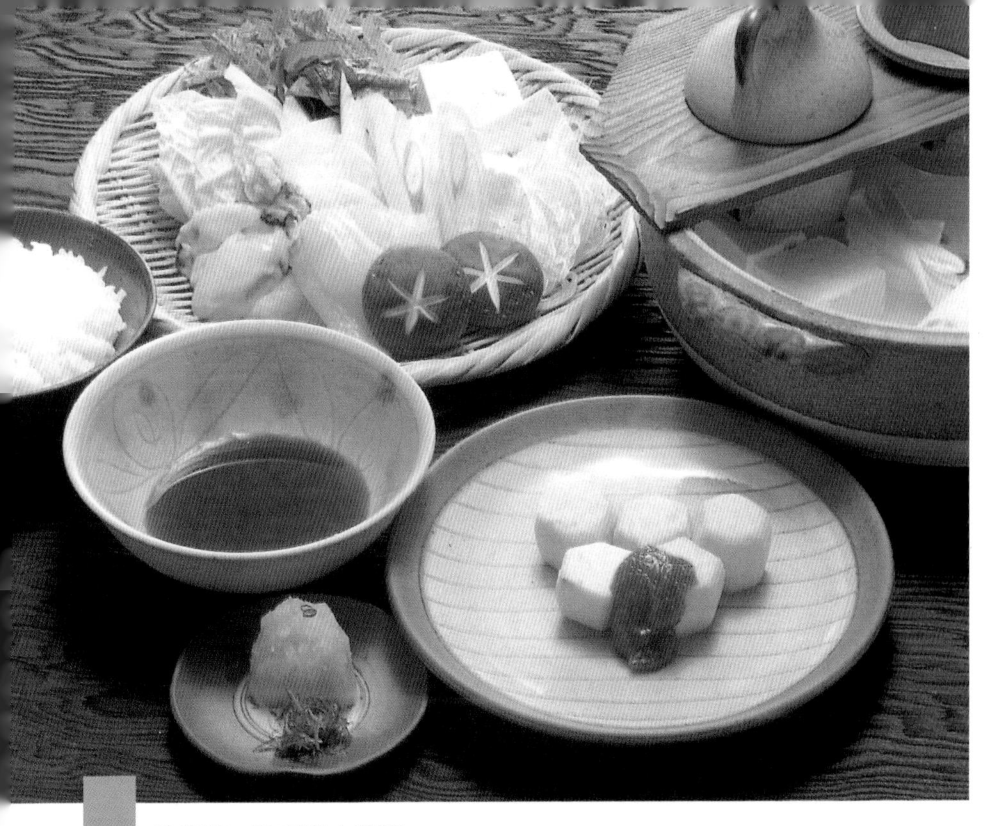

晚餐

燙煮菜　味噌淋小芋頭
飯
●
燙煮菜或火鍋都是一邊煮、一邊燙來吃，能夠得到滿足感。不要只偏重魚貝類，也要準備大量的豆腐或蔬菜。

點 心

安倍川年糕　橘子

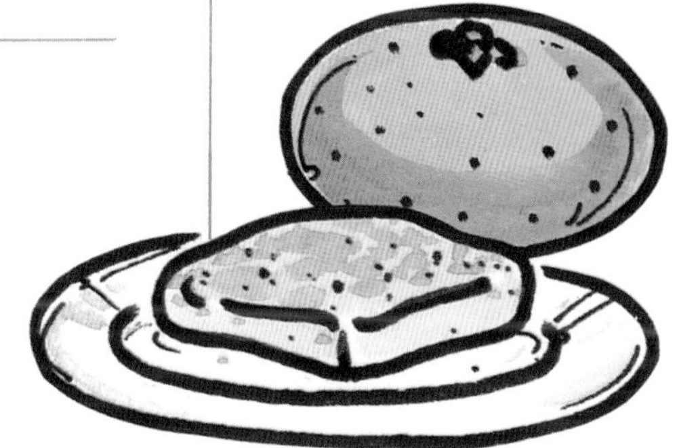

●四群點數法營養價

	♠	♥	♣	◆	合計
早餐	2.3	0.4	0.3	3.0	6.0
午餐	0.0	1.1	0.3	6.0	7.4
點心	0.0	0.2	0.6	1.0	1.8
晚餐	0.0	2.3	1.0	3.2	6.5
合計	2.3	4.0	2.2	13.2	21.7

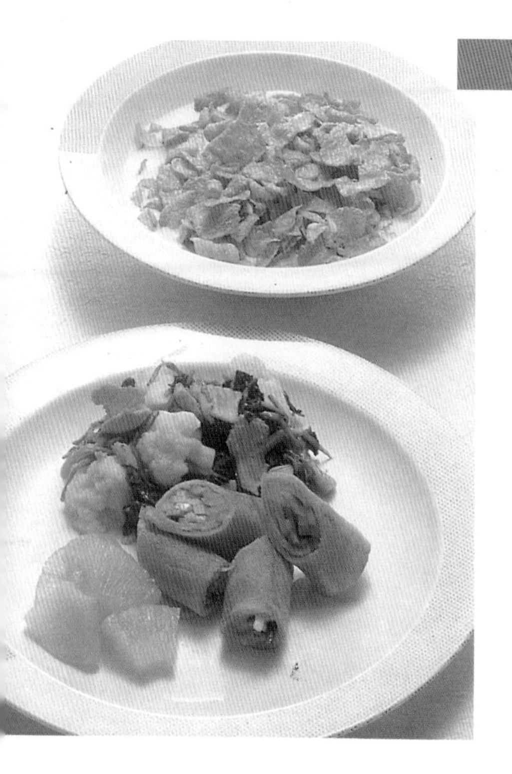

早餐

小黃瓜西洋芹火腿捲
燻鮭魚炒蔬菜
玉米片
低脂牛乳

●

火腿捲的火腿是使用脂肪較少的去骨火腿。和鳳梨一起煎，具有酸甜的香氣。

點心

什錦水果
（草莓、奇異果）

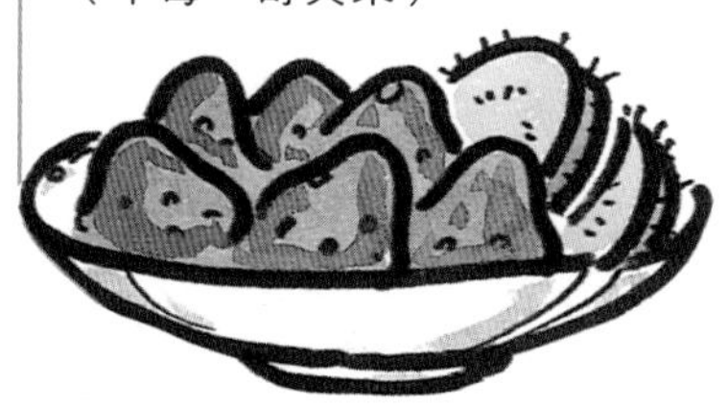

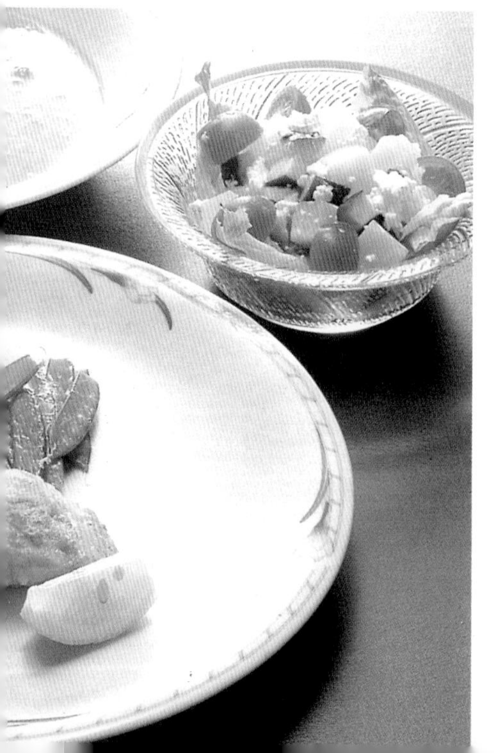

作法114頁

●四群點數法營養價

		♥	♣		合計
早餐	1.3	0.9	0.5	3.4	6.1
午餐	0.6	1.7	0.8	3.2	6.3
點心	0.0	0.0	0.7	0.0	0.7
晚餐	0.2	1.3	0.8	3.7	6.0
合計	2.1	3.9	2.8	10.3	19.1

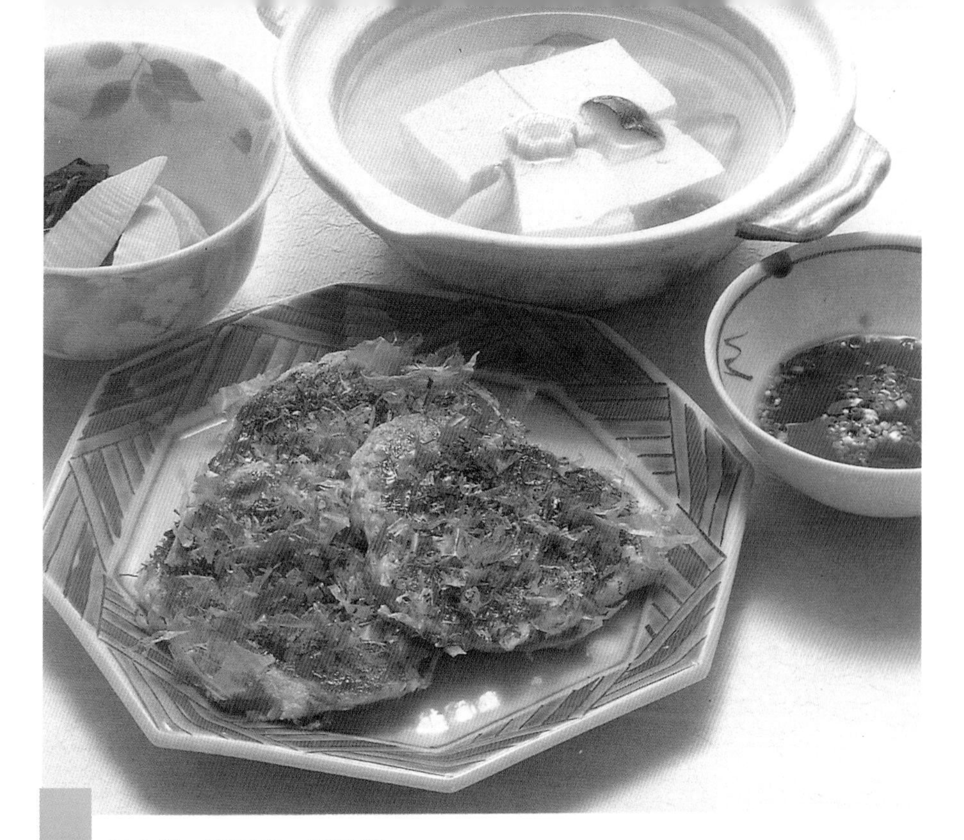

午餐

煎肉餅　湯豆腐　煮嫩筍

●

使用含有豐富食物纖維的當令嫩筍和海帶芽，不要光吃煎肉餅，一定要添加蛋白質和蔬菜副菜。

晚餐

油炸咖哩霸魚　蔬果沙拉

番茄湯　飯

●

含有豐富二十碳五烯酸的霸魚用油炸的方式處理。麵衣中加入咖哩粉使味道產生變化。喜歡吃辣味的人可以多加一些咖哩粉。

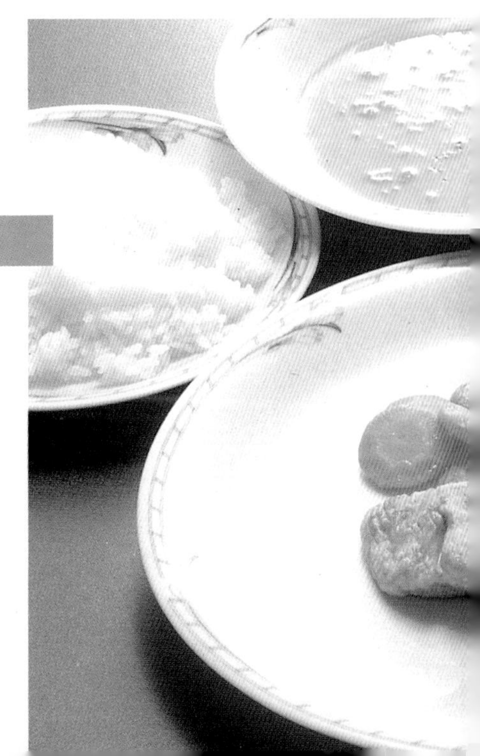

膽固醇及三酸甘油酯較高者的夏季菜單

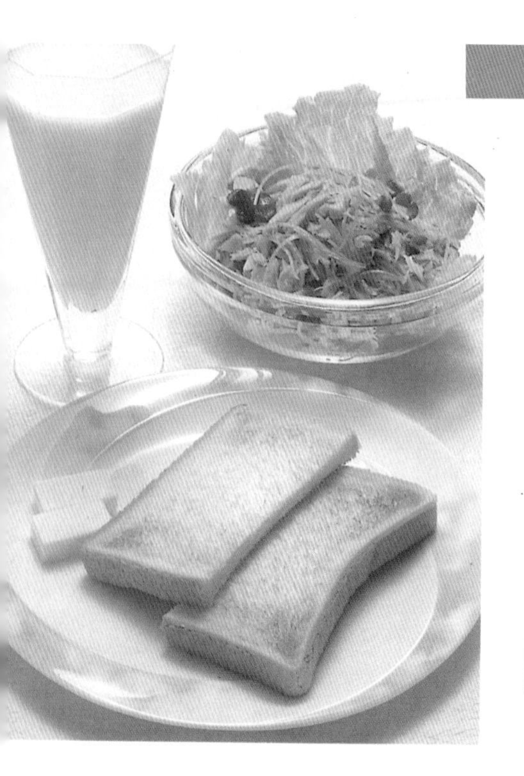

早餐

法式沙拉　吐司
低脂牛乳

●

沙拉的調味醬使用含有較多亞油酸的植物油親手製作。麵包所使用的乳瑪琳也要選擇亞油酸含量多的製品。

點心

烤玉米　哈蜜瓜

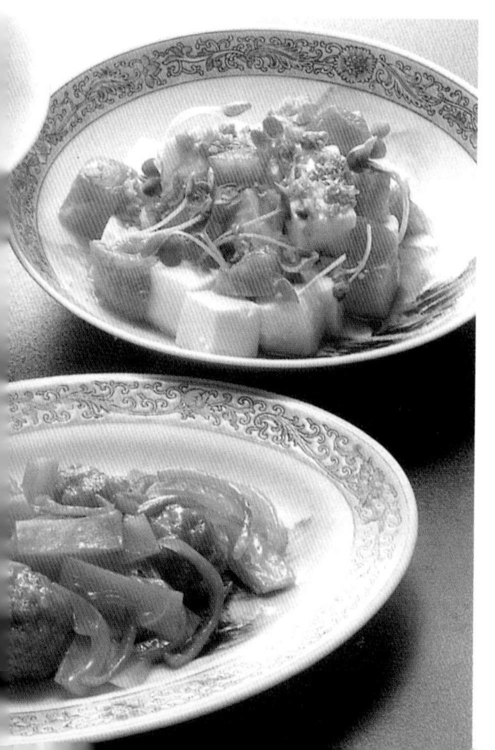

作法116頁

●四群點數法營養價

	♠	♥	♣	♦	合計
早餐	1.3	0.4	0.2	3.8	5.7
午餐	0.5	1.3	0.9	2.5	5.2
點心	0.0	0.0	1.5	0.0	1.5
晚餐	0.1	1.5	0.6	3.9	6.1
合計	1.9	3.2	3.2	10.2	18.5

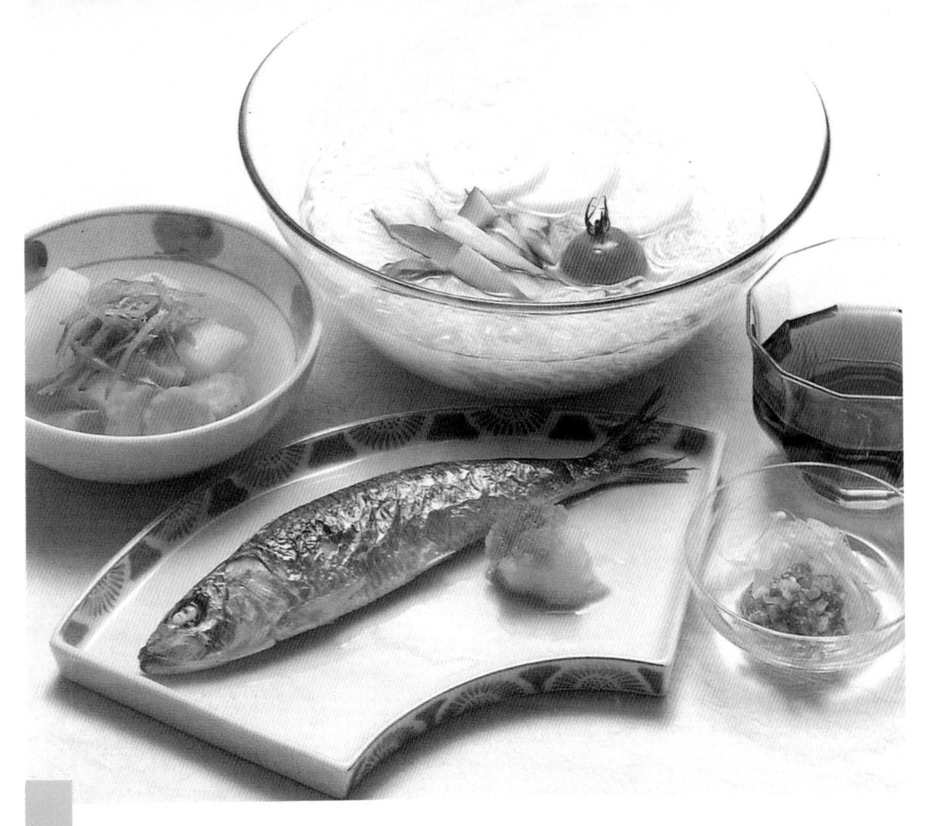

午餐

掛麵　檸檬烤沙丁魚
梅乾煮馬鈴薯胡蘿蔔

●

沙丁魚中含有降低血液中膽固醇的二十碳五烯酸。利用檸檬的香氣吃起來口味清爽。

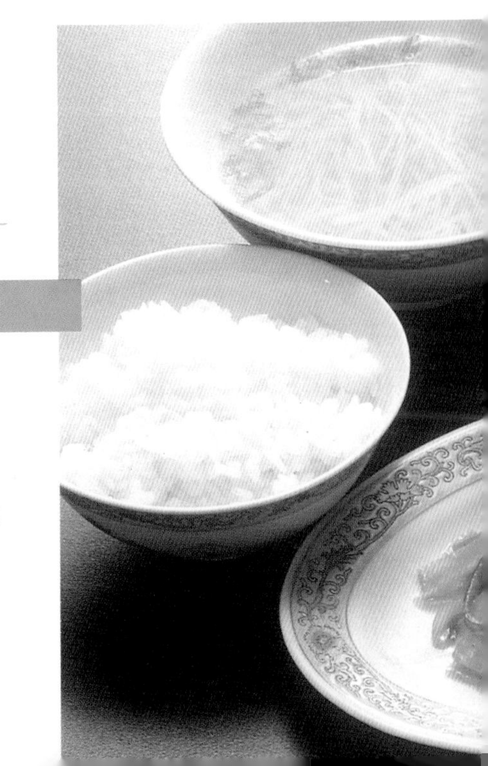

晚餐

糖醋肉丸子
豆腐拌番茄
中華湯　飯

●

肉丸子利用瘦肉絞肉做成。搭配香菇、洋蔥、胡蘿蔔等含有豐富食物纖維的食品，營養及外觀都非常充實。

膽固醇及三酸甘油酯較高者的秋季菜單

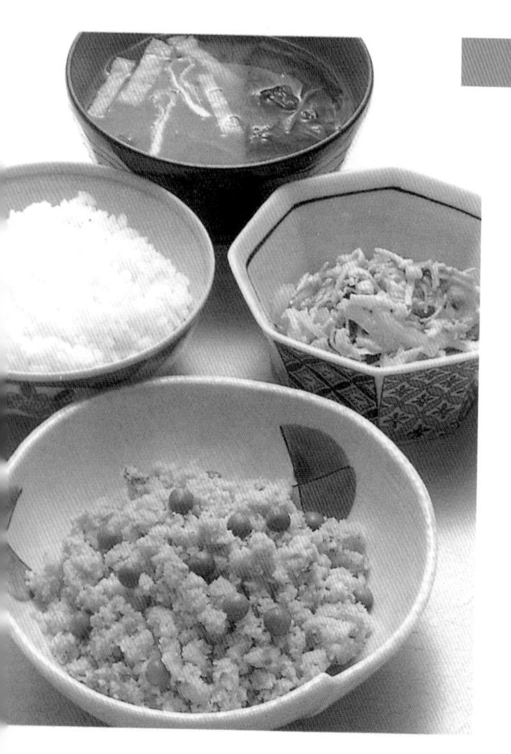

早餐

炒豆腐渣
雞胸肉拌花生醬
菠菜油豆腐皮味噌湯
飯

●
豆腐渣含有豐富的纖維，搭配蔬菜，富於色彩的變化。

點心

栗子丸　麝香葡萄

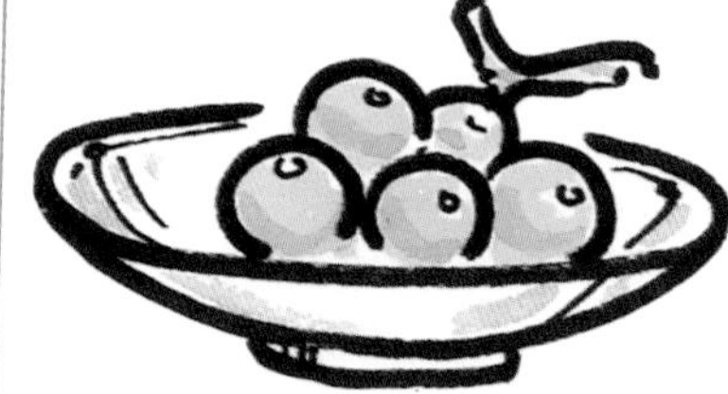

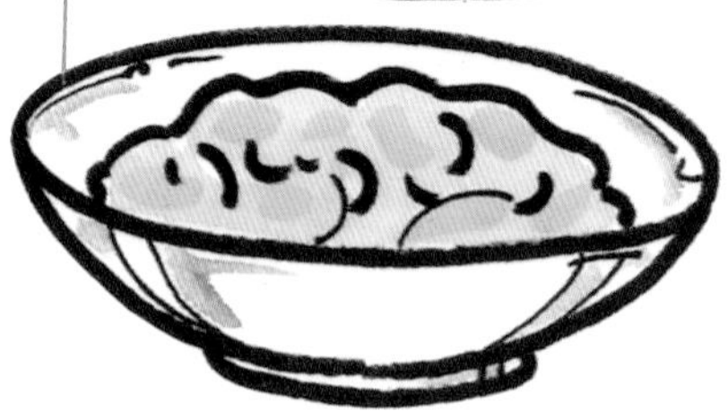

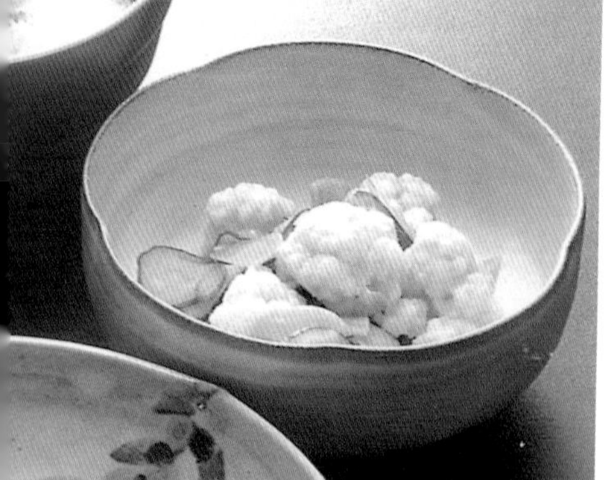

作法118頁

●四群點數法營養價

	♠	♥	♣	♦	合計
早餐	0.0	1.9	0.3	3.3	5.5
午餐	1.9	0.8	0.5	3.8	7.0
點心	0.0	0.0	1.3	0.4	1.7
晚餐	0.0	2.2	0.9	2.3	5.4
合計	1.9	4.9	3.0	9.8	19.6

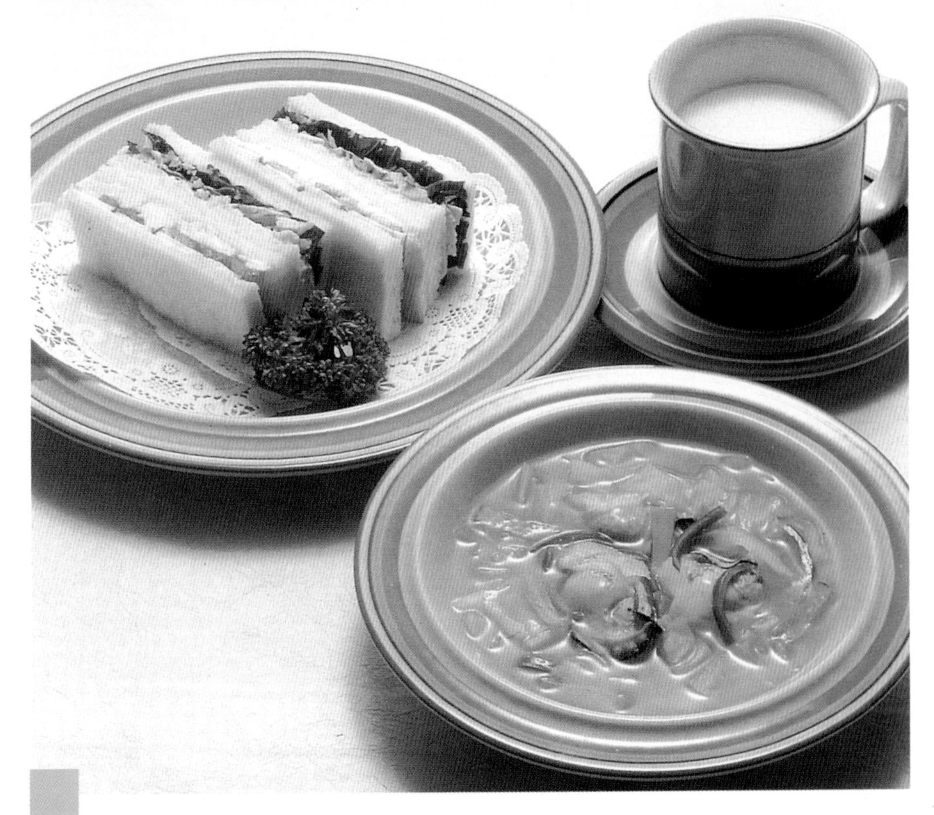

午餐

三明治
牡蠣湯
低脂牛乳

●

搭配三明治或義大利麵做湯時，菜碼必須利用煮菜料理無法攝取到的營養食品，才能成為營養均衡的菜單。牡蠣湯中可以放很多蔬菜。

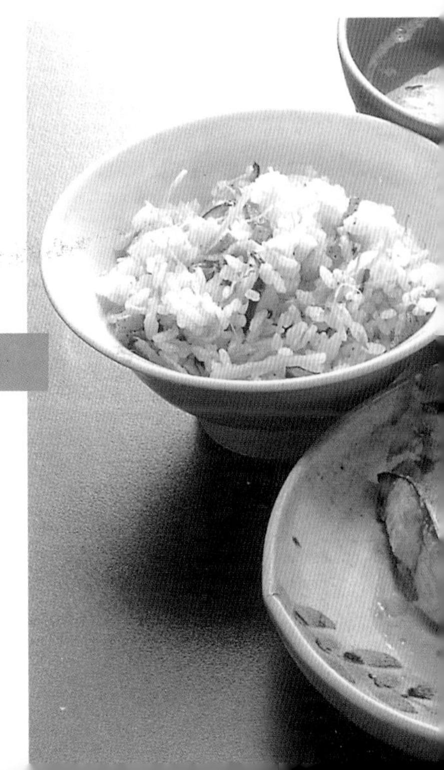

晚餐

菜飯　味噌煮青花魚
芝麻拌花菜
野山藥湯

●

纖維含量較多的蒟蒻、牛蒡、新鮮香菇、胡蘿蔔全都放入飯中做成菜飯。味噌煮青花魚一定要加上充滿香氣的薑絲。

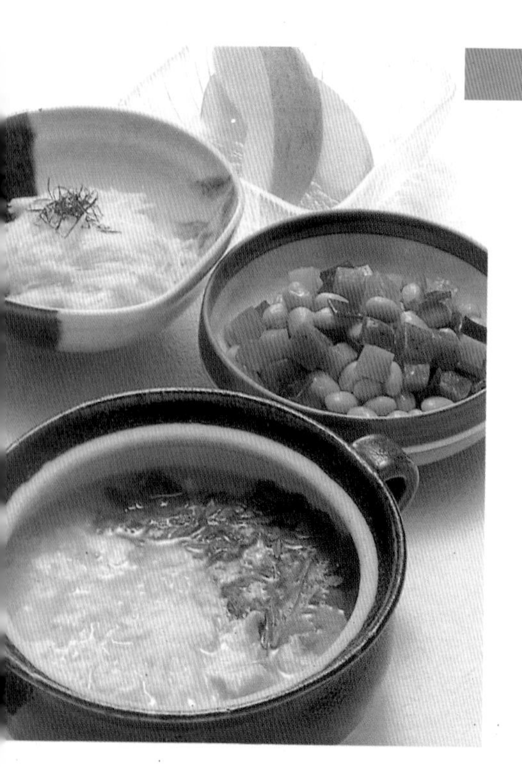

早餐

雞雜燴　五目豆
山葵拌山藥　蘋果

●
山藥含有豐富的纖維，與其擦碎，不如切細後使用，較不會破壞纖維。利用山葵的清爽風味，做成一道爽口的菜吧！

點心

烤南瓜
低脂牛乳

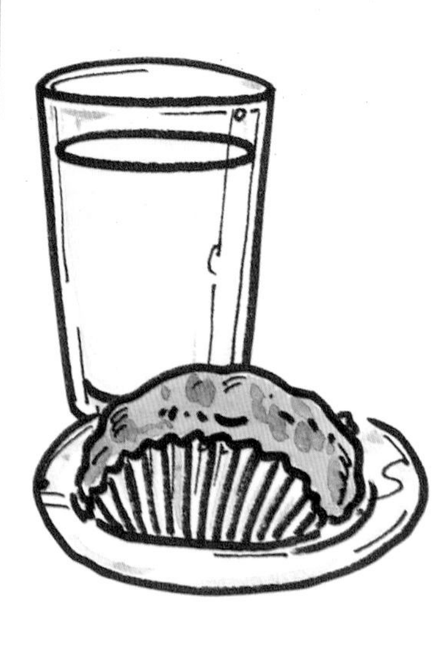

作法120頁

●四群點數法營養價

		♥	♣		合計
早餐	0.4	1.0	1.1	2.2	4.7
午餐	0.0	1.9	0.3	3.9	6.1
點心	1.4	0.0	0.6	0.6	2.6
晚餐	0.2	1.3	1.2	3.7	6.4
合計	2.0	4.2	3.2	10.4	19.8

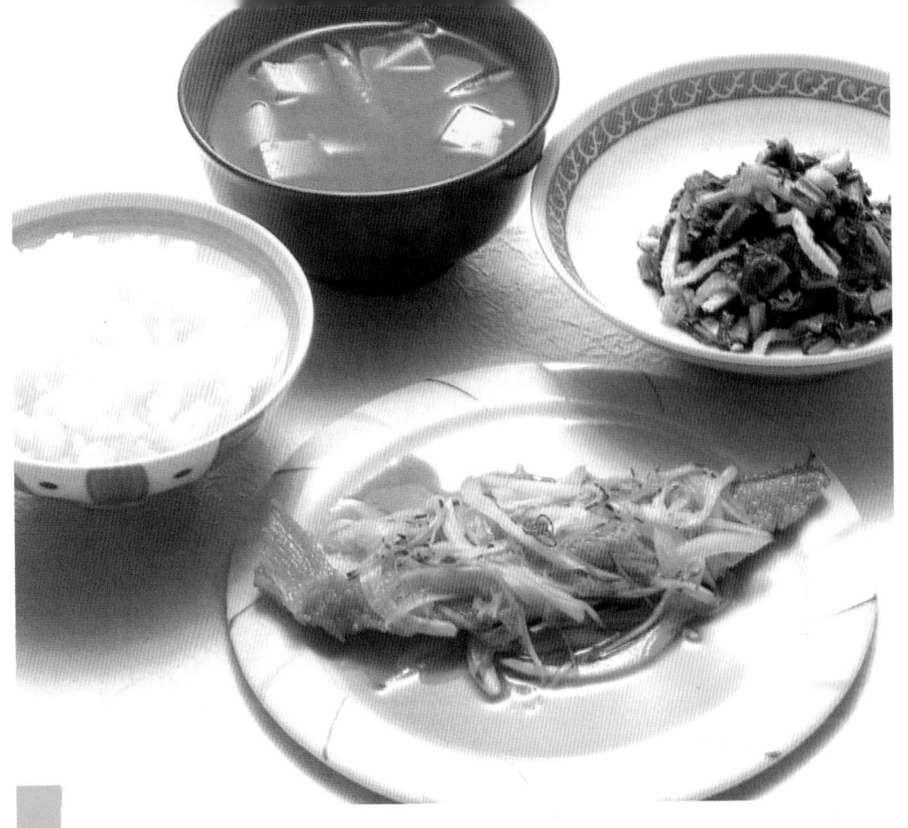

午餐

南蠻漬鮭魚
炒煮蘿蔔葉
豆腐蓴菜味噌湯
飯

●

口味清淡的鮭魚裹上麵衣炸，沾酸甜汁使其入味。加入大量蔬菜，看起來非常豐富。

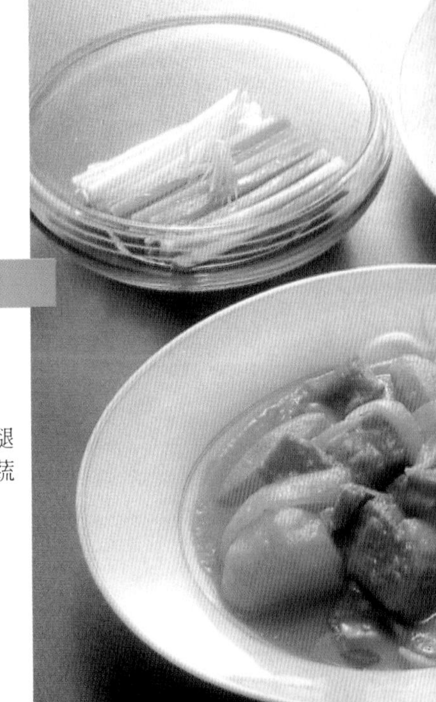

晚餐

蝦仁火腿義大利麵
燉牛肉　蔬菜棒沙拉

●

燉牛肉必須使用脂肪較少的牛腿肉。奶油則選擇植物性奶油。而蔬菜拌沙拉可利用檸檬皮增添香氣。

早餐

煎魚肉山芋餅
炒煮雞肝
洋蔥海帶芽味噌湯

●

煎魚肉山芋餅或炒煮雞肝都要使用馬克東油。

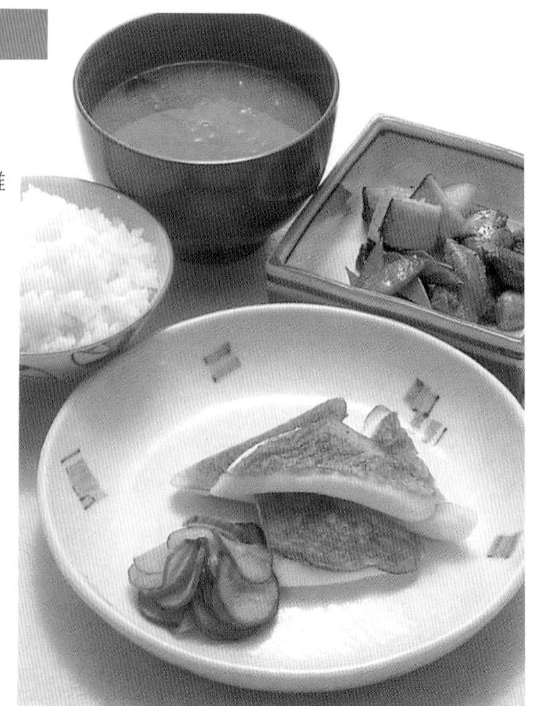

午餐

烤鰈魚
綠色沙拉
法國麵包
奶茶

●

烤鰈魚是在撒上麵包粉的魚上撒上油後再烤。能增添香氣，使味道較濃。

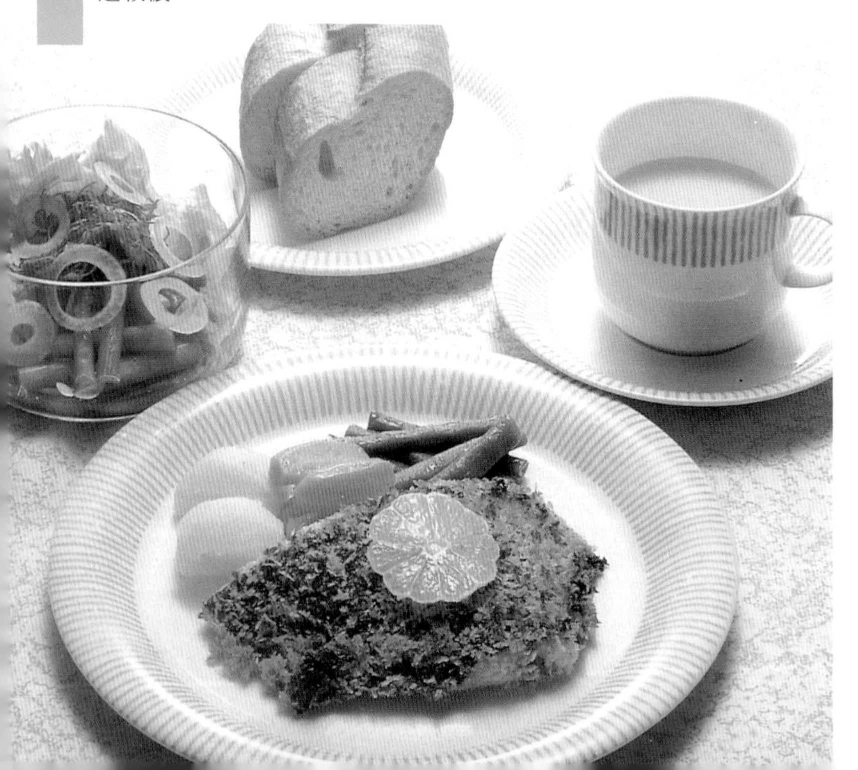

作法122頁

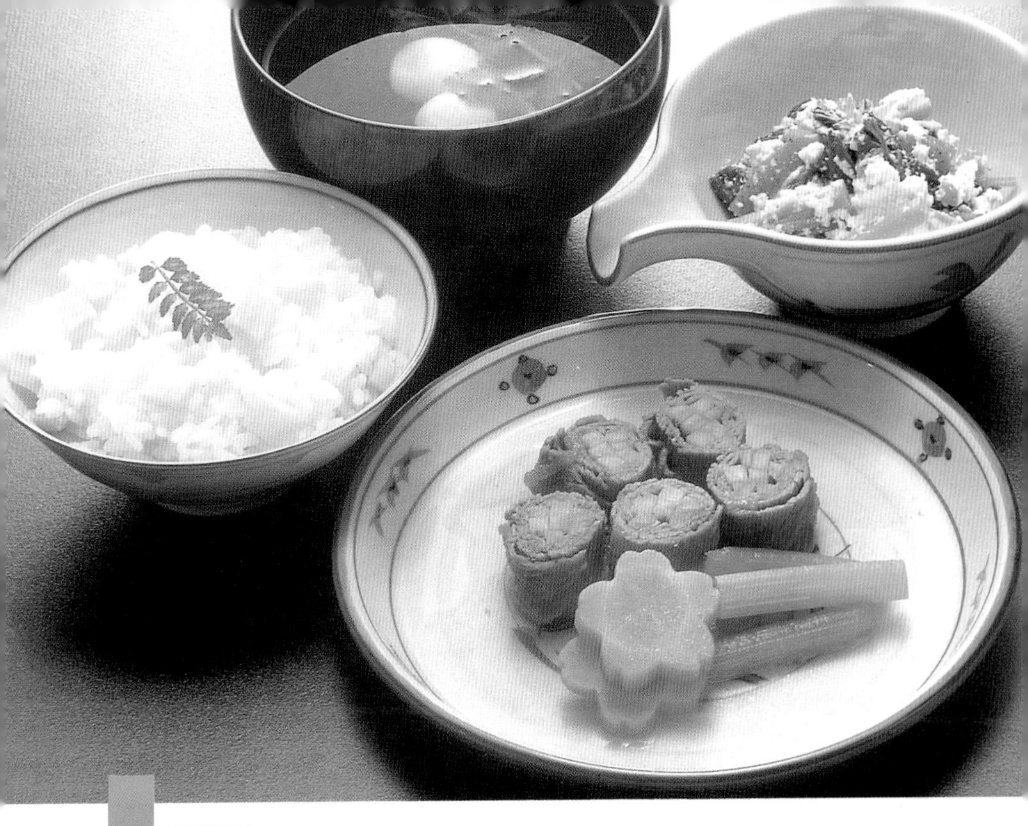

晚餐

竹筍飯
牛肉八幡捲
白芝麻拌菠菜
鵪鶉蛋芹菜湯

●

八幡捲使用牛肉瘦肉，捲住纖維較多的蔬菜。用少量的肉就能成為量豐富的肉類料理。而副菜使用豆腐，能夠補充蛋白質。

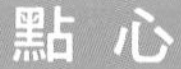

點 心

伊予橘　酸乳酪

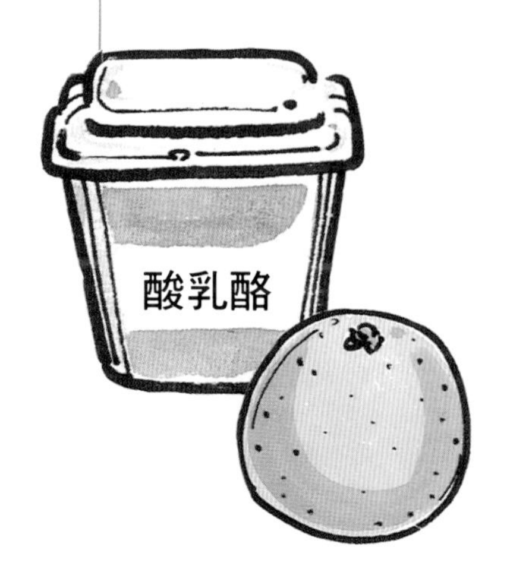

●四群點數法營養價

	♠	♥	♣	♦	合計
早餐	0.0	1.2	0.6	3.4	5.2
午餐	1.2	0.5	0.8	3.9	6.4
點心	1.0	0.0	0.7	0.0	1.7
晚餐	0.3	1.4	0.8	3.1	5.6
合計	2.5	3.1	2.9	10.4	18.9

早餐

玉米沙拉
南瓜湯
法國麵包

●

使用由中鎖脂肪所組成的馬克東油做成蛋黃醬。事先多做一些。分成幾次使用非常方便。

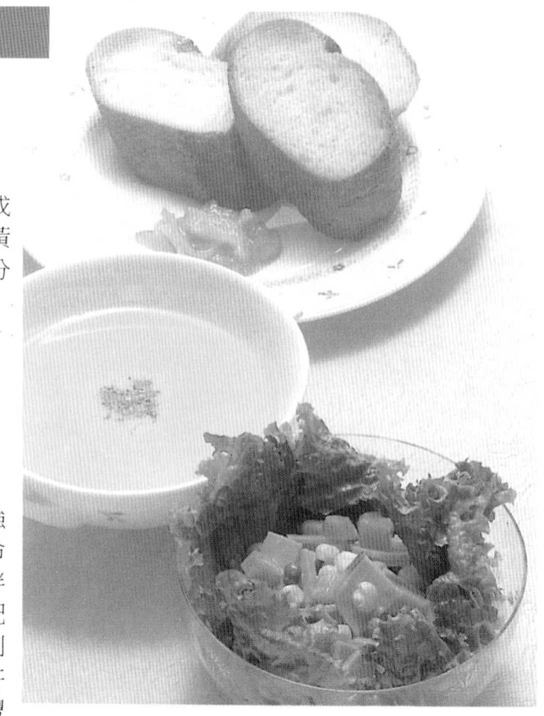

午餐

握壽司
松前蒸馬頭魚
炒蛋
芝麻拌小油菜

●

小油菜中含有能強化血管壁的維他命C。不論做成涼拌菜或炒來吃、搭配味噌湯都可以利用，炒蛋中加入許多菜碼，使量更豐富。

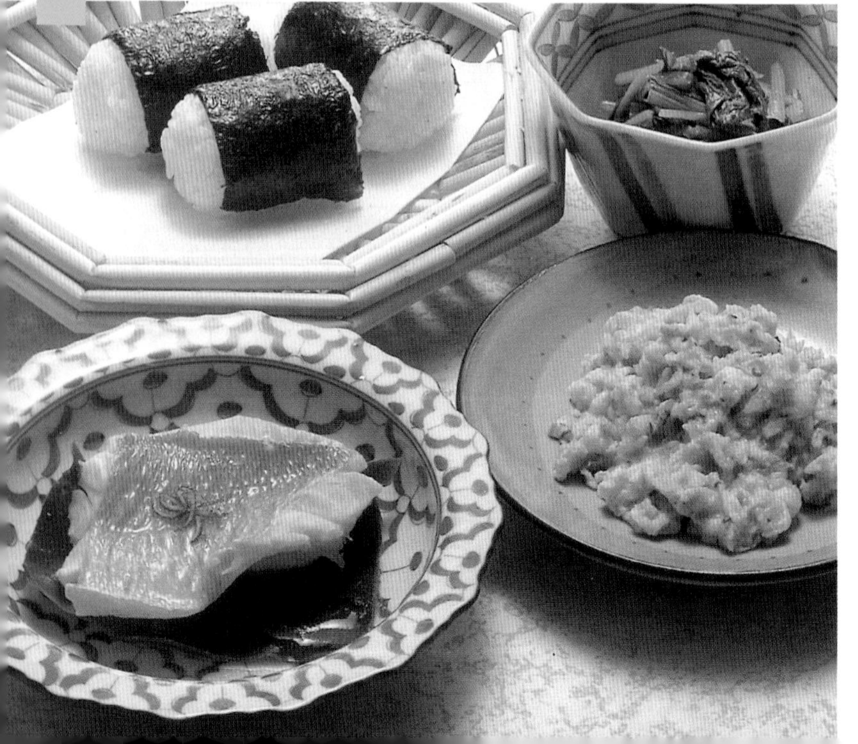

作法124頁

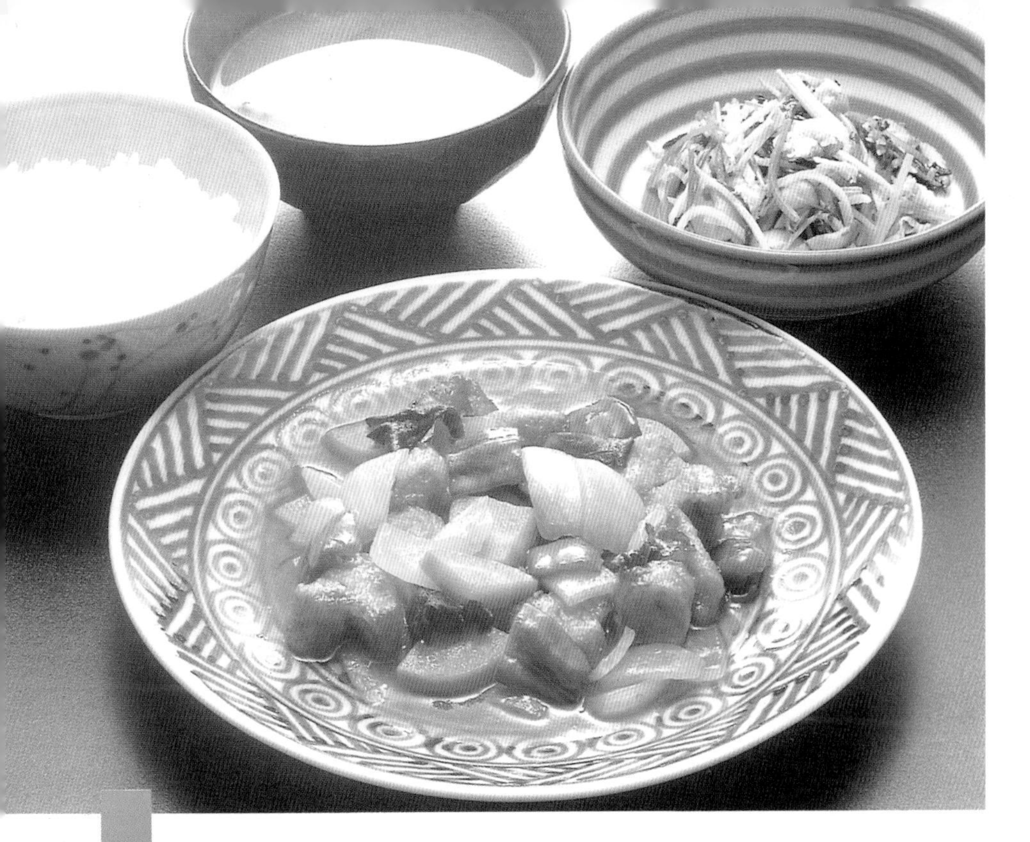

晚餐

糖醋豬肉　中式竹筍炒蟹
馬鈴薯豌豆片味噌湯
飯

●
糖醋豬肉的豬肉必須選擇油脂較少的里脊肉。加入大量蔬菜，使色彩富於變化，而且能攝取到纖維。不論油炸食品或炒菜使用的油都是馬克東油。

點 心

蘋果
酸乳酪

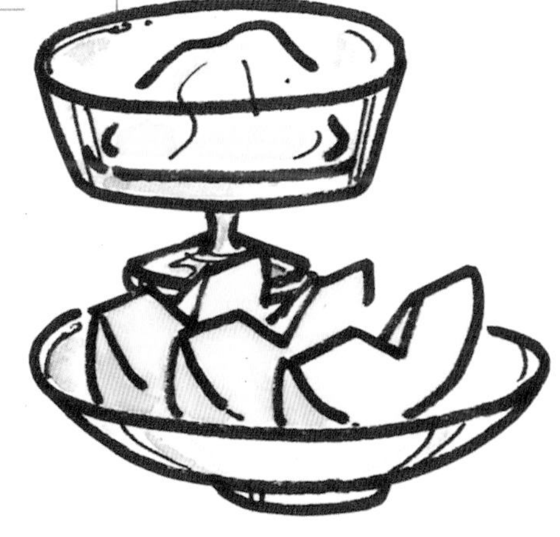

●四群點數法營養價

		♥	♣		合計
早餐	0.7	0.5	0.8	3.6	5.6
午餐	0.8	1.2	0.4	3.3	5.7
點心	1.0	0.0	0.9	0.0	1.9
晚餐	0.0	1.5	0.8	4.4	6.7
合計	2.5	3.2	2.9	11.3	19.9

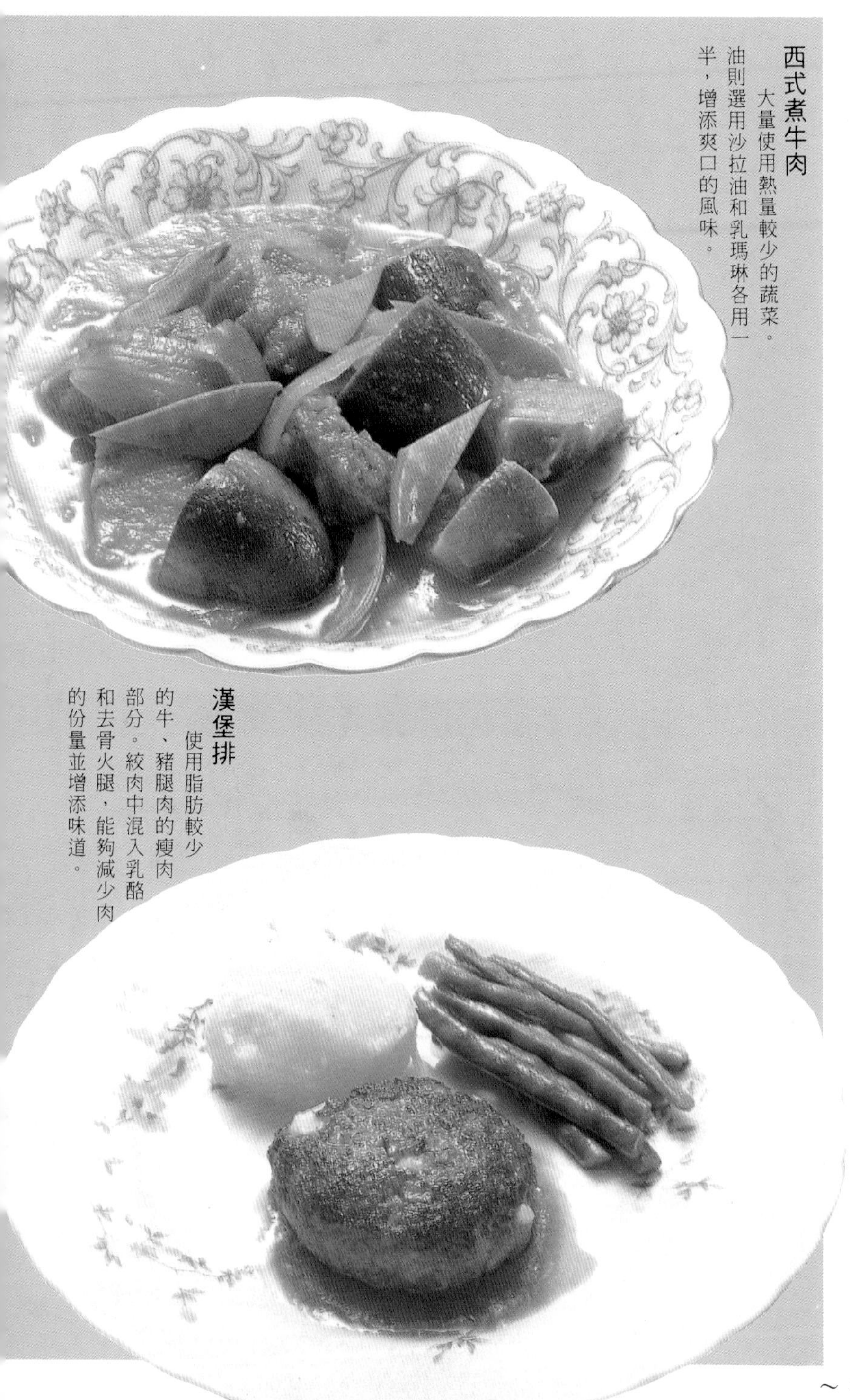

西式煮牛肉

大量使用熱量較少的蔬菜。油則選用沙拉油和乳瑪琳各用一半，增添爽口的風味。

漢堡排

使用脂肪較少的牛、豬腿肉的瘦肉部分。絞肉中混入乳酪和去骨火腿，能夠減少肉的份量並增添味道。

作法34頁

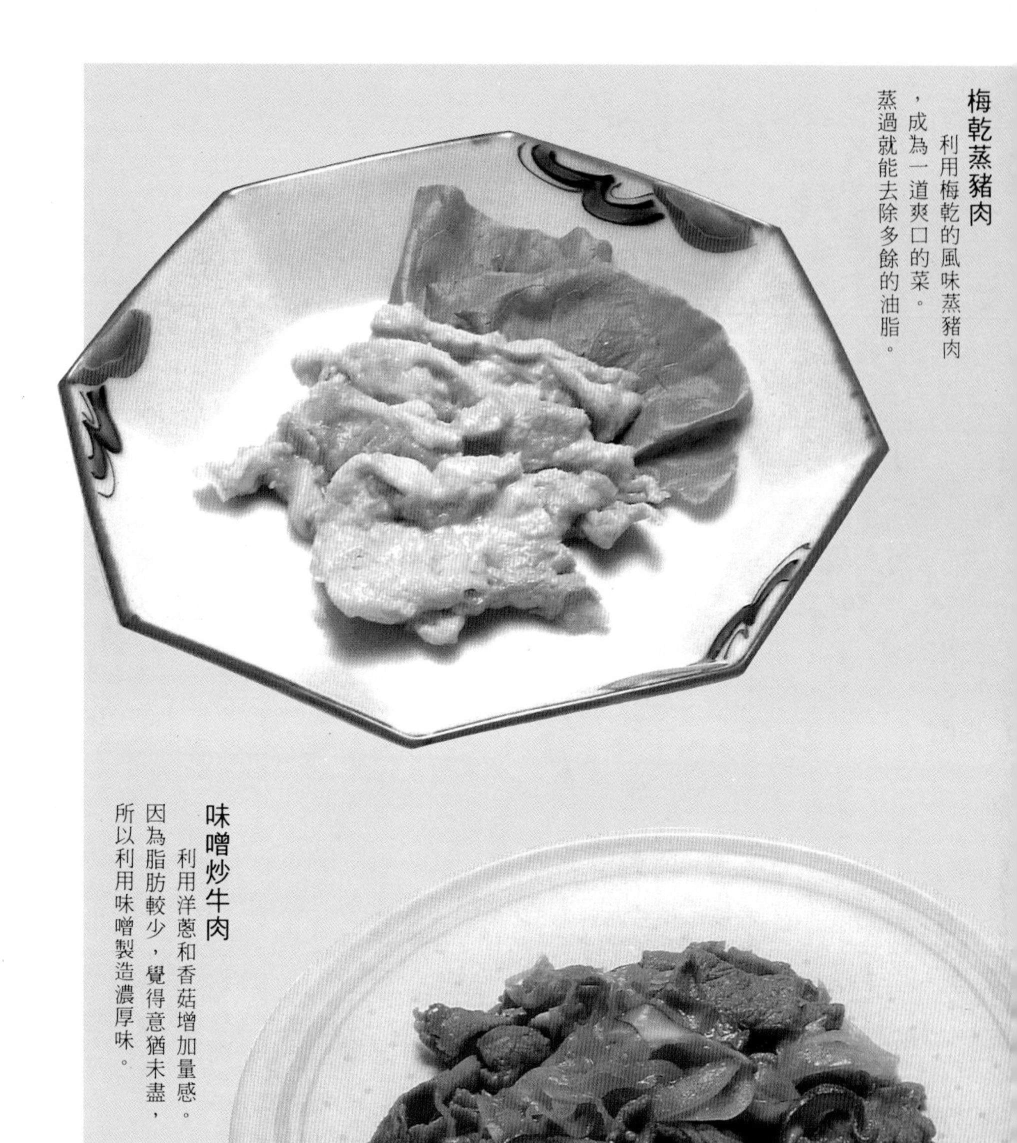

梅乾蒸豬肉

利用梅乾的風味蒸豬肉，成為一道爽口的菜。蒸過就能去除多餘的油脂。

味噌炒牛肉

利用洋蔥和香菇增加量感。因為脂肪較少，覺得意猶未盡，所以利用味噌製造濃厚味。

使用脂肪較少的肉做的料理①的作法

參考32頁

●西式煮牛肉

①洋蔥切成梳形再對半橫切。番茄用滾水燙過去皮、去籽後略切。

②茄子縱剖為四瓣，再對半橫剖，青椒對半縱剖、去籽，切丁。蒜切成薄片。

③鍋中熱沙拉油及乳瑪琳各半量，放入牛肉拌炒，表面變色後倒入白蘭地。

④加入剩下的沙拉油和乳瑪琳，炒香蒜，依序加入洋蔥、茄子、青椒、番茄，炒到全部過油為止。

⑤倒入肉湯，放入肉桂，煮滾後用小火煮一～二小時。

⑥撒上鹽、胡椒盛盤，撒上用鹽水煮過（鹽為份量外）對半斜切的豌豆片。

●漢堡排

①洋蔥切成碎屑，用乳瑪琳炒過之後擱置待用。乳酪及去骨火腿切丁，吐司麵包泡入牛乳中。

②大碗中放入牛絞肉和豬絞肉混合，加入①與蛋、豆蔻、鹽、胡椒，用手調拌到產生粘性為止，做成小圓形。

③煎鍋中熱沙拉油，放入②，兩面煎成金黃色。

④小鍋中溶化乳瑪琳，加入麵粉拌炒。加入1/4杯的水和湯塊及番茄醬煮滾。

⑤馬鈴薯去皮煮軟，倒除煮汁，撒上鹽、胡椒，在火上搖動鍋子，做成粉吹芋。四季豆去筋，用鹽水煮過，再用沙拉油炒，撒上鹽。

⑥盤中鋪上④的調味醬，放上漢堡排，再添上⑤的粉吹芋及四季豆。

●素材與調理的建議

下點工夫去除肉的脂肪

做肉類料理時，選擇腿肉或里脊肉等脂肪較少的部位雖然很重要，但是「一邊加熱一邊去除脂肪」的調理上的工夫也不可以忘記。

要去除脂肪，最有效的方法就是「直接烤」。將肉用鐵絲串起，放在鐵絲網上烤。這個做法就不像用煎鍋煎時會沾到油，不需要使用油或奶油，肉滴出的油脂會漏到下方，不會再沾到肉上。可以在爐台上放磚塊，架起鐵絲網來烤，如果怕髒，也可以鋪在鐵板上用烤箱烤，非常方便。

此外，蒸或煮的加熱法，也能去除很多肉的脂肪。如果是薄片肉，好像涮涮鍋似地用滾水略燙之後再炒煮比較好。蒸的時候在承接盤上放竹筷子，再把肉置於其上，則蒸

●梅乾蒸豬肉

①豬肉較長者對半切開。

②梅乾去籽切碎，加入薑汁、味噌、酒、芝麻油、太白粉混合。

③調合①與②盛盤，放入冒著蒸氣的蒸籠中蒸十分鐘。

④將③擺在鋪上生菜的盤中。

●味噌炒牛肉

①薄片牛肉切成易吃的大小，撒上酒和醬油醃三十分鐘，使其入味。

②洋蔥切成薄片，新鮮香菇去蒂切細。

③煎鍋中熱沙拉油，放入瀝乾汁液的①拌炒，炒到肉變色後加入②續炒，加入八丁味噌、米酒及薑汁拌炒。

出的油脂不會再回到肉上。蒸汁或煮汁可用來做調味醬或湯，一旦冷卻後脂肪上浮就可以撈掉，或是過濾後再利用。

做牛排等用煎鍋煎的料理時，必須盡量控制油和奶油的量。放肉之前充分加熱煎鍋，肉就不容易沾鍋，煎肉之後的油一定要倒掉。

材料・1人份

西式煮牛肉

- 牛腿肉塊 ---- 60g
- 洋蔥 ---- 1/7個(30g)
- 番茄 ---- 1/2個(100g)
- 茄子・青椒 ---- 各1/3個(30g.10g)
- 蒜 ---- 3g
- 沙拉油・乳瑪琳 ---- 各1/2小匙(各 2g)
- 白蘭地 ---- 1/2小匙弱(2g)
- 肉湯 ---- 1/2杯
- 肉桂・鹽・胡椒 ---- 各少量
- 豌豆片 ---- 3～4片(8g)

漢堡排

- 牛腿絞肉 ---- 40g
- 豬腿絞肉 ---- 20g
- 乳酪.去骨火腿 ---- 各 5g
  - 洋蔥 ---- 1/10個(20g)
  - 乳瑪琳 ---- 1/4小匙(1g)
  - 吐司麵包 ---- 8g
  - 牛乳 ---- 1小匙弱(4g)
- 蛋 ---- 5g
- 豆蔻・鹽・胡椒 ---- 各少量
- 沙拉油 ---- 1/2小匙(2g)
- 乳瑪琳.麵粉.湯塊 ---- 各少量
- 番茄醬 ---- 1/2大匙弱(10g)
- 馬鈴薯 ---- 1/2個(50g)
- 鹽・胡椒 ---- 各少量
- 四季豆 ---- 20g
- 沙拉油・鹽 ---- 各少量

梅乾蒸豬肉

- 薄片豬腿肉 ---- 70g
- 梅乾 ---- 1/2個(4g)
- 薑汁 ---- 1小匙弱(4g)
- 味噌 ---- 1/3小匙(2g)
- 酒 ---- 1/2小匙強(3g)
- 芝麻油 ---- 少量(1g)
- 太白粉 ---- 1/3小匙(1g)
- 生菜 ---- 3片(20g)

味噌炒牛肉

- 薄片牛腿肉 ---- 60g
- 酒 ---- 1/2小匙弱(2g)
- 醬油 ---- 1/3小匙(2g)
- 洋蔥 ---- 1/5個(40g)
- 新鮮香菇 ---- 2朵(20g)
- 沙拉油 ---- 1小匙弱(3g)
- 八丁味噌 ---- 1 1/3小匙(8g)
- 米酒 ---- 1/3小匙(2g)
- 薑汁 ---- 少量

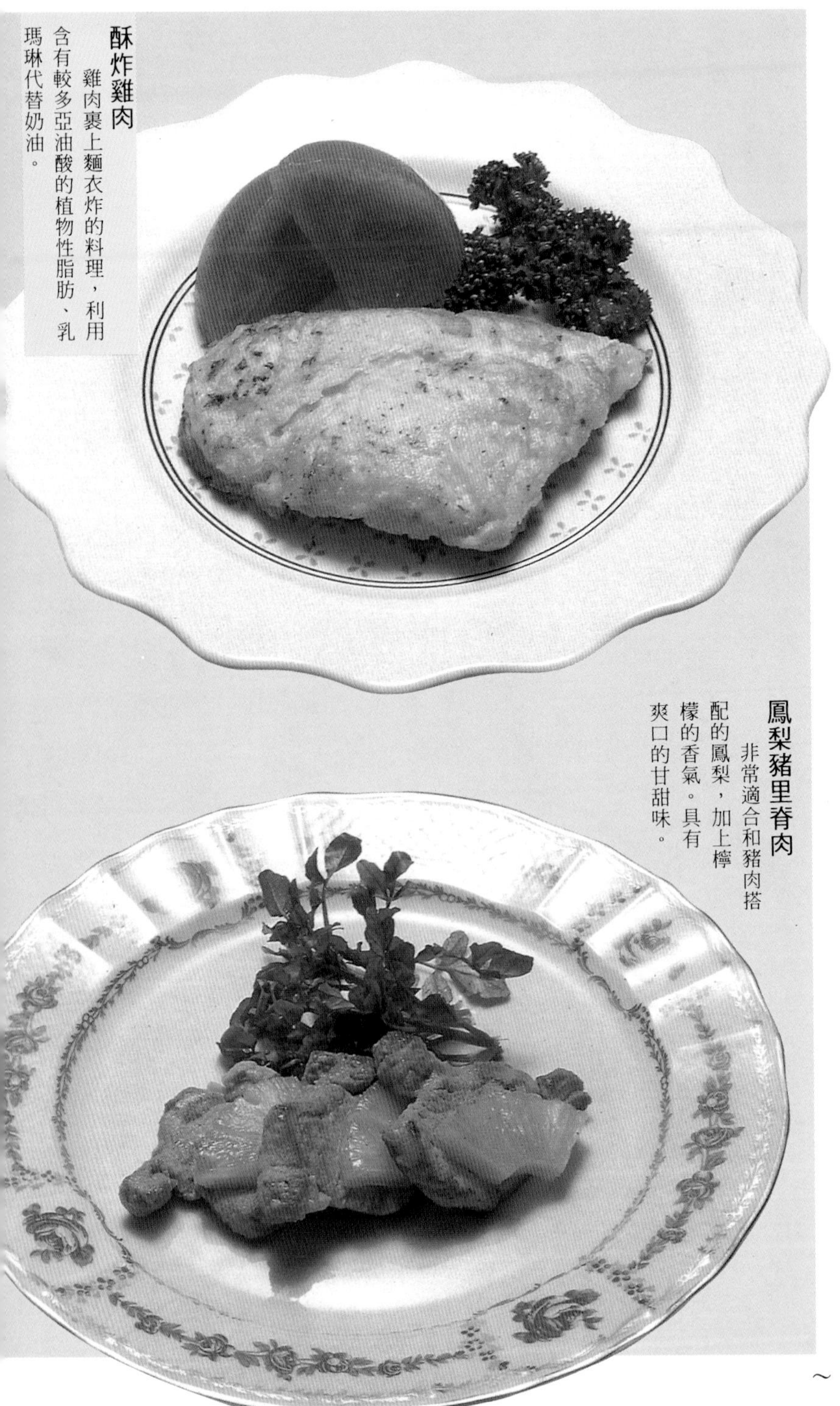

酥炸雞肉

雞肉裹上麵衣炸的料理，利用含有較多亞油酸的植物性脂肪、乳瑪琳代替奶油。

鳳梨豬里脊肉

非常適合和豬肉搭配的鳳梨，加上檸檬的香氣。具有爽口的甘甜味。

作法38頁

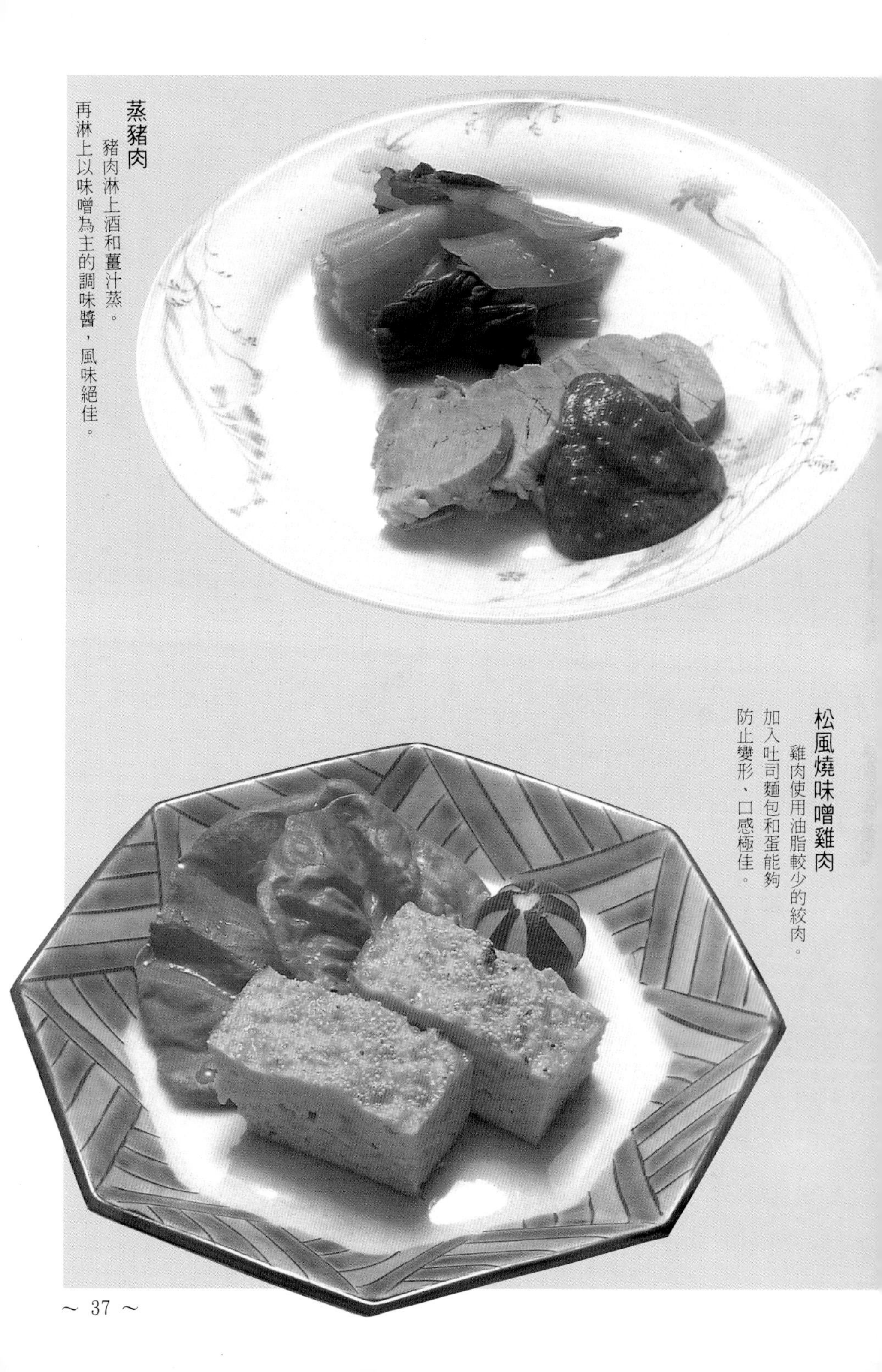

蒸豬肉

豬肉淋上酒和薑汁蒸。再淋上以味噌為主的調味醬，風味絕佳。

松風燒味噌雞肉

雞肉使用油脂較少的絞肉。加入吐司麵包和蛋能夠防止變形、口感極佳。

使用脂肪較少的肉做的料理②的作法

參考36頁

●酥炸雞肉

①雞胸肉撒上鹽、胡椒，淋上白葡萄酒醃漬。

②蛋於大碗中打散，加入荷蘭芹碎屑。

③①沾麵粉，去除多餘的粉，沾②。

④煎鍋中加熱乳瑪琳，③表面朝下放入。煎成金黃色後蓋上蓋子，用小火同樣地煎反面，直到熟透為止。

⑤番茄用滾水燙過，去皮，切成二半。

⑥盤中放入④的酥炸雞肉，添上⑤的番茄與荷蘭芹。

●鳳梨豬里脊肉

①豬里脊肉切成易吃的大小，撒上鹽、胡椒，抹上芥末醬，表裡平均插入丁香。

②鳳梨配合豬肉的片數切三～四片。

③煎鍋中熱沙拉油和乳瑪琳，放入豬肉，煎成兩面變色後蓋上蓋子，關小火煮到熟透為止。

④加入鳳梨煎過，出現淡淡的焦色時，倒入鳳梨罐頭汁和檸檬汁，沾在豬肉的兩面。

⑤盤中擺好豬肉，鋪上鳳梨，淋上④的汁液，用水田芥裝飾。

●蒸豬肉

①豬里脊肉撒上鹽，胡椒盛盤，淋上酒和薑汁。放入冒著蒸氣的蒸籠中蒸十分鐘。

②鍋中加入八丁味噌、砂糖、沙拉油、芝麻、蒜、薑、蔥花，加熱時用木杓調拌，離火加上醋混合。

③青江菜用放入一把鹽（份量

●素材與調理的建議
使脂肪較少的肉吃起來更為美味的工夫

雞胸肉、豬或牛里脊肉及瘦肉等，因為脂肪較少，口感較粗糙，不容易吃，口感不佳。因此，必須要下點工夫讓脂肪較少的肉吃起來不膩，而且吃起來美味。

雞胸肉沾太白粉，用滾水略燙，具有滑順的口感，可用以做湯或當成煮菜的菜碼。此外，利用番茄醬或辣椒粉等香辛料略醃後再炸，或是沾杏仁、芝麻等再炸，能增加美味。此外，裹上蛋白炸也不錯。

豬肉、牛肉和雞胸肉同樣地，醃過之後再煎、炒、煮、炸，味道較濃。叉燒肉或牛肉等要沾調味汁更為美味。此外，如果炒食，沾太

外）的滾水燙出美麗的顏色，泡在冷水中冷卻，撈起瀝乾水分，切除根部，切成三~四公分長度。

④將①的蒸豬肉切成易吃的大小，盛盤、淋上②的醬汁，添上③。

●松風燒味噌雞肉

①雞絞肉放入研缽中，充分攪拌到呈粘稠狀為止。

②①中加入撕碎的吐司麵包、蛋、八丁味噌、砂糖及米酒，再研磨混合。

③烤盤中鋪上鋁箔紙，塗上一層薄薄的沙拉油，將②放入，表面攤平，上方均勻地撒上罌粟子。

④放入加熱到一七〇度的烤箱中烤十五鐘，冷卻後切成易吃的大小。

⑤盛盤，添上生菜及小胡蘿蔔。

白粉之後再炒，就不會覺得乾乾澀澀的，具有滑順的口感，煮來吃時，像燉肉或咖哩飯等，連汁勾芡比較好。煮湯時則要利用太白粉勾芡。

使用瘦肉絞肉的漢堡或肉丸子，加入馬鈴薯泥或去除水分搗碎的豆腐，產生粘性，吃起來較軟，具有滑順的口感。

材料・1人份

酥炸雞肉
- 雞胸肉 ---- 60g
- 鹽・胡椒 ---- 各少量
- 白葡萄酒 ---- 1小匙(5g)
- 麵粉 ---- 1⅔小匙(5g)
- 蛋 ---- ⅓個(15g)
- 荷蘭芹碎屑 ---- 少量
- 乳瑪琳 ---- 2小匙(8g)
- 番茄 ---- ⅓個(60g)
- 荷蘭芹 ---- 少量(5g)

鳳梨豬里脊肉
- 豬里脊肉 ---- 60g
- 鹽、胡椒、芥末 ---- 各少量
- 丁香 ---- 4個
- 鳳梨(罐頭) ---- 1片(40g)
- 鳳梨罐頭汁、檸檬汁 ---- 各1小匙(各5g)
- 沙拉油 ---- ½小匙(2g)
- 乳瑪琳 ---- 1小匙(4g)
- 水田芥 ---- 少量

蒸豬肉
- 豬里脊肉 ---- 60g
- 鹽、胡椒 ---- 各少量
- 酒、薑汁 ---- 各½小匙強(各3g)
- 八丁味噌 ---- 1⅓小匙(8g)
- 砂糖 ---- ⅔小匙(2g)
- 醋、沙拉油、芝麻各少量(1g、1g、0.5g)
- 蒜屑、薑屑、蔥花 ---- 各少量
- 青江菜 ---- 1株(50g)

松風燒味噌雞肉
- 雞胸絞肉 ---- 50g
- 吐司麵包 ---- 8g
- 蛋 ---- 5g
- 八丁味噌 ---- 1小匙(2g)
- 砂糖 ---- ⅔小匙(2g)
- 米酒 ---- ⅓小匙(2g)
- 沙拉油 ---- 少量(1g)
- 罌粟子 ---- ⅓小匙(1g)
- 生菜 ---- 2片(15g)
- 小胡蘿蔔 ---- 1個(10g)

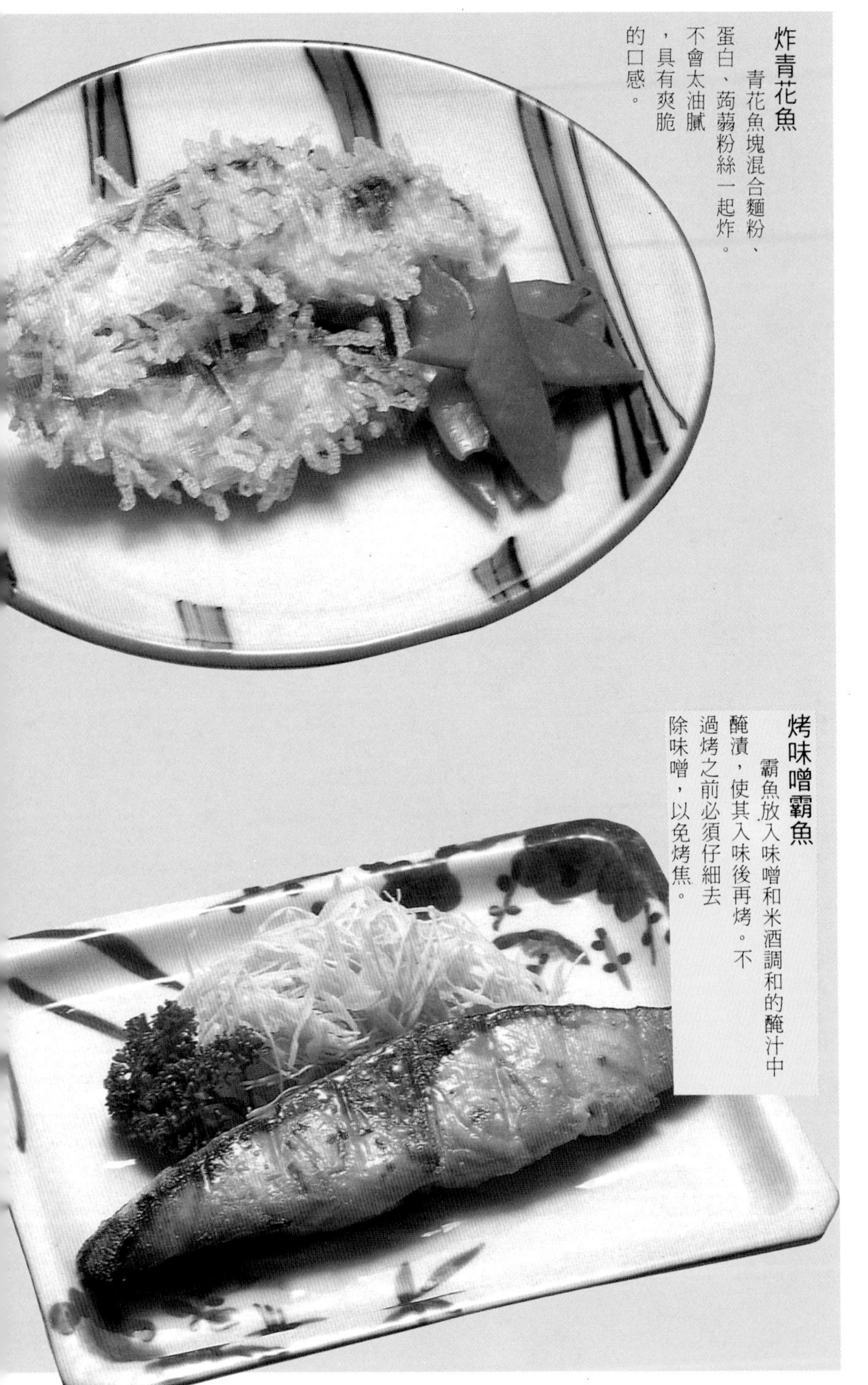

炸青花魚

青花魚塊混合麵粉、蛋白、蒟蒻粉絲一起炸。不會太油膩，具有爽脆的口感。

烤味噌霸魚

霸魚放入味噌和米酒調和的醃汁中醃漬，使其入味後再烤。不過烤之前必須仔細去除味噌，以免烤焦。

作法42頁

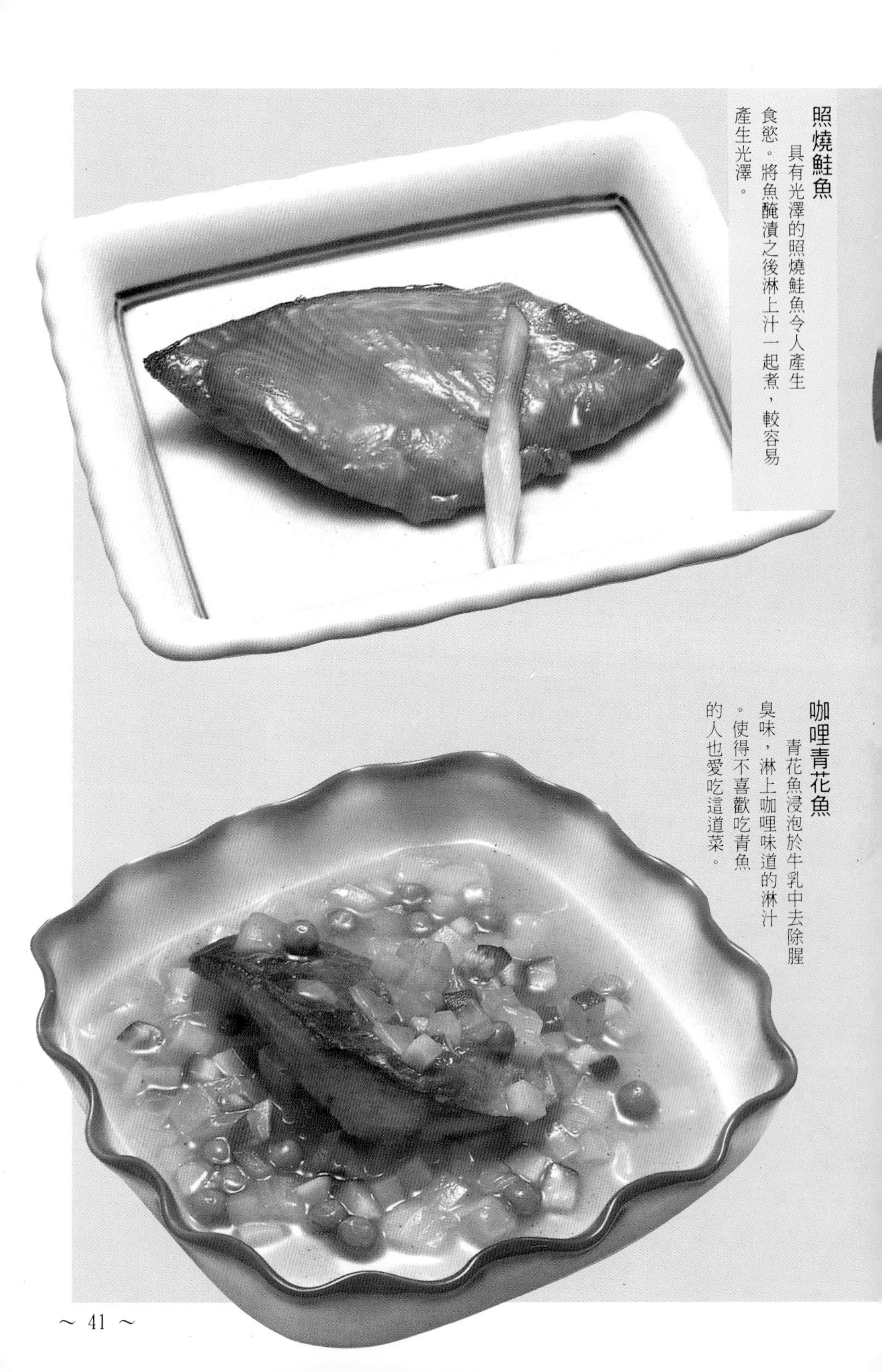

照燒鮭魚

具有光澤的照燒鮭魚令人產生食慾。將魚醃漬之後淋上汁一起煮，較容易產生光澤。

咖哩青花魚

青花魚浸泡於牛乳中去除腥臭味，淋上咖哩味道的淋汁。使得不喜歡吃青魚的人也愛吃這道菜。

參考40頁

●炸青花魚

①青花魚一塊切成三片，淋上鹽和檸檬汁。

②麵粉和蛋白混合。

③蒟蒻粉絲切成一公分長度。

④①沾②的麵衣，裹上③的蒟蒻粉絲，放入一七〇度的炸油炸乾，排在鋪上紙巾的網上去除多餘的油分。

⑤豌豆片去筋，放入加入一把鹽（份量外）的鹽水中燙出美麗的顏色。撈起放入冷水中冷卻，瀝乾水分後對半斜切，淋上薄鹽醬油。

⑥盤中放上④、添上⑤。

●可將醋、醬油、高湯等量調和，做成調和醬油，當成青花魚的沾汁。

●烤味噌霸魚

①味噌和米酒混合，塗在霸魚的兩面。將霸魚放入小盤中，用保鮮膜包住，放入冰箱中擱置一晚。

②去除①的霸魚周圍的味噌，放在熱鐵絲網上，將兩面烤出美麗的顏色。

③洋蔥切成薄片，用布包住去除水分，高麗菜切絲，和洋蔥混合。

④薄鹽醬油和芝麻混合，淋在③上涼拌。

⑤盤中放上霸魚，添上④和荷蘭芹。

●照燒鮭魚

①新鮮鮭魚放入用醬油和米酒、酒、砂糖混合的調味液中醃三十分鐘。

②①的醃汁放入鍋中，煮滾做成調味汁。

③用大火加熱鐵絲網，放入①的新鮮鮭魚。稍微以小火邊烤邊刷

●素材與調理的建議

選擇新鮮的魚

魚當然要選擇新鮮的最好。沒有腥臭味、肉有彈性，直接撒上鹽就非常美味了。注意下述事項選購新鮮的魚。

●鰺魚或秋刀魚等購買一條時，

①整個身體具有彈性、較硬。

②皮具有光澤，具有魚特有的顏色。

③鱗片未脫落。

④眼睛清澄，朝向外側。

⑤鰓為鮮紅色。

⑥內臟的部分完整。

⑦用手指按壓時有彈性。

●鰤魚或鮭魚等切塊購買時，

①用手指按壓時肉緊繃有彈性。

②皮有光澤。

③看得到血管，但是盤子裡卻沒有滲出血液。

●購買超級市場的冷藏魚時，

上②的調味汁，慢慢地烤。反面也要同樣地烤。

④盤中放上③、添上生薑。

●咖哩青花魚

①青花魚撒上鹽、胡椒，泡在牛乳中擱置一會兒。

②麵粉和太白粉混合。

③①瀝乾汁液後，沾②的麵衣，去除多餘的粉。放入一七〇度的熱油中，炸成美麗的金黃色。

④洋蔥去除根部，切成一公分正方形。胡蘿蔔去皮，切成與洋蔥同樣大小的正方形。新鮮香菇去蒂，切成同樣大小的正方形。

⑤鍋中加入④和肉湯，煮到胡蘿蔔柔軟為止。用薄鹽醬油和咖哩粉調味，加入青豆略煮，用太白粉水勾芡。

⑥在深的器皿中加入③的青花魚，淋上⑤的咖哩醬。

①沒有產生汁液。

②日期較近者。

●保存法

買回的當天吃掉最好。如果吃不完時，為完整的一條魚的情形則取出內臟用水洗淨，去除水氣後用保鮮膜包住，放入冰箱中冷藏。魚塊也同樣用保鮮膜包住，放入冰箱中保存。

最慢二～三天內要吃完。

材料・1人份

炸青花魚

- 青花魚 ---- 60g
- 鹽、檸檬汁 ---- 各少量
- 麵粉 ---- ⅔小匙(2g)
- 蛋白 ---- 4g
- 蒟蒻粉絲 ---- 5g
- 炸油 ---- 適量
- { 豌豆片 ---- 5片(15g)
- { 薄鹽醬油 ---- ¼小匙(1.5g)

烤味噌霸魚

- { 霸魚 ---- 60g
- { 味噌 ---- 1⅔小匙(10g)
- { 米酒 ---- ⅓小匙(2g)
- { 洋蔥 ---- 1/10個(20g)
- { 高麗菜 ---- ¼片(20g)
- { 薄鹽醬油 ---- ⅓小匙(2g)
- { 芝麻 ---- ⅓小匙(1g)
- 荷蘭芹 ---- 5g

照燒鮭魚

- 新鮮鮭魚 ---- 60g
- { 醬油 ---- ⅔小匙(4g)
- { 米酒 ---- ⅓小匙(2g)
- { 酒、砂糖 ---- 各少量(1g、0.5g)
- 生薑 ---- 1根(5g)

咖哩青花魚

- {{ 青花魚 ---- 60g
- {{ 鹽、胡椒 ---- 各少量
- {{ 牛乳 ---- 1小匙(6g)
- { 麵粉、太白粉 ---- 各⅔小匙(各2g)
- { 炸油 ---- 適量
- 洋蔥 ---- 30g
- 胡蘿蔔、新鮮香菇 ---- 各5g
- 青豆 ---- 1小匙(3g)
- 肉湯 ---- ⅓杯(65g)
- 薄鹽醬油 ---- ⅔小匙(4g)
- 咖哩粉 ---- 少量
- { 太白粉 ---- ⅓小匙(1g)
- { 水 ---- ⅓小匙(1.6g)

使用EPA較多的魚料理②

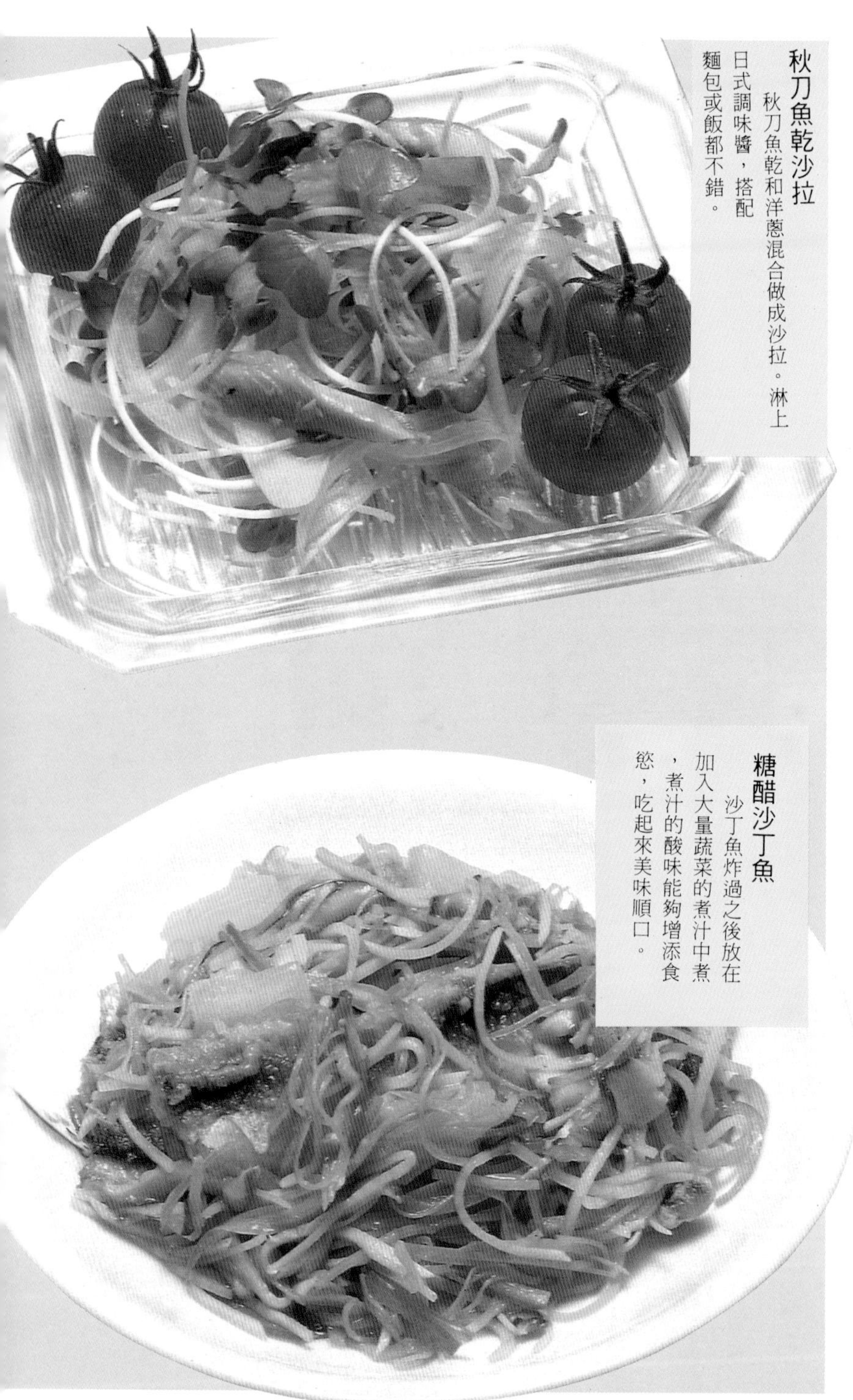

秋刀魚乾沙拉

秋刀魚乾和洋蔥混合做成沙拉。淋上日式調味醬，搭配麵包或飯都不錯。

糖醋沙丁魚

沙丁魚炸過之後放在加入大量蔬菜的煮汁中煮，煮汁的酸味能夠增添食慾，吃起來美味順口。

作法46頁

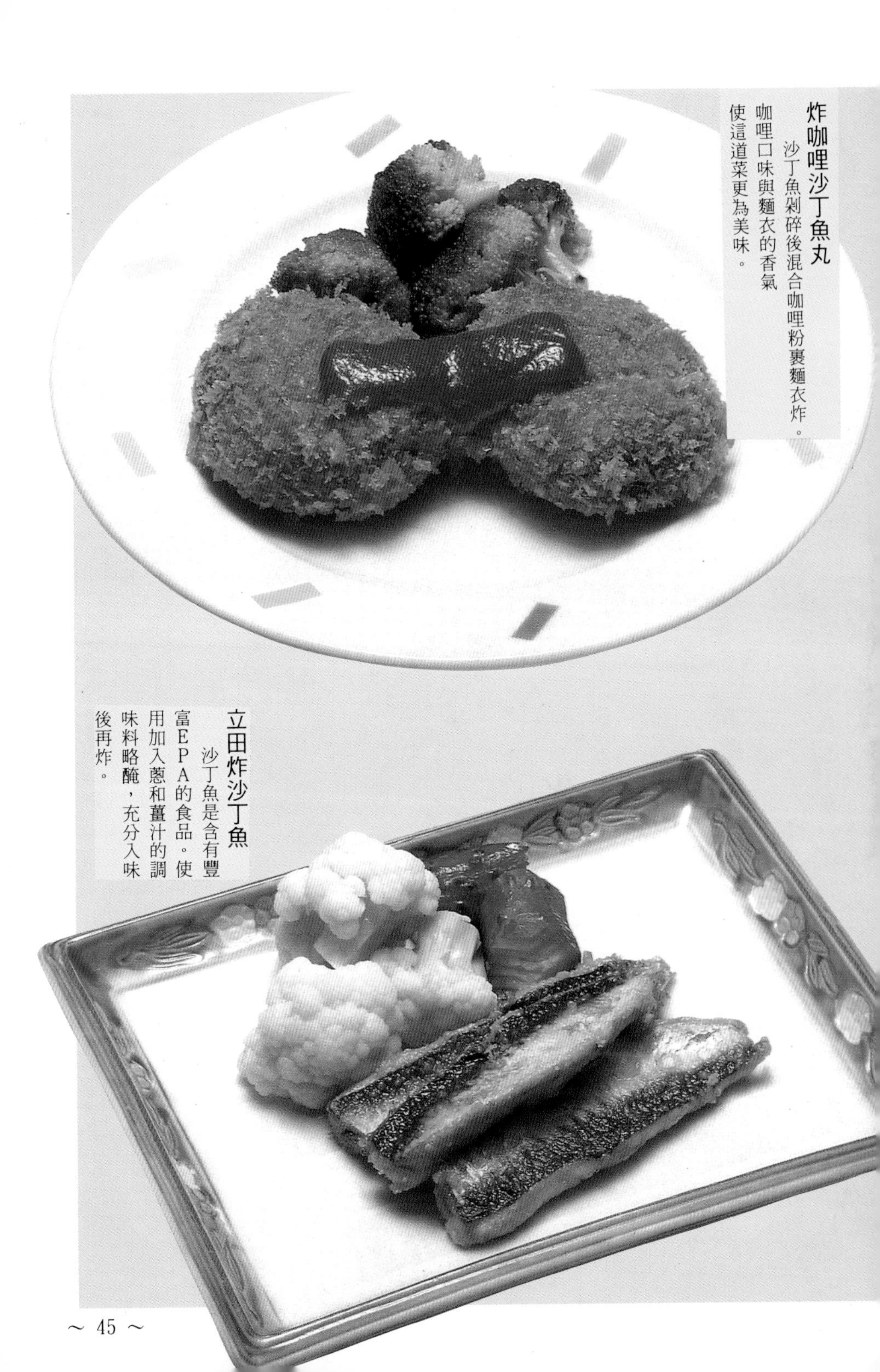

炸咖哩沙丁魚丸

沙丁魚剁碎後混合咖哩粉裹麵衣炸。咖哩口味與麵衣的香氣使這道菜更為美味。

立田炸沙丁魚

沙丁魚是含有豐富EPA的食品。使用加入蔥和薑汁的調味料略醃，充分入味後再炸。

參考44頁

●秋刀魚乾沙拉

①秋刀魚乾兩面煎過，去皮、血合、小骨，略為掰開，淋上檸檬汁。

②洋蔥切成薄片，用布包住，泡在水中後撈起擠乾水分。

③蘿蔔苗去除根部，切成二段。

④蒜泥、沙拉油、醋及薄鹽醬油混合做成調味醬。

⑤①～③混合，用調味醬涼拌盛盤，添上番茄。

●糖醋沙丁魚

①沙丁魚去頭，剖開，去除內臟、中骨。撒上鹽、胡椒、酒略醃。

②麵粉和太白粉做成麵衣，去除汁液的沙丁魚沾麵衣，用一七○度的炸油炸。

③新鮮香菇去蒂、切絲，竹筍切絲。青椒去籽，胡蘿蔔去皮，各自切絲。鳳梨切成小塊。

④鍋中熱沙拉油，放入③炒過，倒入高湯加熱，煮到胡蘿蔔軟了之後，用砂糖、醋、醬油調味，再用太白粉水勾芡。

⑤②加入④中略煮，盛盤。

●炸咖哩沙丁魚丸

①沙丁魚去頭剖開，去除內臟、中骨，用湯匙挖出肉。

②洋蔥擦碎，吐司麵包泡在牛乳中。

③大碗中加入①與②、蛋、荷蘭芹碎屑、咖哩粉、鹽、胡椒混合，分成二等分做成丸子，依序沾麵粉、蛋汁、麵包粉，放入一七○度的炸油中炸。

④番茄醬和辣椒醬混合做成調味醬。

●素材與調理的建議

使青魚吃起來美味的工夫

含EPA較多的魚像沙丁魚和青花魚等具有獨特的腥臭味，因此很多人敬而遠之。

但是，只要在調理上稍微下點工夫，就能消除其腥臭味。

●有效使用香味蔬菜或香辛料

煮沙丁魚或味噌煮青花魚等，必須充分使用蔥、薑，藉著香味蔬菜的香氣消除魚的腥臭味。

此外，如果乾炸時，在麵粉中加入咖哩粉或蒜粉等香辛料，能夠去除腥臭味。

●充分醃過

立田炸青花魚等，炸青魚時比使用雞肉等其他材料調理時需要醃更長的時間。

●撒上鹽，泡在醋中

生吃沙丁魚或鰺魚等新鮮的魚時，必須撒上鹽擱置一會兒去除腥臭味之後，泡在醋中清洗。如此一

⑤花椰菜分為小株，用大量鹽水略煮，再用乳瑪琳炒過，撒上鹽、胡椒。

⑥盤中擺入炸沙丁魚丸，淋上調味醬，添上⑤的花椰菜。

●立田炸沙丁魚

①沙丁魚去頭，用手掰開，去除內臟和中骨。

②將①放入醬油、酒、薑汁、蔥花混合而成的醃汁中，醃三十分鐘。

③去除②的汁氣，沾麵粉、太白粉混合而成的麵衣，放入一七〇度的炸油炸。

④花菜分為小株，用滾水燙過，小黃瓜切段，放入紅辣椒、醋、砂糖、鹽混合而成的醃汁中醃。

⑤盤中放入③，④去除汁氣後也放入盤中。

來不僅能去除腥臭味，也能使肉緊縮，再加上醋的酸味，吃起來美味爽口。

●泡在牛乳中

牛乳很容易吸收味道，利用這個性質去除魚的腥臭味。準備油炸或煎青花魚時，將魚放入牛乳中一會兒，再拿出來烹調，就能去除腥臭味。

材料・1人份

秋刀魚乾沙拉

- { 秋刀魚乾 ---- 30g
- { 檸檬汁 ---- 1小匙弱（4g）
- 洋蔥 ---- 1/10個（20g）
- 蘿蔔苗 ---- 8～10根（10g）
- { 蒜泥 ---- 少量
- { 沙拉油 ---- 1 1/2小匙（6g）
- { 醋 ---- 1小匙弱（4g）
- { 薄鹽醬油 ---- 1/3小匙（2g）
- 小番茄 ---- 4個（50g）

糖醋沙丁魚

- {{ 沙丁魚 ---- 小3尾（60g）
- {{ 鹽、胡椒 ---- 各少量
- {{ 酒 ---- 1/2小匙弱（2g）
- { 麵粉、太白粉 ---- 各1小匙（各3g）
- { 炸油 ---- 適量
- 新鮮香菇、煮過的竹筍 ---- 各20g
- 青椒 ---- 15g
- 胡蘿蔔 ---- 10g
- 鳳梨（罐頭） ---- 2/3片（20g）
- 沙拉油 ---- 1/2小匙（2g）
- 高湯 ---- 1/4杯
- 砂糖 ---- 1小匙強（4g）
- 醋 ---- 1小匙弱（4g）
- 醬油 ---- 2/3小匙（4g）
- { 太白粉 ---- 1/3小匙（1g）
- { 水 ---- 1/3小匙

炸咖哩沙丁魚丸

- { 沙丁魚 ---- 大1尾（60g）
- { 洋蔥 ---- 1/10個（20g）
- {{ 吐司麵包 ---- 8g
- {{ 牛乳 ---- 1小匙弱（4g）
- { 蛋 ---- 5g
- { 荷蘭芹碎屑、咖哩粉 ---- 各少量
- { 鹽、胡椒 ---- 各少量
- { 麵粉 ---- 1 2/3小匙
- { 蛋 ---- 5g
- { 麵包粉 ---- 2大匙（12g）
- { 炸油 ---- 適量
- { 番茄醬 ---- 1小匙（6g）
- { 辣椒醬 ---- 1/2小匙（3g）
- { 花椰菜 ---- 1/2株（40g）
- { 乳瑪琳 ---- 1/2小匙（2g）
- { 鹽、胡椒 ---- 各少量

立田炸沙丁魚

- { 沙丁魚 ---- 小2尾（60g）
- { 醬油、酒 ---- 各1/2小匙（3g、2.5g）
- { 薑汁、蔥花 ---- 各少量
- 麵粉、太白粉 ---- 各1小匙（各3g）
- 炸油 ---- 適量
- { 花菜 ---- 60g
- { 小黃瓜 ---- 1/5根（20g）
- { 紅辣椒 ---- 少量
- { 醋 ---- 1/2大匙強（8g）
- { 砂糖 ---- 2小匙（6g）
- { 鹽 ---- 少量（0.5g）

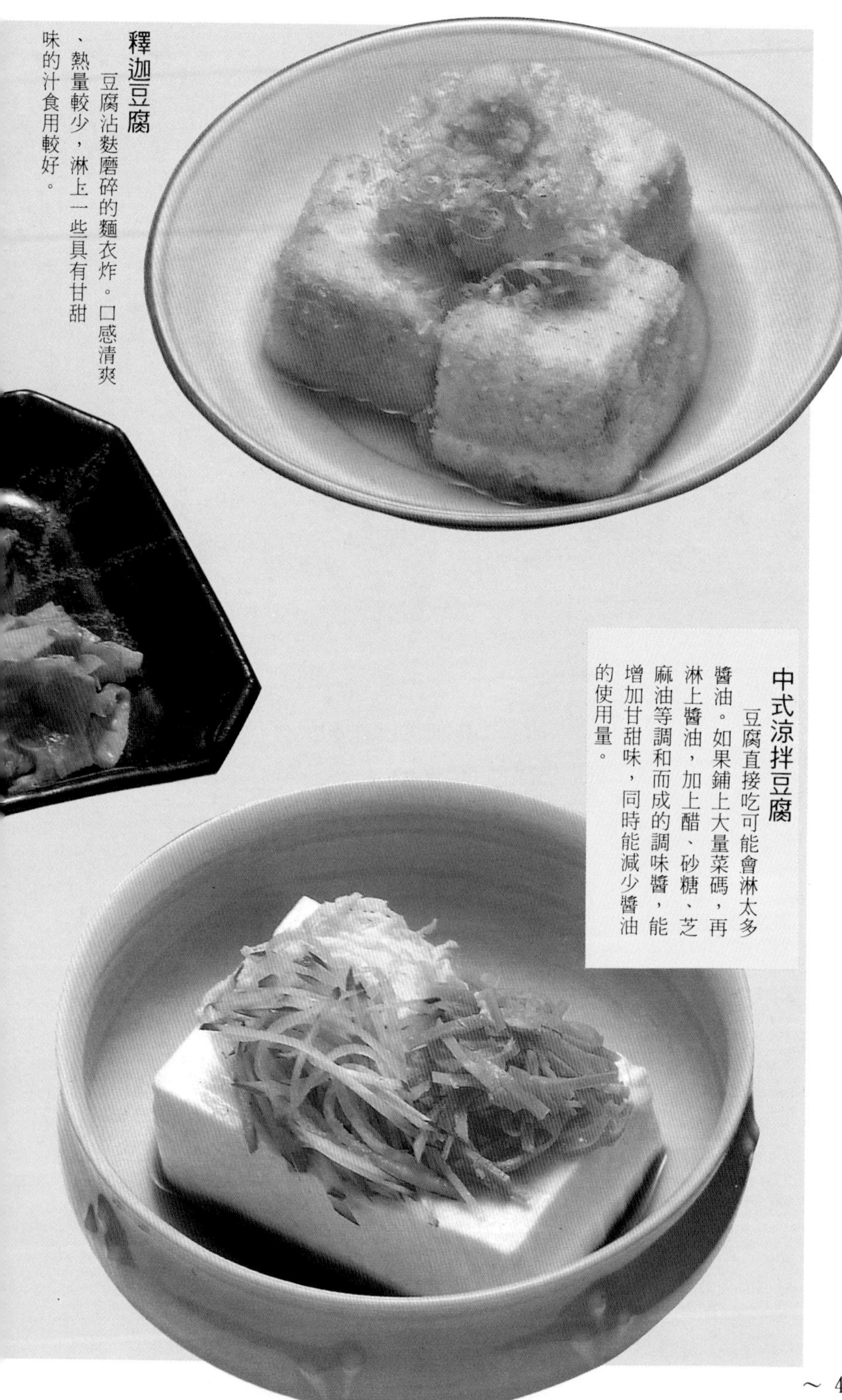

釋迦豆腐

豆腐沾麩磨碎的麵衣炸。口感清爽、熱量較少，淋上一些具有甘甜味的汁食用較好。

中式涼拌豆腐

豆腐直接吃可能會淋太多醬油。如果鋪上大量菜碼，再淋上醬油，加上醋、砂糖、芝麻油等調和而成的調味醬，能增加甘甜味，同時能減少醬油的使用量。

作法50頁

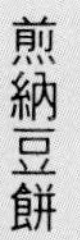

煎納豆餅

在一些菜碼中混入切碎的納豆，加入醬油調味，煎好之後不需塗抹調味醬或醬油。口味適中，可減少食鹽的使用量。

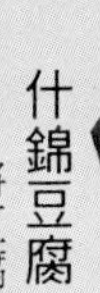

什錦豆腐

將豆腐搗碎，加入牛絞肉和蔬菜混合後一起烤。蛋的黃色、胡蘿蔔的紅色和青椒的綠色搭配而成的材料色材艷麗。

蟹肉豆腐

熱騰騰的豆腐上淋上熱騰騰的汁，充分使用蟹肉和蔬菜，量非常豐富。因為勾芡過，所以容易吃，而且能夠增添美味。

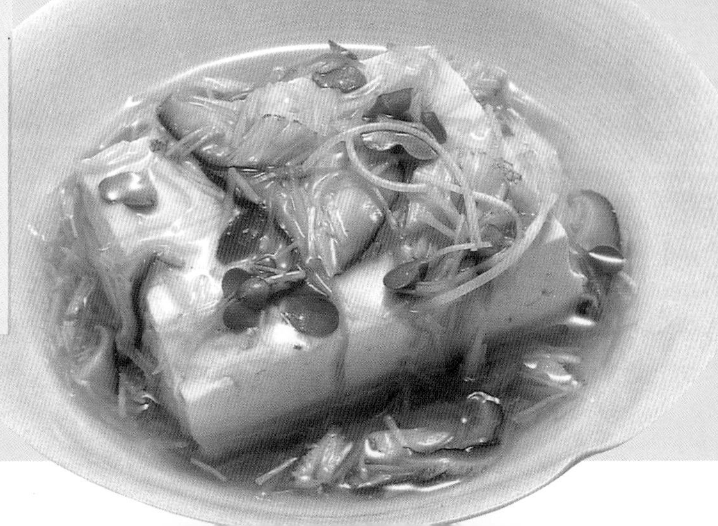

使用大豆製品的料理的作法

●釋迦豆腐

①豆腐略壓，去除水氣，切成三塊。

②麩、白蘿蔔、薑擦碎。

③①中依序撒上麵粉、蛋、擦碎的麩，放入一百七十度的炸油中炸成金黃色，去除多餘的油分。

④鍋中放入高湯、米酒、薄鹽醬油煮滾。

⑤盤中放入炸豆腐，依序鋪上白蘿蔔泥、柴魚片、薑泥，淋上④的汁。

●中式涼拌豆腐

①豆腐放入大量滾水中略煮，瀝乾水氣，冷卻。

②蛋打散，加入鹽，用沙拉油煎成蛋皮，切絲。去骨火腿和小黃瓜也切絲。

③醬油、醋、砂糖、芝麻油混合，做成調味汁。

④盤中放入①的豆腐，鋪上②，淋上③的調味汁。

●煎納豆餅

①納豆放在砧板上剁碎。

②將①放入大碗中，加上蛋、蔥花、麵粉、薄鹽醬油、芥末醬混合。

③煎鍋中熱沙拉油，將②用湯匙撈起，放入煎鍋中攤成圓形。煎成金黃色後翻面再煎。

●什錦豆腐

①豆腐鋪在傾斜的砧板上輕壓，去除水氣，略為搗碎。

②胡蘿蔔去皮，乾香菇用水浸泡還原，去蒂；青椒去籽和蒂，各自切絲。

③牛絞肉用沙拉油炒，炒到肉變色後加入①與②拌炒。

↑參考48頁

●素材與調理的建議

經常利用大豆加工品

大豆是植物性脂肪與良質蛋白質的供給源。最好經常攝取。利用乾燥大豆來調理，是比較辛苦的事，不妨利用大豆加工品。

經常使用的大豆加工品，包括豆腐與納豆。豆腐，可以作成涼拌豆腐或豆腐湯，吃起來很方便。但是因為本身沒有味道，可能會使用太多的醬油或沾汁，因此，口味最好要求清淡一些。也可以使用油炸豆腐的加工品，例如油豆腐塊或豆腐皮，但這些物質的蛋白質含量少，熱量多，最好節制用量。

納豆是大豆直接發酵而作成的製品，可以攝取到豆腐中所吃不到的食物纖維。納豆可以直接吃，也可以和飯一起炒，或夾青紫蘇油炸，

④加入蛋、味噌、米酒、砂糖、鹽混合，倒入鋪上一層薄薄沙拉油（份量外）的小盤或鋁箔紙模型中，放入二百度的烤箱中烤十分鐘。

⑤高麗菜燙過，切成一公分寬，拌芝麻醬油。

⑥待④稍微冷卻後切開，放入盤中，添上⑤。

●蟹肉豆腐

①取出罐頭蟹肉，去除軟體，略為掰開。

②新鮮香菇去蒂，切細，胡蘿蔔去皮切絲。

③鍋中加入高湯和薄鹽醬油，煮滾後加入豆腐略煮，盛盤。鍋中再放入①與②，煮軟後加入薑汁和蘿蔔苗，用太白粉水勾芡。

④將③淋在豆腐上。

味道極佳。如果直接吃，則和豆腐一樣，避免使用太多的醬油。

要攝取食物纖維，最好利用大豆罐頭。因為已經煮過，所以可以立刻用來煮東西或涼拌。作成煮豆時，避免調味料滲入其內，只要外側沾有味道即可。如此就算使用少許的調味料，吃起來也不會覺得太淡。

材料・1人份

釋迦豆腐

豆腐	1/2塊(150g)
麵粉	1小匙強(7g)
蛋	1/3個(15g)
麩	4g
炸油	適量
白蘿蔔	20g
薑	3g
柴魚片	少量
高湯	2大匙(30g)
米酒・薄鹽醬油	各1小匙強(各7g)

中式涼拌豆腐

豆腐	1/2塊(150g)
蛋	1/10個(5g)
鹽、沙拉油	各少量
去骨火腿	1/2片(10g)
小黃瓜	1/6根(15g)
醬油	2小匙弱(10g)
醋	2小匙(10g)
砂糖	2/3小匙(2g)
芝麻油	少量

煎納豆餅

納豆	30g
蛋	1/10個(5g)
蔥花	5g
麵粉	2小匙弱(5g)
薄鹽醬油	1/3小匙(2g)
芥末醬	少量
沙拉油	1/2小匙(2g)

什錦豆腐

木棉豆腐	1/3塊(100g)
牛腿絞肉	10g
沙拉油	少量
胡蘿蔔	5g
乾香菇	1g
青椒	1/3個(3g)
蛋	1/5個(10g)
味噌	1小匙(6g)
米酒	1/2小匙(3g)
砂糖	1/3小匙(1g)
鹽	少量
高麗菜	40g
芝麻	1/3小匙(1g)
醬油	1/4小匙(1.5g)

蟹肉豆腐

豆腐	1/2塊(150g)
蟹肉(罐頭)	10g
新鮮香菇	1朵(10g)
胡蘿蔔	5g
高湯	1/2杯
薄鹽醬油	1小匙強(7g)
薑汁	1/2小匙(3g)
蘿蔔苗	8～10根(3g)
太白粉	1/3小匙(1g)
水	1/3小匙

使用纖維較多的食品的料理

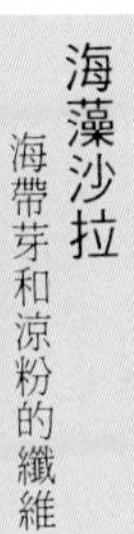

海藻沙拉

海帶芽和涼粉的纖維較多，而且是低熱量食品，搭配日式調味醬吃起來爽口。

醋漬羊栖菜

羊栖菜大都是煮來吃，但是想要控制鹽分攝取量時，可以做醋漬菜，利用醋的酸味即使口味較淡些也很好吃。

金平蒟蒻

材料炒過之後加入高湯和調味料烹煮。蒟蒻柔軟滑順的口感和牛蒡的爽脆口感搭配，非常美味。將材料切細，較易入味。

作法54頁

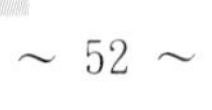

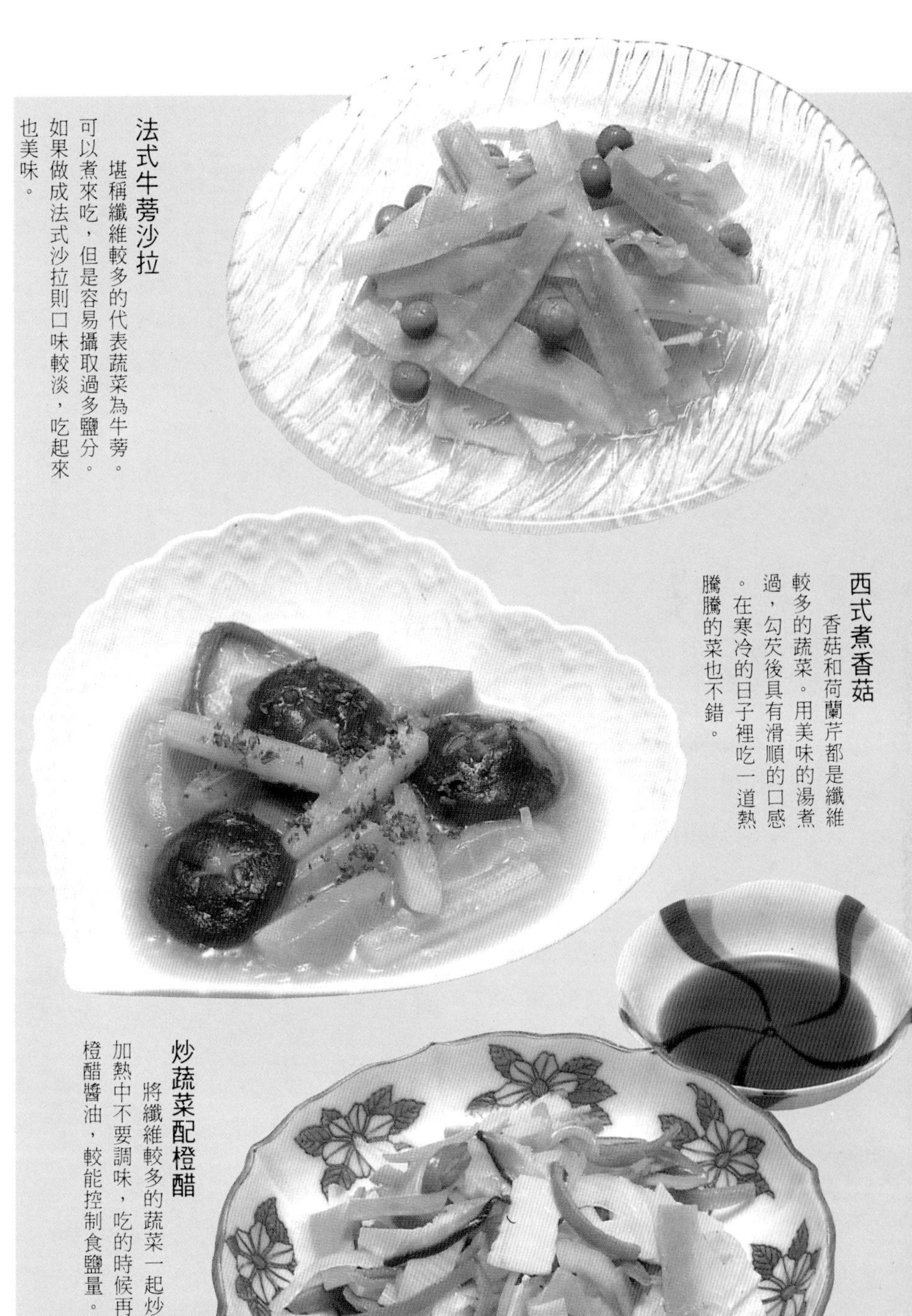

法式牛蒡沙拉

堪稱纖維較多的代表蔬菜為牛蒡。可以煮來吃，但是容易攝取過多鹽分。如果做成法式沙拉則口味較淡，吃起來也美味。

西式煮香菇

香菇和荷蘭芹都是纖維較多的蔬菜。用美味的湯煮過，勾芡後具有滑順的口感。在寒冷的日子裡吃一道熱騰騰的菜也不錯。

炒蔬菜配橙醋

將纖維較多的蔬菜一起炒。加熱中不要調味，吃的時候再沾橙醋醬油，較能控制食鹽量。

參考52頁

●海藻沙拉

①海帶芽浸泡於水中去除鹽分，用滾水略煮後浸泡在冷水中，撈起切成易吃的大小。

②涼粉切成四～五公分長。

③萵苣撕成一口大小，薑去皮切絲，泡在水中。

④沙拉油、醋、醬油混合，做成日式調味醬。

⑤大碗中放入海帶芽、涼粉、萵苣混合，倒入④的調味醬涼拌，盛盤時鋪上③的薑絲。

●醋漬羊栖菜

①羊栖菜用水洗淨，去除灰塵和污垢，用大量的水浸泡三十分鐘。

②將①放入滾水中，煮軟後放入簍子裡，撈起瀝乾水分。

③胡蘿蔔去皮，切成四～五公分長的細絲，煮軟之後撈起放入簍子裡瀝乾水分。

④高湯、醋、醬油混合做成三杯醋。

⑤醬羊栖菜和胡蘿蔔放入碗中，倒入三杯醋涼拌。

⑥盛盤，添上柚子皮絲。

●金平蒟蒻

①將蒟蒻切成四～五公分長的細絲。

②牛蒡利用刀背磨擦去皮，切成四公分長的細絲，泡在醋水中去除澀液。胡蘿蔔也切成和牛蒡同樣大小的絲。

③鍋中熱沙拉油，放入去除水分的②拌炒，再加入②拌炒，用醬油、高湯、砂糖調味，煮到牛蒡軟了為止。

④汁收乾後盛盤，鋪上紅辣椒屑。

●法式牛蒡沙拉

①牛蒡洗淨，用刀子背磨擦去皮，切成四公分長的短條狀，浸泡在加入少量醋的水中去除澀液，用滾水煮過。

②胡蘿蔔去皮，切成與牛蒡同樣大小的短條形，煮過。

③沙拉油、醋、芝麻、薄鹽醬油和鹽混合做成調味醬。

④將①與②瀝乾水分後放入大碗中，加入青豆，淋上③的調味醬混合。用保鮮膜包住，放入冰箱中使其入味。

●西式煮香菇

①仔細清洗新鮮香菇，去蒂，傘上畫十字。

②西洋芹去筋，切成五公分長，較粗的可以對半縱剖為二～三

瓣。胡蘿蔔切成四公分長，縱剖二～四瓣，切圓以避免煮破。洋蔥去皮切成碎屑。

③鍋中熱沙拉油和乳瑪琳，放入洋蔥碎屑炒過，再加入新鮮香菇、荷蘭芹、胡蘿蔔一起拌炒，撒上鹽、胡椒、檸檬汁、白葡萄酒，倒入湯。煮滾之後關小火續煮。

④胡蘿蔔煮軟之後，用水調溶麵粉，沿著鍋邊倒入勾芡。

⑤盛盤，撒上荷蘭芹碎屑。

●炒蔬菜配橙醋

①竹筍切成三公分長的薄片，胡蘿蔔去皮，切成三公分長的短條狀。

②洋蔥對半縱剖，去除根部，切成薄片。新鮮香菇去蒂，切成薄片。青椒對半縱剖，去籽，切成粗絲。

③加熱煎鍋，放入沙拉油，加熱到冒煙之後，依序放入胡蘿蔔、洋蔥、竹筍、新鮮香菇，以大火拌炒。煮到胡蘿蔔柔軟後加入青椒略炒。

④橙醋和薄鹽醬油充分混合，做成蘸汁。

⑤將③盛盤，添上蘸汁。

材料・1人份

海藻沙拉

- 鹽藏海帶芽 30g
- 涼粉 60g
- 萵苣 30g
- ｛沙拉油 1小匙(4g)
- 醋 ½大匙弱(8g)
- 醬油 ⅔小匙(4g)
- 薑 3g｝

醋漬羊栖菜

- 羊栖菜 8g
- 胡蘿蔔 10g
- ｛高湯・醋 各1小匙(各5g)
- 醬油 1小匙弱(5g)
- 柚子皮 少量｝

金平蒟蒻

- 蒟蒻 ⅙塊(40g)
- 牛蒡 40g
- 胡蘿蔔 10g
- 沙拉油 ½小匙(2g)
- 高湯 ¼杯
- 醬油 1小匙弱(5g)
- 砂糖 ⅔小匙(2g)
- 紅辣椒 少量

法式牛蒡沙拉

- 牛蒡 40g
- 胡蘿蔔・青豆(罐頭) 各10g
- ｛沙拉油 2小匙(8g)
- 醋 1小匙弱(4g)
- 芝麻 ⅔小匙(2g)
- 薄鹽醬油 ⅓小匙(2g)
- 鹽 少量｝

西式煮香菇

- 新鮮香菇 4～6朵(60g)
- 荷蘭芹・胡蘿蔔・洋蔥 各20g
- 沙拉油・乳瑪琳 各½小匙(各2g)
- 鹽・胡椒・檸檬汁 各少量
- 白葡萄酒 1小匙(5g)
- 湯 ¼杯
- 麵粉・水 各少量
- 荷蘭芹碎屑 少量

炒蔬菜配橙醋

- 煮過的竹筍、洋蔥 各40g
- 胡蘿蔔・新鮮香菇・青椒 各20g
- 沙拉油 1小匙強(5g)
- ｛橙醋 ½大匙弱(7g)
- 薄鹽醬油 1小匙強(7g)｝

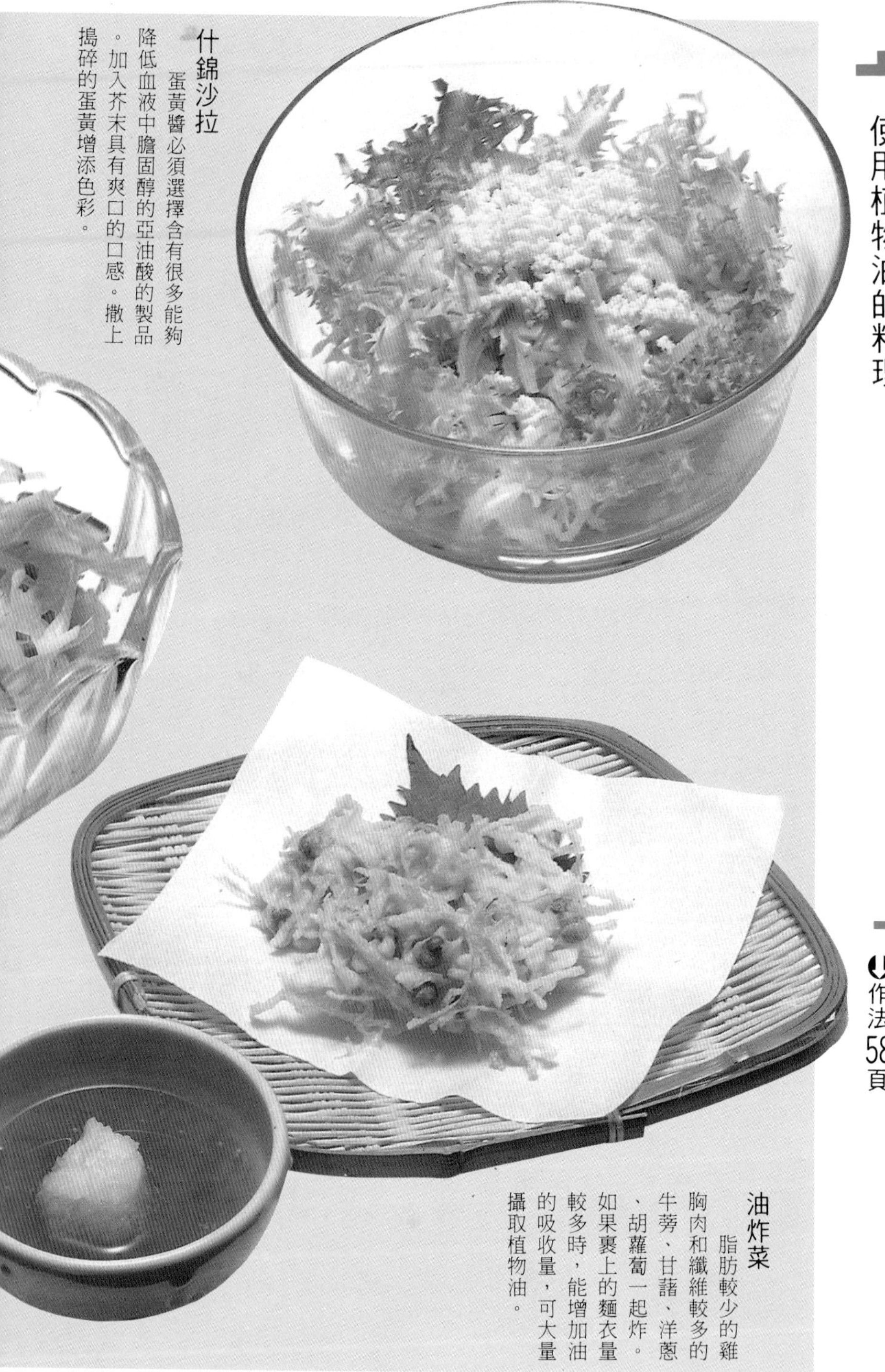

什錦沙拉

蛋黃醬必須選擇含有很多能夠降低血液中膽固醇的亞油酸的製品。加入芥末具有爽口的口感。撒上搗碎的蛋黃增添色彩。

油炸菜

脂肪較少的雞胸肉和纖維較多的牛蒡、甘藷、洋蔥、胡蘿蔔一起炸。如果裹上的麵衣量較多時，能增加油的吸收量，可大量攝取植物油。

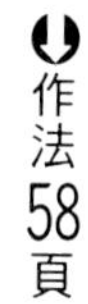

作法58頁

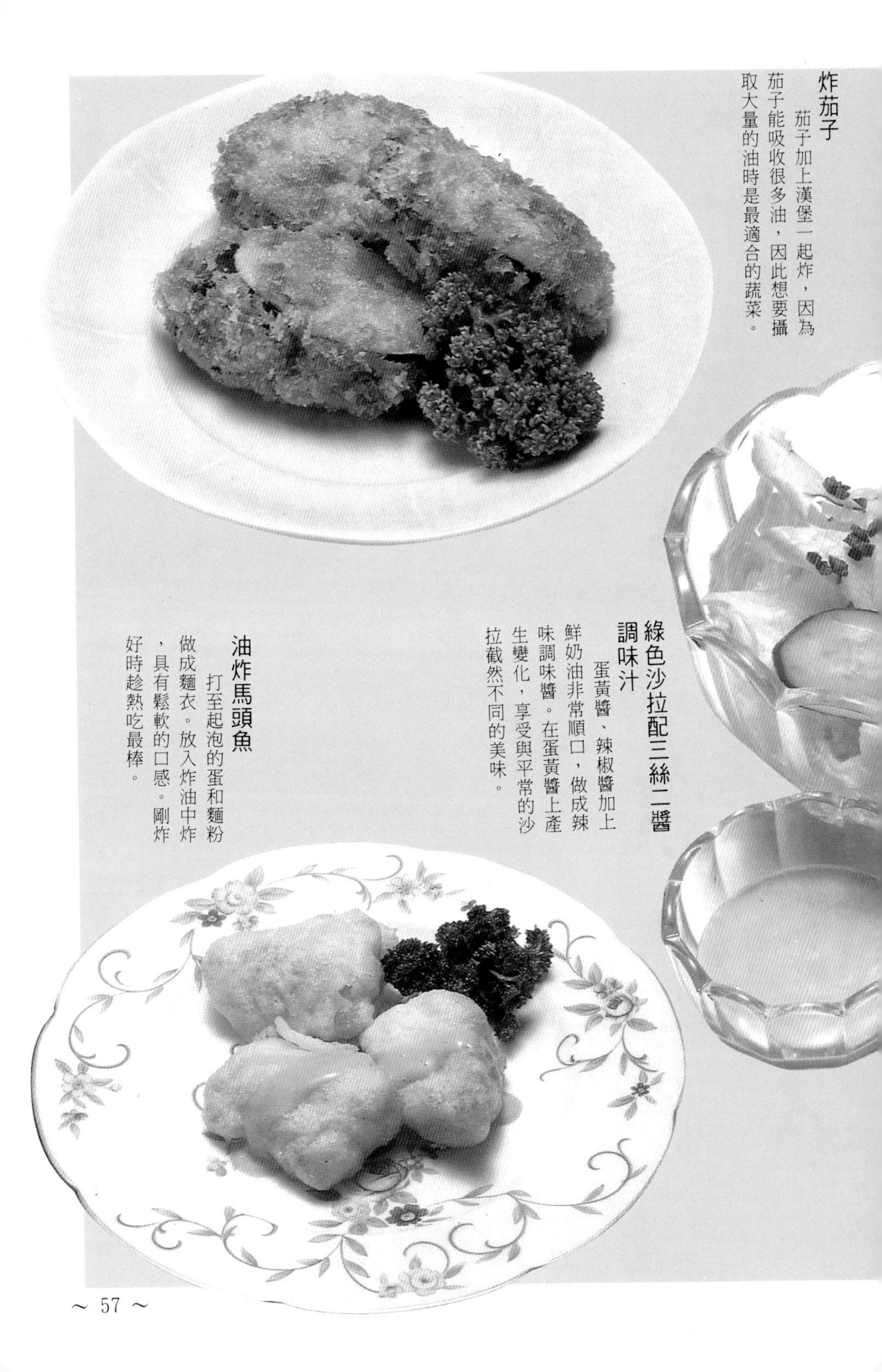

炸茄子

茄子加上漢堡一起炸，因為茄子能吸收很多油，因此想要攝取大量的油時是最適合的蔬菜。

綠色沙拉配三絲二醬調味汁

蛋黃醬、辣椒醬加上鮮奶油非常順口，做成辣味調味醬。在蛋黃醬上產生變化，享受與平常的沙拉截然不同的美味。

油炸馬頭魚

打至起泡的蛋和麵粉做成麵衣。放入炸油中炸，具有鬆軟的口感。剛炸好時趁熱吃最棒。

使用植物油的料理的作法

●什錦沙拉

①去骨火腿、去皮的白蘿蔔、小黃瓜切成三~四公分長的細絲。

②菊苣摘除菜尖，蛋黃搗碎。

③蛋黃醬和芥末醬在大碗中混合，加入①涼拌。

④盤中放入③，以菊苣裝飾，撒上搗碎的蛋黃。

●油炸菜

①雞胸肉去筋，較厚的部分切成二片，切細。

②牛蒡去皮，切成四~五公分長的細絲。甘藷、胡蘿蔔去皮，切成與牛蒡同樣大小的細絲，洋蔥切成薄片。

③大碗中加入麵粉和發粉，倒入用水調溶的蛋。用竹筷略為混合，不使其產生粘性。

④將①、②、青豆放入③中，裹上麵衣後用湯匙或木杓撈起，放入一百七十度的炸油中炸。

⑤薄鹽醬油和米酒放入鍋中煮滾，做成蘸汁。白蘿蔔做成白蘿蔔泥。

⑥鋪上懷紙的盤中先鋪上青紫蘇，再放上④的油炸菜，添上⑤的蘸汁和白蘿蔔泥。

●炸茄子

①茄子斜切成一公分寬，準備四片。

②洋蔥擦碎，吐司麵包撕碎，浸泡於牛乳中。

③大碗中加入牛絞肉、②、蛋、豆蔻、鹽、胡椒混合，直到產生粘性為止。

④①的茄子一片鋪上③的半量，用另外一片夾住，以相同的方式再做一組。

參考56頁

注意植物性油不可以氧化

●素材與調理的建議

亞油酸等植物性油與動物性脂肪不同，具有降低血液中膽固醇的作用。但是，卻有容易氧化的缺點。盡可能注意下述事項以避免氧化。

●不要造成高溫

油一旦成為高溫油時容易氧化，因此炸油不需要加熱到太高的溫度。

●炸油趁熱過濾

油接觸空氣面積越大，越容易迅速氧化。用完後必須立刻過濾。

●置於陰暗處保存

油在越明亮的地方越容易氧化。保存時必須放在不會晒到太陽的流理台下方。

●購買小瓶裝，趕緊用完

購買小瓶、日期較近者，開封後盡早使用完。

⑤將④依序沾麵粉、蛋汁、麵包粉，放入一百七十度的炸油中炸成金黃色。

⑥⑤放入盤中，添上荷蘭芹，可配合個人的口味加上番茄醬。

●綠色沙拉配三絲二醬調味汁

①萵苣撕成一口大小，小黃瓜切成薄片。洋蔥切成薄片，紅椒切成碎屑。

②蛋黃醬和辣椒醬、鮮奶油混合做成調味汁。

③萵苣、小黃瓜、洋蔥一起盛盤，撒上紅椒。吃的時候淋上②的調味汁。

●油炸馬頭魚

①將一塊馬頭魚分為三片，撒上鹽、胡椒，泡在牛乳中去除腥臭味。

②蛋打入大碗中，打至起泡，加入牛乳、沙拉油、麵粉混合。

③將①的馬頭魚汁液去除，沾②的麵衣，放入一百七十度的炸油中。待麵衣膨脹、周圍的泡沫變小時取出，瀝除油分，接著放入瀝乾水分的荷蘭芹略炸。

④混合蛋黃醬和番茄醬，做成調味汁。

⑤盤中放入③的炸魚，添上荷蘭芹，淋上調味汁。

材料・1人份

什錦沙拉
- 去骨火腿 ---- 1片(20g)
- 蛋黃(煮過) ---- ⅓個(5g)
- 白蘿蔔 ---- 60g
- 小黃瓜 ---- 20g
- 菊苣 ---- 10g
- { 蛋黃醬 ---- 1 ⅓大匙(20g)
- { 芥末 ---- 少量

油炸菜
- 雞胸肉 ---- ½條(15g)
- 牛蒡・洋蔥・甘薯 ---- 各10g
- 胡蘿蔔 ---- 5g
- 青豆 ---- 1小匙(3g)
- { 蛋 ---- 1/10個(5g)
- { 水 ---- 1大匙
- { 麵粉 ---- 2大匙弱(15g)
- { 發粉 ---- 少量
- 炸油 ---- 適量
- 青紫蘇 ---- 1片(1g)
- 白蘿蔔 ---- 20g
- 薄鹽醬油・米酒 ---- 各1小匙強(各7g)

炸茄子
- 茄子 ---- 小1個(60g)
- { 牛腿絞肉(瘦肉) ---- 30g
- { 洋蔥 ---- 10g
- { { 吐司麵包 ---- 4g
- { { 牛乳 ---- ½小匙弱(2g)
- { 蛋 ---- 少量(3g)
- { 豆蔻・鹽・胡椒 ---- 各少量
- 麵粉 ---- 2小匙(6g)
- 蛋 ---- 10g
- 麵包粉 ---- 3大匙強(15g)
- 炸油 ---- 適量
- 荷蘭芹 ---- 少量

綠色沙拉配三絲二醬調味汁
- 萵苣 ---- 40g
- 小黃瓜・洋蔥 ---- 各20g
- 紅椒 ---- 少量
- { 蛋黃醬 ---- 1大匙(15g)
- { 辣椒醬 ---- 1小匙弱(5g)
- { 鮮奶油(植物性) ---- 1小匙(5g)

油炸馬頭魚
- { 馬頭魚 ---- 70g
- { 鹽、胡椒 ---- 各少量
- { 牛乳 ---- 1小匙強(7g)
- { 蛋 ---- ⅓個(15g)
- { 牛乳 ---- 2小匙弱(10g)
- { 沙拉油 ---- ½小匙
- { 麵粉 ---- 2大匙弱(15g)
- 荷蘭芹 ---- 少量
- 炸油 ---- 適量
- { 蛋黃醬 ---- 1 ½小匙(7g)
- { 番茄醬 ---- ⅓小匙(2g)

控制甜味的點心

想吃甜的東西，親手製作點心來吃吧。親手製作就可以控制砂糖量，使用低熱量的甘味料親自做更有效。

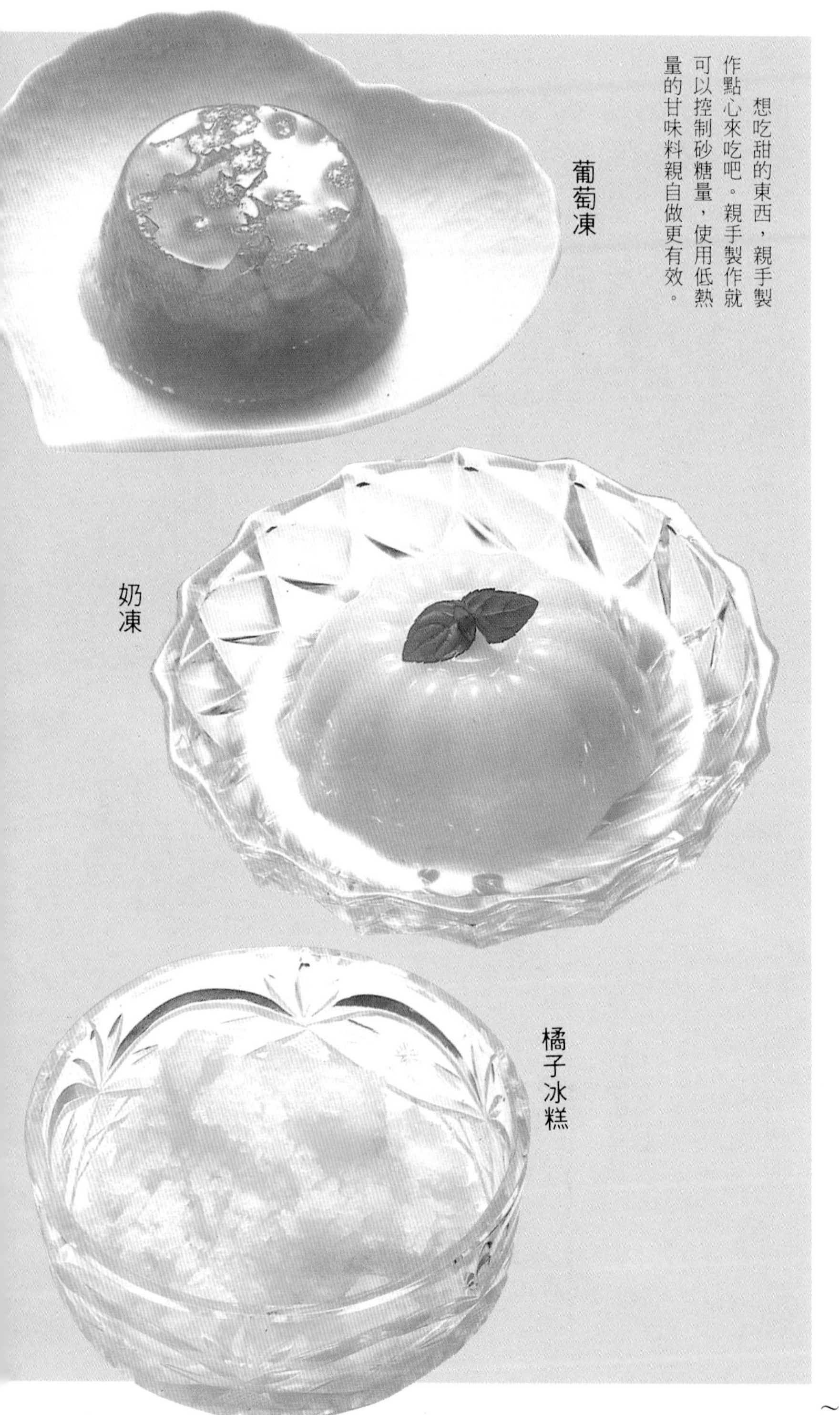

葡萄凍

奶凍

橘子冰糕

作法62頁

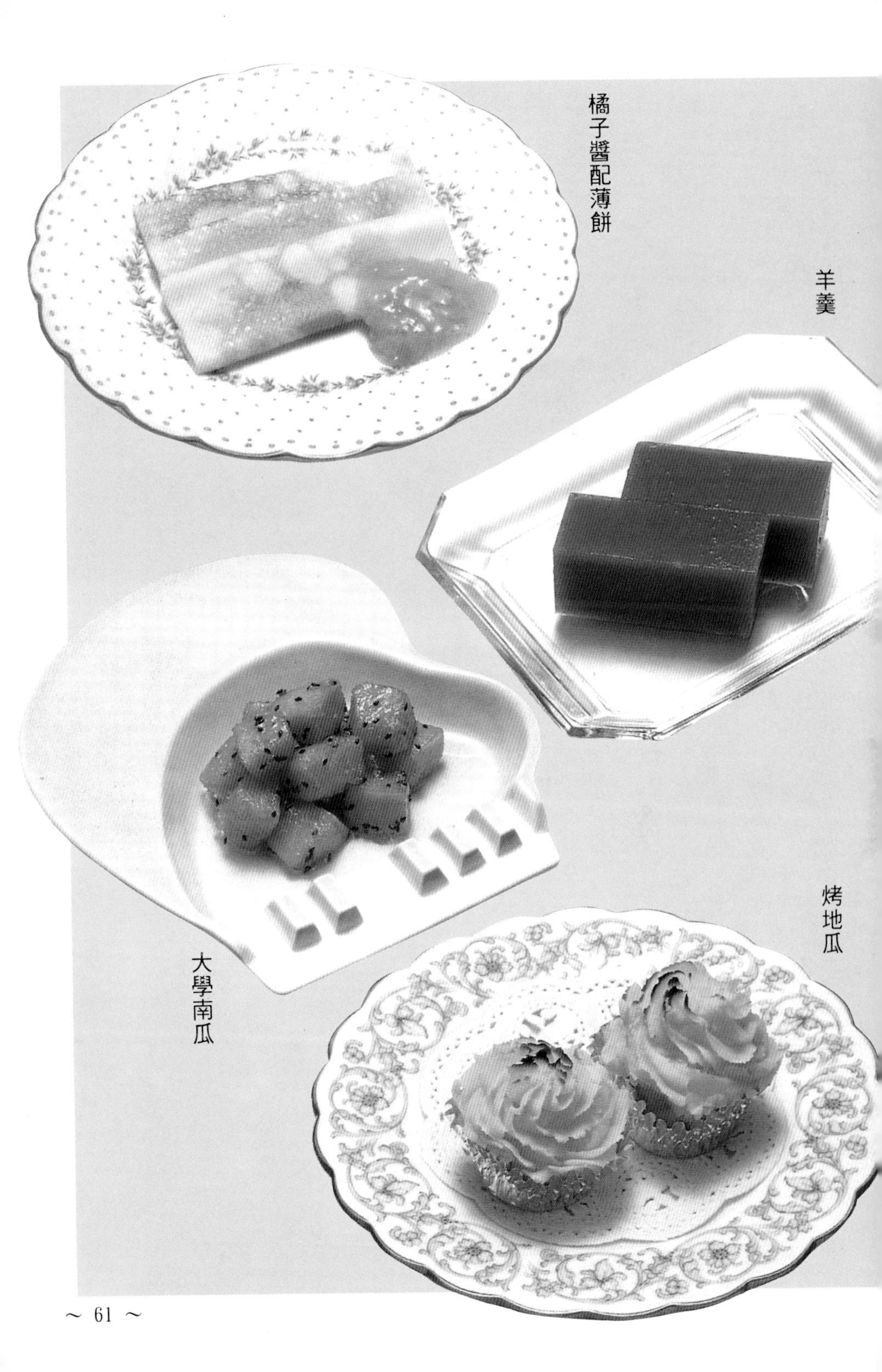

橘子醬配薄餅

羊羹

大學南瓜

烤地瓜

控制甜味的點心的作法

參考60頁

●葡萄凍

①將每顆葡萄剝皮。

②明膠加水調溶。

③小鍋中加入水，加熱後加入②，一邊攪拌一邊混合，注意不要煮滾。

④放入砂糖混合，稍微冷卻後擱置一旁。

⑤在④中加入白葡萄酒和檸檬汁，及①的葡萄，倒入內側用水沾濕的模型中，放入冰箱中使其冷卻凝固。

⑥將模型的外側浸泡於溫水中，即可取出葡萄凍、盛盤。

●奶凍

①將脫脂奶放入小鍋中，加入水混合，不要使其結塊。

②小器皿中加入明膠和水，調溶。

③①用火溫熱，加入②，用木杓攪拌，注意不要煮滾。加入砂糖混合，全部調溶之後離火稍微冷卻。

④將③倒入內側沾水的模型中，放入冰箱中冷卻凝固。

⑤將④的模型泡在溫水中，將奶凍由模型中取出盛盤。淋上冰的梅酒，以薄荷葉裝飾。

●橘子冰糕

①將橘子擠出汁液，皮擦碎。

②低熱量甘味料加入鍋中，煮滾。

③在漂亮的大碗中打入蛋白，打至起泡，加入熱的②混合，稍微冷卻。

④③中加入橘子擠汁和擦碎的皮混合，倒入大盤中，放入冷凍庫中冷凍凝固（取出數次攪拌，再冷凍凝固）。

⑤凝固後用湯匙挖出盛盤。

●橘子醬配薄餅

①醬麵粉篩過。

②蛋打入大碗中，加入砂糖及牛乳調溶，將①慢慢地篩入混合，擱置二十～三十分鐘。

③加熱煎鍋，塗上一層薄薄的沙拉油，將②少量倒入，用中火煎。周圍乾了之後翻面，煎成美麗的金黃色。剩下的材料也同樣放入鍋中煎。

④將③折疊盛盤，添上橘子醬。

●依照個人的喜好，也可以添上其他果醬。

●羊羹

①小紅豆放入鍋中，加水蓋滿，煮到柔軟為止。

②小紅豆軟了之後加入低熱量甘味料煮。煮汁收乾後離火冷卻，放入果汁機中攪拌。

③將洋菜棒撕碎洗淨，浸泡於水中三十分鐘。

④鍋中加水，將③的洋菜擠乾水分後再撕碎加入，加熱煮溶。

⑤加入②混合，倒入模型中冷卻凝固，凝固之後由模型中取出，切塊盛盤。

●大學南瓜

①南瓜去皮去籽，切成二公分正方形。

②溫熱低熱量甘味料。

③炸油加熱到一百七十度，加入①的南瓜，慢慢炸到軟化為止。

④將炸好的③瀝乾油分後，放入②中，均勻調拌，撒上芝麻混合。

●甜地瓜

①將地瓜放入冒著蒸氣的蒸籠中，用大火蒸。用竹籤刺，能迅速刺穿時，則取出去皮、搗碎。

②將①放入大碗中，加入乳瑪琳和牛乳，低熱量甘味料混合。

③放入擠袋中，擠入模型中。

④表面塗上蛋黃，放入烤箱中，烤成金黃色即可。

材料・1人份

葡萄凍

葡萄	60g
明膠	2/3小匙(2g)
水	1 1/3小匙
水	2 2/3大匙
砂糖	2 小匙(6g)
白葡萄酒	2 小匙(10g)
檸檬汁	少量

奶凍

脫脂奶粉	2 大匙(12g)
水	1/2杯
明膠	2/3小匙(2g)
水	1 1/3小匙
砂糖・梅酒	各 2 小匙(6g・10g)
薄荷葉	少量

橘子冰糕

橘子擠汁	2 大匙(30g)
擦碎的橘子皮	3g
蛋白	1/4個分(8g)
低熱量甘味料	1 1/3大匙

橘子醬配薄餅

麵粉	1 1/2大匙
砂糖	1/3小匙
蛋	10g
牛乳	2 2/3大匙
沙拉油	少量
橘子醬	2 小匙

羊羹

小紅豆	1 大匙弱
低熱量甘味料	少量
洋菜棒	1/6根
水	1/3杯
鹽	少量

大學南瓜

南瓜	50g
炸油	適量
低熱量甘味料	2/3小匙
黑芝麻	少量

甜地瓜

甘藷	50g
乳瑪琳	1 小匙弱(3g)
牛乳	1 小匙弱(5g)
低熱量甘味料・蛋黃	各少量

●血液中的脂質

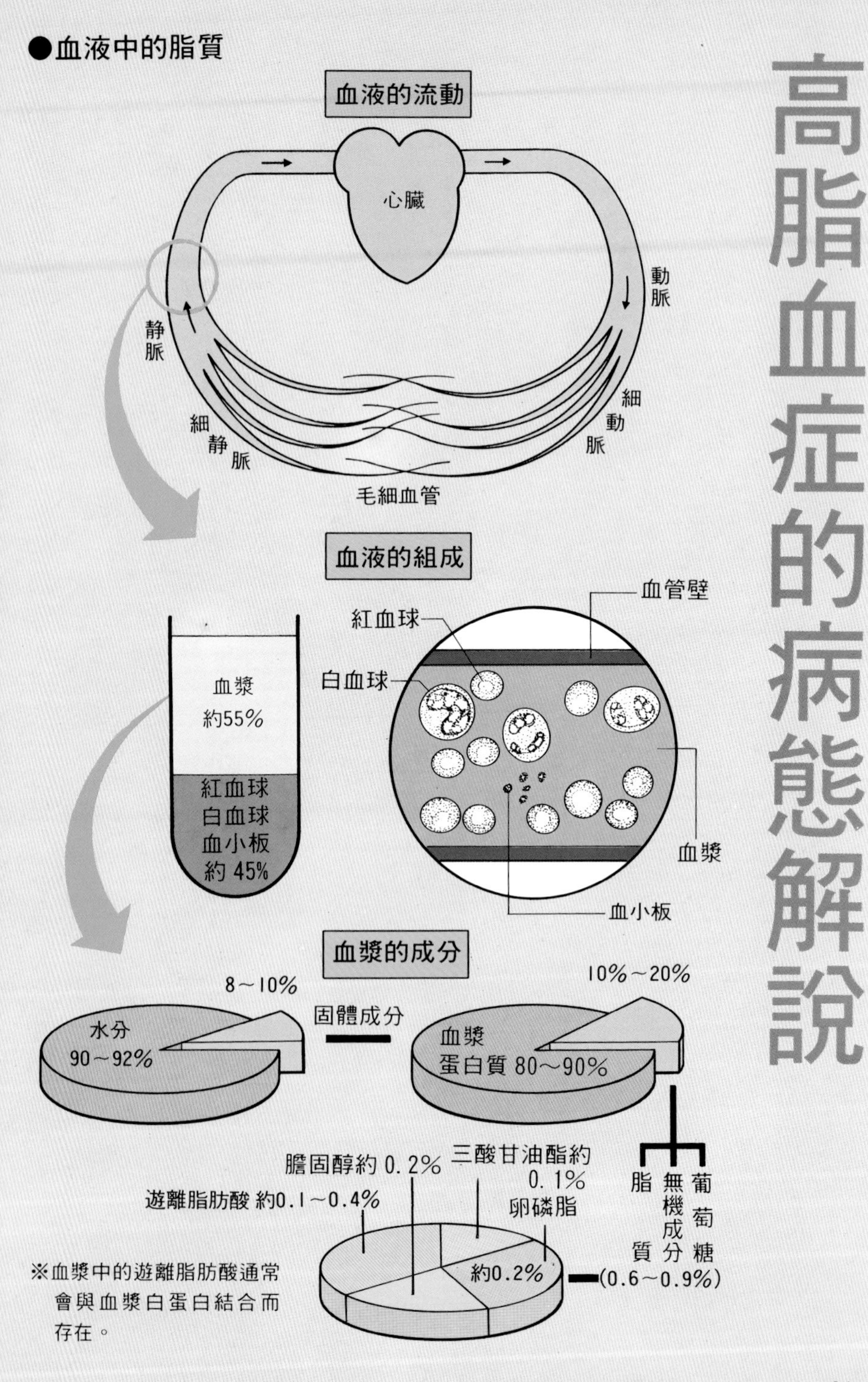
血液的流動
心臟
動脈
細動脈
毛細血管
細靜脈
靜脈
血液的組成
血漿
約55%
紅血球
白血球
血小板
約 45%
紅血球
白血球
血管壁
血漿
血小板
血漿的成分
8～10%
水分
90～92%
固體成分
10%～20%
血漿
蛋白質 80～90%
脂質
無機成分
葡萄糖
(0.6～0.9%)
膽固醇約 0.2%
三酸甘油酯約
0. 1%
遊離脂肪酸 約0.1～0.4%
卵磷脂
約0.2%
※血漿中的遊離脂肪酸通常
會與血漿白蛋白結合而
存在。

高脂血症與死因

國人死亡原因的第一位是動脈硬化嗎？

國人死亡的第一位原因自一九七九年以來為惡性新生物（癌）。但是，以往包括第一位的腦血管障礙與第二位的心臟疾病在內，其死亡數還是超過惡性新生物（下圖）。

在宣導消滅癌的現代，動脈硬化的預防對於過著健康生活而言，仍是最重要的課題。同時，關於癌的預防，由於致癌構造仍有許多不明點，所以很難完全預防。

但另一方面，動脈硬化的原因及其因果關係已經明白了，因此其預防對策與癌相比，就容易多了。

動脈硬化的危險因子

動脈硬化尤其是狹心症或心肌梗塞的原因因子（危險因子）如下表所示有很多。而三大主因子之一的高血壓，近十年來由於

●虛血性心臟疾病的危險因子

不能修正的因子
年齡、性別、遺傳

可以修正的因子
（主因子） 高膽固醇血症 高血壓、吸煙 （副因子） 糖尿病、肥胖、飲食、性格、精神的壓力

●癌症及心臟疾病、腦血管疾病的死亡率年次演變（人口 10 萬比）

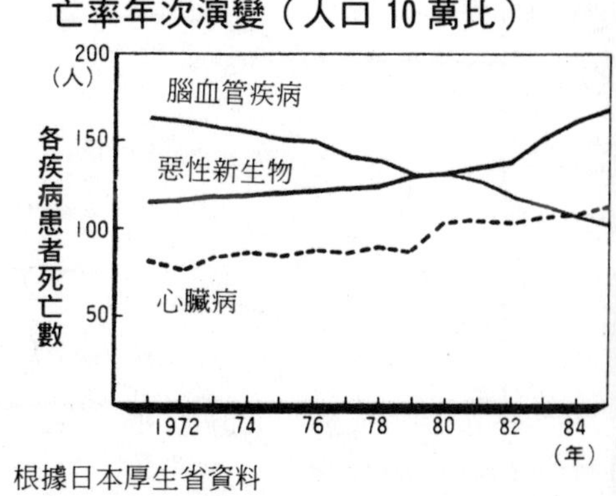

根據日本厚生省資料

副作用較少的降壓劑問市，因此較易控制。此外，關於吸煙的問題方面，只要戒煙就沒有問題了。剩下的就是高脂血症的問題，以下說明高脂血症的問題。

飲食生活與心臟病

國人的虛血性心臟疾病之有病率的動態，四十五歲以上的人近十年來有持續增加的現象（67頁上圖）。其原因，最大的可能是飲食生活的歐美化，此外，國人總攝取熱量中所占的動物性脂肪的比例也增加了（66頁圖）。

由食物中攝取的脂肪（尤其是膽固醇）與虛血性心臟疾病的因果關係，目前已經明白了，因此，美國大約在三十年前就已經重新評估飲食生活的方式。

造成美國人如此改變的關鍵就是越戰。病理學家解剖因戰爭而死亡的年輕美國士兵，發現了驚人的事實。也就是當時年輕人的心臟

●營養攝取量的演變

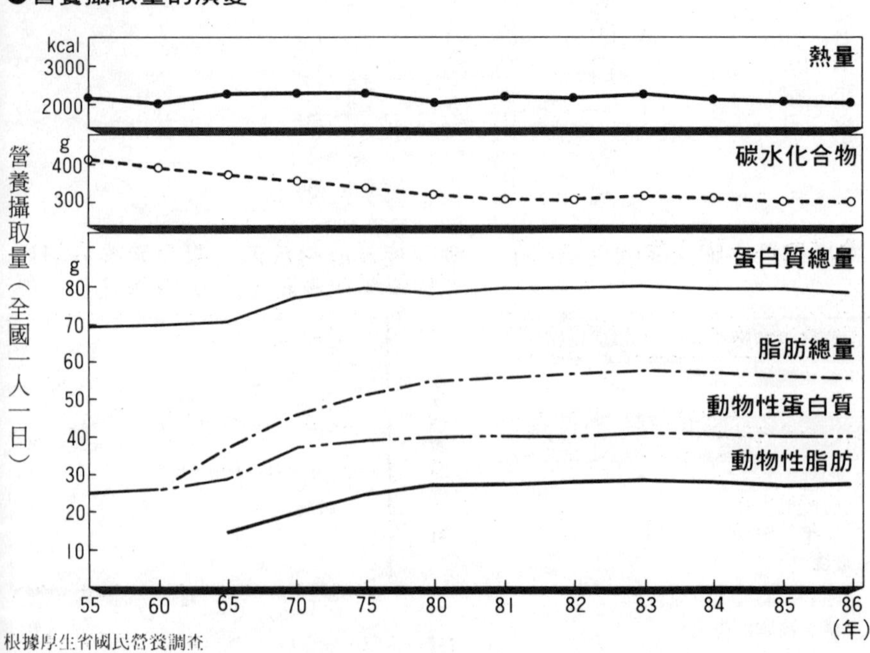

根據厚生省國民營養調查

●虛血性心臟疾病年齡別有病率（1000人）的年次演變

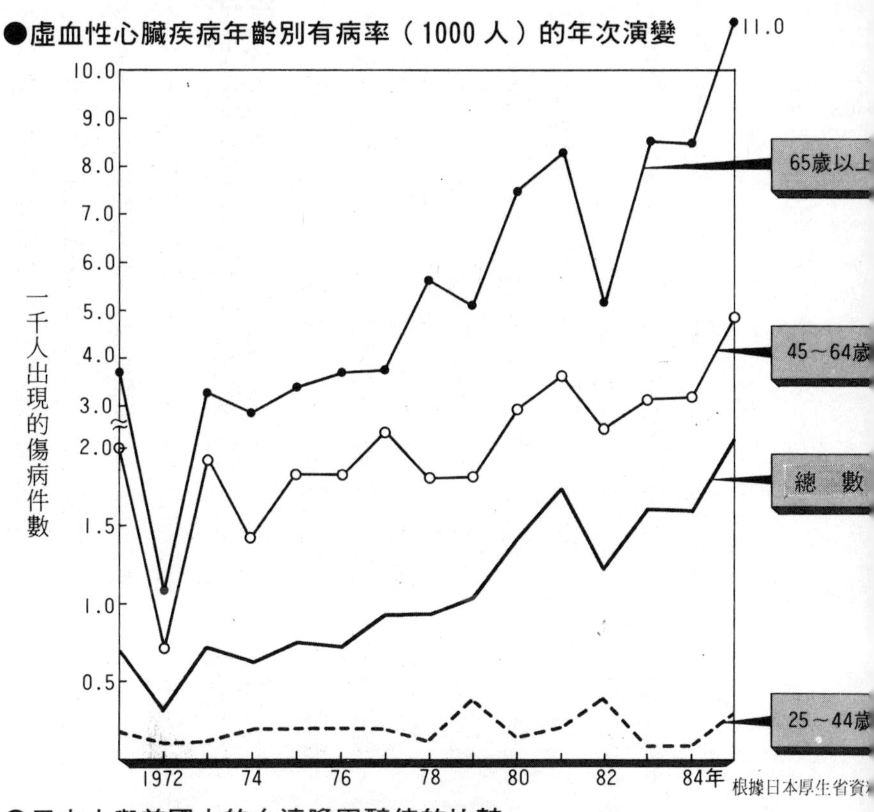

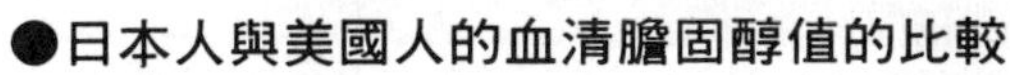

●日本人與美國人的血清膽固醇值的比較

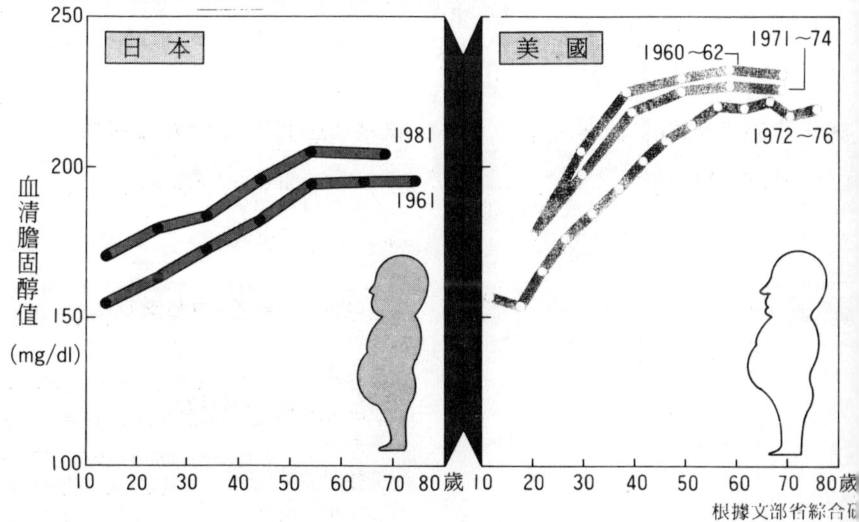

幾乎都快要罹患心肌梗塞的毛病。

冠狀動脈有膽固醇沉著，動脈硬化與實際年齡相比，進行得非常顯著。於是病理學家趕緊將這個事實公諸於世。

美國人得知這項報告後，認為再這樣下去，美國人的平均壽命將會因心肌梗塞增加而急速縮短，於是美國全境掀起了一大宣傳運動。

結果如67頁下圖所示。美國人的平均血清膽固醇值在一九六〇年以後開始持續下降。飲食生活的改善很明顯地使美國人的平均血中膽固醇值下降。

另一方面，美國藉著巨大資本的侵略，使得許多國家的飲食生活逐漸惡化，日本也是其標的之一。可樂、漢堡到處蔓延。稱為可口可樂旋風。

而日本受到可口可樂旋風的洗禮，開始偏重於脂肪的攝取，但美國卻以日本自古流傳下來植物性蛋白質為主要的食物來源，攝取高碳水化合物食，這的確是非常諷刺的現象。

●血清脂質的種類及其作用

①膽固醇（遊離型、酯型）

細胞膜的構成成分
類固醇荷爾的材料
膽汁酸的材料

②磷脂質（卵磷脂、鞘磷脂等）

細胞膜的構成成分
保持疏水性物質的親和性

③三酸甘油酯（中性脂肪）

熱量蓄積型

④遊離脂肪酸

當成熱量利用

●生物體內脂肪的搬運方法

①脂肪酸（FFA）＋白蛋白

緊急熱量用。心臟將 FFA 當成熱量源而使用，因此必須一直存在於血液中

②脂蛋白粒子

存在於三酸甘油酯、膽固醇及磷脂質中

體內的膽固醇

脂肪在人體內的作用

如68頁表右所示，人體內大致存在四種脂質。膽固醇與磷脂質是構成細胞膜的成分，非常重要。三酸甘油酯和遊離脂肪酸則會成為人類維持生存的熱量。

三個遊離脂肪酸和甘油附著而成為三酸甘油酯。脂肪酸是可以立刻使用的熱量，而三酸甘油酯則當成貯藏用的熱量。我們的皮下脂肪幾乎都是三酸甘油酯。

心臟的肌肉必須燃燒脂肪酸而產生活動，腦細胞的活動熱量幾乎都要依賴葡萄糖。人類長時間處於饑餓狀態下會形成低血糖狀態，但是中途時貯藏脂肪的三酸甘油酯會被分解，遊離脂肪酸釋出到血液中，而被當成熱量加以利用。

人類因為低血糖而引起意識障礙的現象，但是心臟卻不會停止，就是因為這個構造所造成的。

但是，腦的熱量大部分都要依賴葡萄糖，因此如果長期引起低血糖狀態，就會成為植物人。

膽固醇的代謝

●膽固醇的合成經路（簡圖）

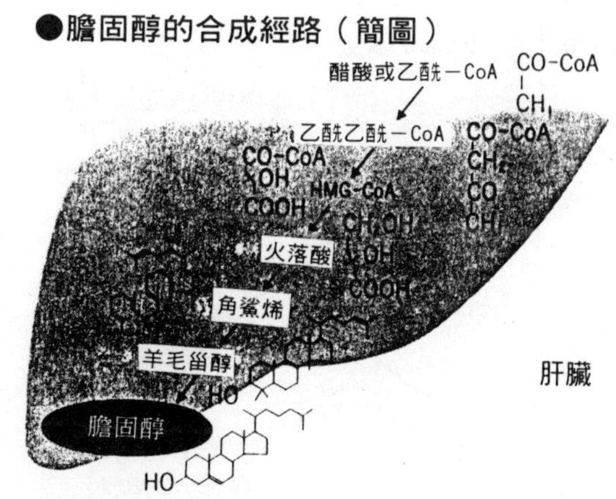

所有的哺乳動物自己的體內都能合成膽固醇。膽固醇是由乙酸（醋酸）經由大約二十個步驟而合成的（69頁圖）。

在此希望各位注意的就是，生物體能夠輕易地從脂質以外的物質中製造出膽固醇。而醋酸可以由食物中攝取的醣類合成，因此人類攝取不含膽固醇的食品，膽固醇也會出現於血液中。所以菜食主義的人並不會出現營養失調現象的理由就在於此。

這個圖中的另一個值得注意點是，存在於膽固醇合成經路中央，將HMG—CoA變換為火落酸的酵素。

這個酵素稱為HMG—CoA還原酵素，掌握膽固醇合成經路的關鍵。如果能阻礙這個酵素，就能終止膽固醇的合成。

隨著生化科技發達，在日本已經將這種酵素阻礙劑當成降低血液中膽固醇值的藥劑，目前已上市。

由於這些藥劑問市，使得以往治療上較困難的家族性高膽固醇血症（稍後將詳述）已經可以治療了。

脂肪在體內的搬運手段

對於人類而言，脂肪是維持生存的重要物質。人類從食物中攝取脂肪，必須將其分配到全身。迅速到達全身的方法當然是在血液

●脂蛋白的種類與構成

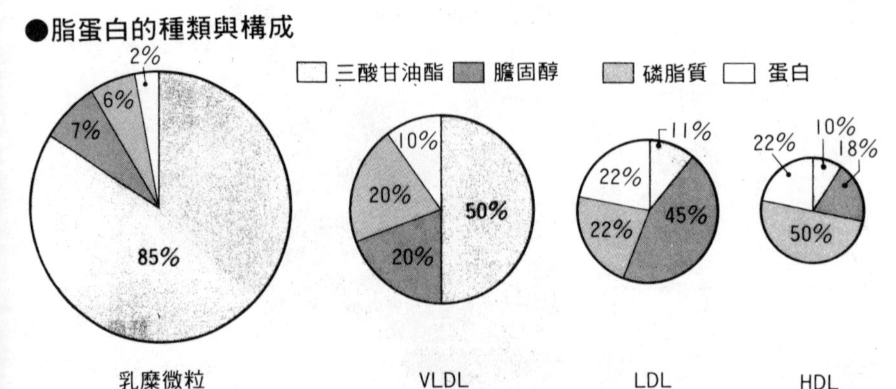

●脂蛋白模型

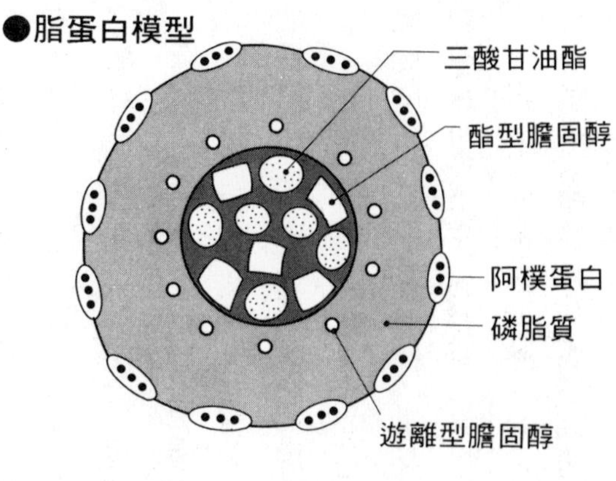

中流動，但是在此最大的問題就是血液是水溶液。

不溶於水的脂肪直接進入血液中，生物體會將其視為異物而產生反應，引起脂肪栓塞。對於心臟、肺臟、肝臟等重要臟器而言會造成致命的問題。

於是生物體以二種型態將脂肪化為能溶於水的狀態，使其在水溶液血液中流動。其一就是蛋白質白蛋白附著於遊離脂肪酸中。不斷地存於血液中，當生物體緊急需要熱量時可立刻加以利用。

另一種是脂蛋白粒子型態。如右上圖所示，為代表性脂蛋白粒子的模型。脂肪在能溶於水的狀態下於血液中流通，親水性的成分浮出於表面，而不溶於水的疏水性的部分則進入中心。

親水性成分有磷脂質與蛋白質（稱為阿樸蛋白）所構成，疏水性成分由三酸甘油酯和膽固醇酯（脂肪酸與膽固醇附著而形成的）

●脂蛋白代謝

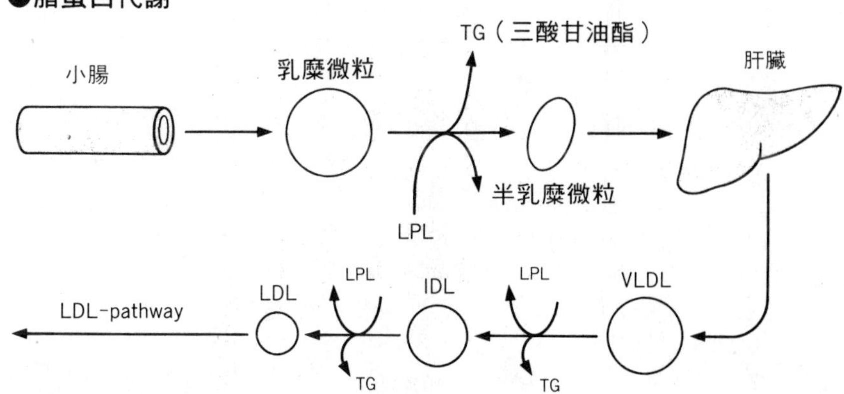

所構成（70頁下圖）。生物體就是以這方式搬運不溶於水的脂肪成分。

脂蛋白代謝

以下稍微說明當成脂肪搬運方式的脂蛋白之代謝情形。

食物中的脂質由腸管吸收，於小腸粘膜再合成，形成稱為乳糜微粒的脂蛋白粒子。乳糜微粒由淋巴管進入血液中，運送到肝臟，在中途一部分的三酸甘油酯脫落，形成半乳糜微粒（71頁圖）。

運送到肝臟的脂質在此再合成，形成超低比重脂蛋白（very low density lipoprotein,VLDL）釋放到血液中。這個脂蛋白粒子借助末梢組織的加水分解酵素（lipoprotein lipase,LPL）的幫助，將三酸甘油酯分配到體內各組織中，三酸甘油酯脫落逐漸變小的粒子則會變換為中間型脂蛋白（intermediate density lipoprotein,IDL），再變換為低比重脂蛋白(Low density lipoprotein, LDL)。

代謝進行到此時，LDL已經完全去除了三酸甘油酯，成為剩下大量膽固醇的粒子。生物體就是以這種方式將從食物裡攝取的脂肪中的三酸甘油酯分配到各組織內。

只剩下膽固醇的LDL粒子，與存在於細胞表面的LDL——接收體附著，而進入細胞中，膽固醇用來修復細胞膜。而這些經路 Brown 和 Goldstein 將其稱為LDL--pathway 理論。並因這個理論而獲得諾貝爾獎。

這個理論簡單明瞭，是成為諾貝爾獎對象的研究中，一般人較容易了解的珍貴發現。次項中將說明這個理論及其典型疾病。

高脂血症的原因

家族性高膽固醇血症

這個疾病稱為 Familial Hypercholes terolemia（ＦＨ），長久以來真相不同。呈現常染色體優性遺傳，其同種型為數萬人中有一人血液中的膽固醇值為五〇〇～八〇〇mg／dl。在十歲之前心臟的營養血管冠狀動脈就有膽固醇沉著，會因心肌梗塞而死亡，是非常可怕的疾病（73頁表）。

這種遺傳形式存在雜種型，發生機率為五百人中有一人，機率非常高。這時膽固醇值為三〇〇～五〇〇mg／dl，與同種型同樣地，在三十～四十幾歲時會因心肌梗塞而死亡。

Brown 和 Goldstein 發現這個疾病（ＦＨ）的本態是因為欠缺ＬＤＬ接收體所造成的。ＦＨ的同種型的人也欠缺這個ＬＤＬ接收體。

如74頁上圖所示，哺乳動物的細胞表面幾乎全都存在ＬＤＬ接收體，吸收血液中的ＬＤＬ粒子，自行進行細胞的修復。

●家族性高膽固醇血症(FH)是什麼

同種—膽固醇 500mg/dl 以上
因為心肌梗塞 10 歲之前死亡
黃色瘤
數萬人中有 1 人

常染色體優性遺傳
LDL—經路的欠缺

異種—膽固醇 300～500mg/dl
因為心肌梗塞 30 多歲時死亡
黃色瘤
500 人中有 1 人

LDL—經路不全

●FH 診斷

測定膽固醇值

測定跟腱肥厚

黃色瘤的有無

家族病歷調查

但是ＦＨ同種型的人，欠缺能抓住ＬＤＬ粒子的接收體，造成含有大量膽固醇的ＬＤＬ粒留在血液中，所以ＦＨ的人血液中的膽固醇值較高。

在血液中長期漂泊的ＬＤＬ粒蛋白質老舊之後就會變性。生物體發現這個老舊變性的ＬＤＬ為異物，因此派遣巨噬細胞欲將其由血液中除去。這個細胞稱為清道夫（scavenger）細胞，這個系統則稱為清道夫經路（右下圖）。

清道夫細胞大量包圍變性的ＬＤＬ，但是將其分解的能力很弱，最後膽固醇塞滿了豐富的ＬＤＬ，成為泡沫細胞（foam cell）進入血管壁，沈著於血管壁。這一連串現象是ＦＨ疾病的本態，

●家族性高膽固醇血症（FH）與動脈硬化的關係

LDL粒子
LDL－接收體－普通的細胞
FH 的細胞（沒有接收體）
清道夫細胞
老舊變性的LDL 粒子
泡沫細胞
動脈硬化
到達血管壁

●LDL 經路與清道夫經路

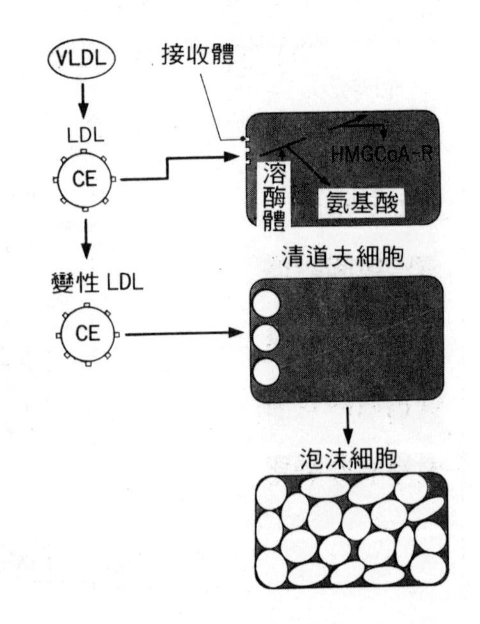

呈現相當強烈的動脈硬化症狀。

Brown 和 Goldstein 因為發表這個理論而獲得諾貝爾獎，但是也許由於發表時二人還太年輕了，大約在發表後十年，二人才得獎，在這段期間膽固醇代謝及動脈硬化的相關研究，藉著這個理論之賜產生了飛躍的發展。

此外，ＦＨ異種型的發生率為五百人中有一人，機率相當高。而罹患這種疾病的人，為了預防動脈硬化，必須接受醫師治療。

發現方法較容易，也就是說，家族內有罹患心肌梗塞的患者時，或是上眼瞼出現黃色瘤（扁平脂肪塊）者，健診中經醫師指出血中膽固醇值非常高的人，都可能帶有這種疾病。

血中膽固醇的基準值

血中膽固醇值較高與動脈硬化有直接關係，所以，動脈硬化的預防及改善，到底該將血液中的膽固醇值設定在何種程度較好呢？

歐美人士和國人不同，由於動物性脂肪的攝取量較多，所以血液中膽固醇的平均值從三十年前開始就比國人的數值高，因此，血中膽固醇值與心肌梗塞所造成的因果關係，已充分進行疫學的研究。

尤其這十年來，陸續發現了有效降低血中膽固醇的方法，而且也了解下降到何種程度就能預

●美國的膽固醇勸告值

	總膽固醇值	LDL 膽固醇值
目標值	200mg/dl 以下	130mg/dl 以下
境界值	200～239mg/dl	130～159mg/dl
高危險群※	240mg/dl 以上	160mg/dl 以下

※高危險群是指容易引起心肌梗塞的患者群

根據National Cholesterol Education Program

防動脈硬化。經由美國學會發表的一句話加以說明，就是「血中膽固醇的目標值為二〇〇mg／dl以下，到達二五〇mg／dl則已經發展為動脈硬化了」。

日本並沒有進行如美國般大規模的調查，不過金澤大學的馬淵助教，基於在石川縣的FH調查也提出同樣的勸告值。隨著國人飲食生活的歐美化，血中膽固醇值有上升的傾向，現在這個基準值應該適用於日本人。

一九八七年時，日本動脈硬化學會對於血液中的膽固醇基準值進行評估，認為基準值應該是二二〇mg／dl。如果具有其他動脈硬化的危險因子（高血壓、糖尿病、吸煙、肥胖等）則將目標值定為二〇〇mg／dl。

接下來說明成為這個目標值基準的資料，下圖是血液中膽固醇值與冠狀動脈疾病的危險度的相關關係。血液中的膽固醇值如果變化為一六〇～二六〇mg／dl時，危險度會上升四倍。77頁圖則是沈著於血管壁的膽固醇濃度與血中膽固醇值的關係圖。可以看到明顯的線條關係。

由這二個圖可以得知，為了防止心肌梗塞，當然是血液中的膽固醇值越低越好。剛出生的嬰兒血液中的膽固醇為一〇〇mg／

●血中膽固醇濃度與冠狀動脈疾病（HD）的相對危險度

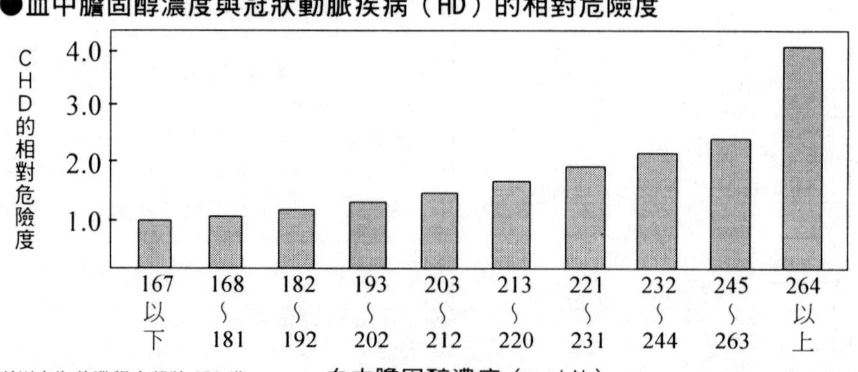

引用自全美醫學會雜誌256卷

*dl*以下（兒童為了成長需要比大人更多的膽固醇，但是膽固醇值卻比大人的低）。

78頁的圖顯示動脈硬化的進展與改善及血液中膽固醇值的關係。虛線所顯示的是動脈硬化的進展（膽固醇沈著於血管），血液中的膽固醇值上升為三〇〇*mg*／*dl*之後就會急速進展，相反地，改善（退縮）不太可能到達實線所示的一五〇*mg*／*dl*以下。

我們血液中的膽固醇值往上升高為三〇〇*mg*／*dl*很簡單，若是想下降為一五〇*mg*／*dl*以下而過著普通的生活，是很難做到的。由這個圖就可以知道，動脈硬化的進展容易出現，但是要加以改善卻很困難。

血液中的三酸甘油酯（中性脂肪）的基準值

血液中的三酸甘油酯值與膽固醇值相比，和動脈硬化的因果關係較不明確。但是，血液中的膽固醇值超過一〇〇〇*mg*／*dl*時，能夠引起致死的急性胰臟炎。以住在夏威夷的日本後裔為對象進行醫學調查發現，大約從一〇〇*mg*／*dl*上升到二〇〇*mg*／*dl*時，動脈硬化的危險率就會提高了。

此外，罹患糖尿病時，併發高三酸甘油酯血症出現時，就會

●血管內膜膽固醇濃度與血中膽固醇濃度的關係

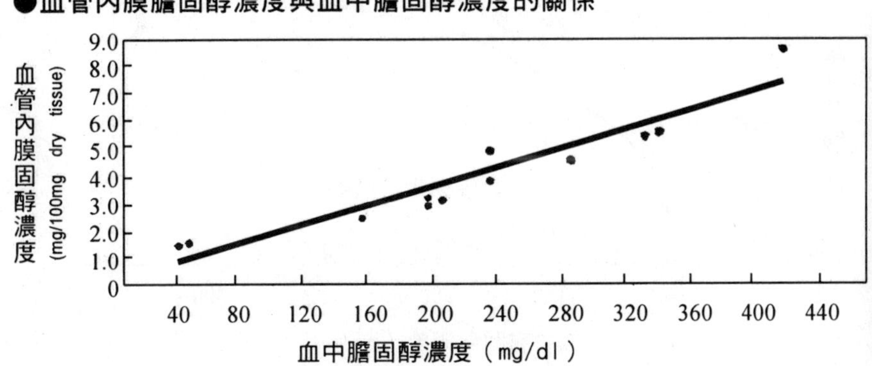

根據Smith等人的研究

促進動脈硬化。在歐美血中的三酸甘油酯值如果為一三〇～二五〇mg／dl時，屬於治療上的灰色區（gray area），也就是無法決定是否該治療的範圍。

參考上述的情報，我們認為如果沒有伴隨其他動脈硬化危險因子（高血壓、吸煙、高膽固醇血症、肥胖、糖尿病等）時，則二〇〇mg／dl以下只用食物療法治療即可。若是先前的危險因子出現了任何一項時，則血液中三酸甘油酯的目標值為一二〇mg／dl以下。

生物體內血液中的三酸甘油酯濃度與膽固醇不同，會受到碳水化合物攝取量的影響（攝取食物中醣類的當天三酸甘油酯都會改變）。所以食物療法的效果較容易出現。

HDL膽固醇

血液中的膽固醇中，包含稱為好膽固醇的HDL（高比重脂蛋白，high density lipoprotein）膽固醇。

人類血液中的HDL粒子吸收末梢組織（血管壁）的膽固醇，將其運送到肝臟（79頁圖），因此HDL膽固醇值越高時，則血液中總膽固醇／HDL膽固醇的比率就會越低，

●血中膽固醇濃度與動脈硬化

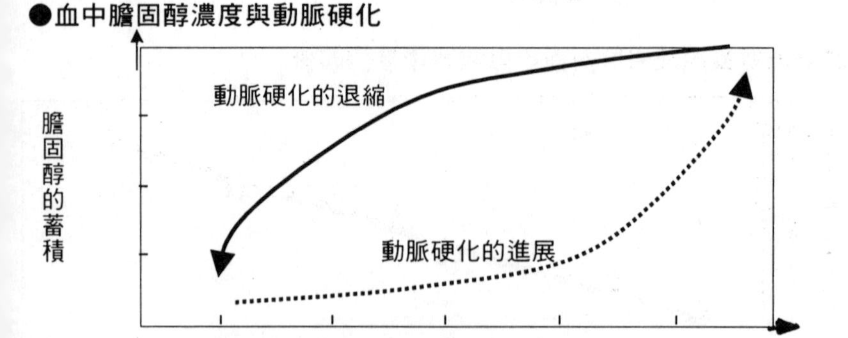

就不會引起動脈硬化。

使血液中的ＨＤＬ膽固醇上升的方法，目前確認的方法是，攝取少量的酒、適度運動、限制醣類的攝取以及藥物療法。

血液中的ＨＤＬ膽固醇較高的長壽家族的存在，以及世界各國的疫學研究，發現ＨＤＬ的確具有抗動脈硬化的作用。

此外，最近用來降低血液中膽固醇的 PROBUCOL，服用中ＨＤＬ膽固醇會降低，但是這時ＨＤＬ膽固醇的降低卻是好的狀態。

高脂血症與糖尿病

以下解說飽食時代的代表疾病糖尿病與動脈硬化的關係。

糖尿病是在胰臟的胰島細胞所分泌的胰島素（一種荷爾蒙）不足，或是胰島素分泌到血液中，可是在體內的作用較弱而引起的疾病。

胰島素在肝臟能促進葡萄糖成為糖原而蓄積在肝臟，此外，也可以促進肌肉燃燒血液中的葡萄糖，當成熱量使用。因此，罹患糖尿病時血液中的葡萄糖濃度上升，沒有被利用的葡萄糖在肝臟中變成三酸甘油酯，將脂蛋白粒子釋放到血液中。

●HDL 粒子的機能

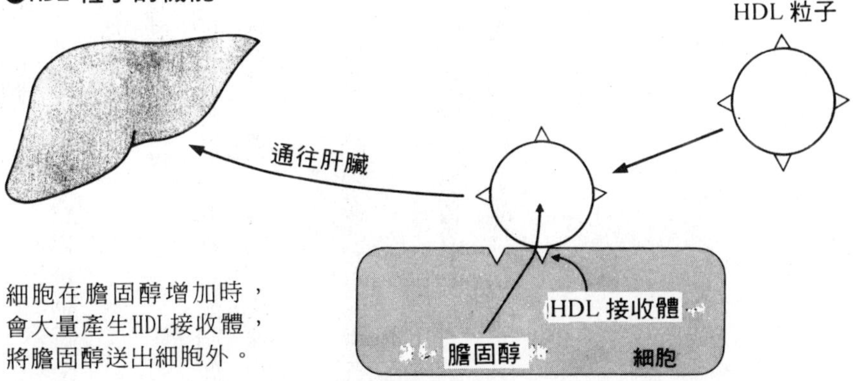

HDL 粒子

通往肝臟

HDL 接收體

膽固醇

細胞

細胞在膽固醇增加時，
會大量產生HDL接收體，
將膽固醇送出細胞外。

糖尿病會使血液中三酸甘油酯的數值增高。血液中膽固醇值也有增高的傾向。

糖尿病容易引起動脈硬化，容易出現狹心症或心肌梗塞等併發症。糖尿病本身已經是動脈硬化的危險因子，因此再加上高膽固醇血症或高三酸甘油酯血症，其危險度就更高了。

此外，高血壓、吸煙、肥胖等危險因子一併加入時，就會加速動脈硬化的進行。

如果未出現口渴、多飲、多尿等自覺症狀時，則無法發現糖尿病的自覺症狀。此外，高脂血症也沒有自覺症狀。因此，就算知道血糖或血液中膽固醇值較高，大都放任不管，等到引起狹心症或心肌梗塞時，動脈已經硬化到相當程度了，因此要改善已非常困難。

併發糖尿病的高脂血症，一般而言較容易利用食物療法產生有效的反應，膽固醇值可以藉著糖尿病的食物療法而下降許多。

好膽固醇ＨＤＬ膽固醇會因為糖尿病而數值較低，但是可藉由食物和運動療法使數值上升。

但是，糖尿病患者中有大約一成的人，光靠食物療法沒有辦法降低膽固醇或三酸甘油酯。這時還是需要藥物療法才行。

高脂血症者的飲食

食物療法的目的

高脂血症的食物療法有二個目的。其一是為了預防遺傳上發症可能性高的人發症，而進行食物療法。另外一點就是經由血液檢查而發現異常的人，為了進行治療而使用食物療法。食物療法的基本方針大致相同，但是治療時必須注意一些細節。

預防的飲食

攝取適當的熱量

人類一天所需的熱量，因性別、年齡、身高、體重活動量等的不同而異。標準體重（kg）標準體重一kg所需要的熱量（kcal）

● 標準體重 1kg 所需要的熱量(kcal)

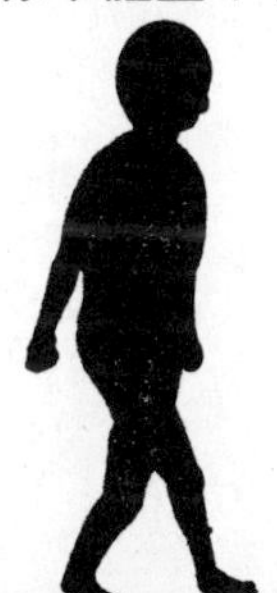

活動量輕的人
30～35kcal

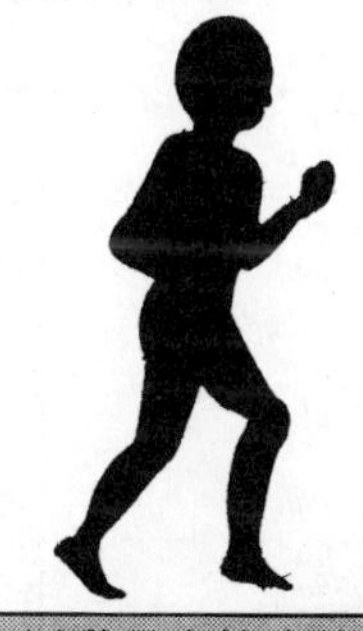

活動量中等度的人
35～40kcal

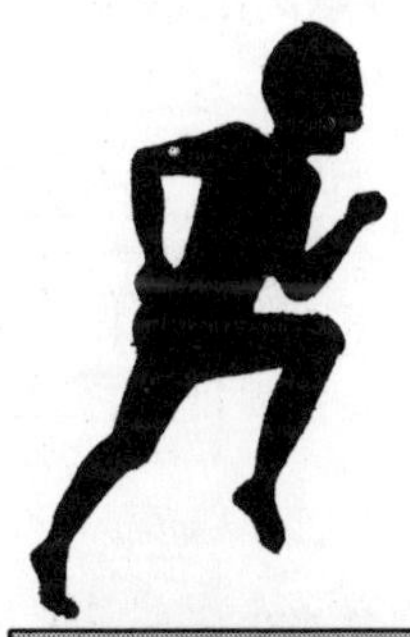

活動量稍重的人
40～45kcal

是一天所需熱量的標準量，能夠維持標準體重的量是適當熱量。不過仍必須依照體重而增減適當量。

攝取過多熱量不僅是高脂血症的誘因，同時也會引發其他成人病。

熱量攝取過多的首要原因，男性是喝酒，女性是吃點心。其次則是主食、油脂、水果、副食等。尤其喜歡的食品容易吃得過多，因此必須注意。

肥胖時必須要減輕體重，但是會造成營養失調的極端節食是非常危險的行為。一定要攝取必要最低限度的熱量。

●熱量攝取過多的主因

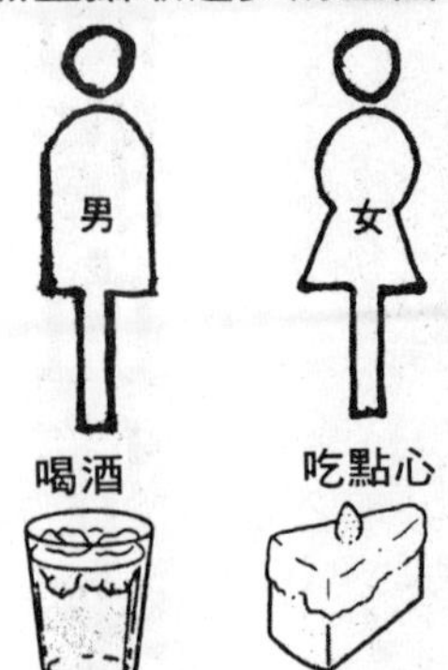

飽和脂肪酸不可攝取過多

飽和脂肪酸在奶油等乳脂肪或獸鳥肉的脂質中含量較多（82頁圖）。但是獸鳥肉的脂質中據說含有許多具有預防動脈硬化效果的單價不飽和脂肪酸油酸。

獸鳥肉因種類和部位不同，脂

●獸鳥肉的種類・部位別脂質含有量（g）（食品 100g 中）

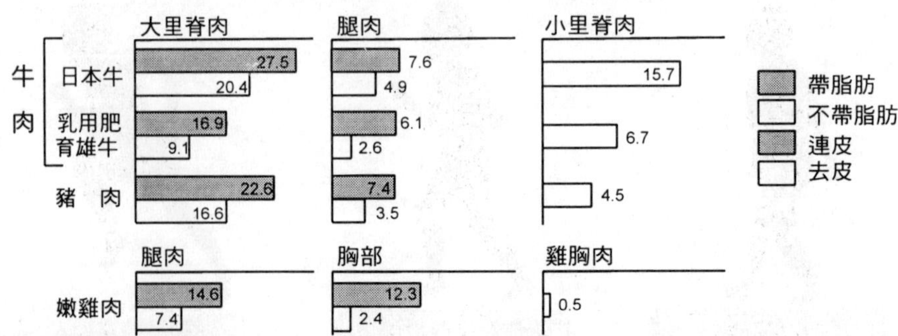

根據四訂 日本食品成分表

質含量有很大的差距（82圖）。攝取太多脂質較多的部位並不好，但是也不需要只選擇完全不含油脂的瘦肉。

注意膽固醇的攝取方式

膽固醇在體內是荷爾蒙及細胞膜的原料，具有重要的作用。攝取過多當然不好，但是相反地，不可以勉強減少其攝取量。

膽固醇中尤其像蛋、獸鳥類的內臟、魚的內臟或魚子、花枝、蝦、章魚中含量較多（83頁右表）。這些食品一天中不能吃太多，飲食生活中也不可以只偏重於攝取這些食品。

但是，雞蛋含有豐富的良質蛋白質、鐵質、維他命A、B_2，在營養上是非常優良的食品，每天必須吃一個。

●食品的膽固醇含量

類別	食品名	Mg/100g中	1次使用量		膽固醇量
蛋	雞蛋（全蛋）	470	50g	=	235mg
	雞蛋（蛋黃）	1300	17g	=	221mg
	雞蛋（蛋白）	1	33g	=	0mg
	鹹鮭魚子	510	15g	=	77mg
	鱈魚子	340	15g	=	51mg
獸鳥肉	牛腿肉（日本牛）	55	50g	=	28mg
	豬腿肉	60	50g	=	30mg
	嫩雞腿（去皮）	90	50g	=	45mg
	牛肝	240	50g	=	120mg
	雞肝	370	50g	=	185mg
	燻火腿	40	30g	=	12mg
魚貝類	鰺魚	70	50g	=	35mg
	鰻魚（蒲燒鰻）	240	50g	=	120mg
	鰈魚	70	50g	=	35mg
	青花魚	55	50g	=	28mg
	鰯魚	70	50g	=	35mg
	秋刀魚	60	50g	=	30mg
	柳葉魚（進口新鮮魚）	340	30g	=	102mg
	柳葉魚乾	250	15g	=	38mg
	真鰮（晒乾）	110	20g	=	22mg
	蛤仔	55	15g	=	8mg
	牡蠣	50	50g	=	25mg
	蜆	80	15g	=	12mg
	花枝	300	30g	=	90mg
	甜蝦	130	30g	=	39mg
	蟹	50	30g	=	15mg
	章魚	90	30g	=	27mg
乳	牛乳	11	200g	=	22mg
	加工乾酪	80	25g	=	20mg
油脂	奶油	210	10g	=	21mg

根據日本食品脂溶性成分表

●含有豐富食物纖維的食品

類別	食品名	g/100g中	1次使用量		食物纖維量
穀物	燕麥	7.5	40g	=	3.0g
	黑麥麵包	5.2	60g	=	3.1g
	糙米	2.9	50g	=	1.5g
	半搗米	2.3	50g	=	1.2g
	爆米花	9.7	20g	=	1.9g
芋類	蒟蒻粉絲	3.6	30g	=	1.1g
	甘藷	2.3	100g	=	2.3g
	芋頭	2.2	100g	=	2.2g
豆類	小紅豆（乾）	16.0	20g	=	3.2g
	菜豆（乾）	19.8	20g	=	4.0g
	豌豆（煮過）	5.2	30g	=	1.6g
	大豆（乾）	15.0	20g	=	3.0g
	黃豆粉	17.1	10g	=	1.7g
	納豆	9.6	30g	=	2.9g
	豆腐渣	9.4	50g	=	4.7g
蔬菜	毛豆	5.4	30g	=	1.6g
	秋葵	4.6	50g	=	2.3g
	日本南瓜	3.0	50g	=	1.5g
	牛蒡（煮過）	3.6	50g	=	1.8g
	薇菜（煮過）	3.4	50g	=	1.7g
	蘿蔔葉	2.7	50g	=	1.4g
	花椰菜	2.7	50g	=	1.4g
	菠菜	2.5	50g	=	1.3g
	高麗菜心	4.5	50g	=	2.3g
水果蕈類海藻	香蕉	1.5	100g	=	1.5g
	蘋果（去皮）	1.6	100g	=	1.6g
	新鮮香菇	4.5	30g	=	1.4g
	乾香菇	43.4	5g	=	2.2g
	羊栖菜	54.9	10g	=	5.5g
	乾燥海帶芽	38.0	3g	=	1.1g

根據地方衛生研究所全國協議會測定

飲酒不可過多

如果喝日本酒，一天量為一～二壺，啤酒為一～二大瓶，威士忌為一～二小杯，不可喝過多。一週必須設定一～二天的戒酒日。

當然，如果併發肝功能障礙等疾病時，一定要戒酒。

果糖、蔗糖不要攝取過多

果糖含於水果和蜂蜜中，而蔗糖則是砂糖，在點心和清涼飲料中含量較多，水果中含有礦物質和維他命，應該要每天攝取，但是不可以代替蔬菜而攝取。

攝取豐富的食物纖維

83頁左表是食物纖維的含有量。食物纖維的供給源食品中，蔬菜類的熱量較低，含有豐富的礦物質、維他命。一餐吃一〇〇g以上，一天攝取三〇〇g以上，其中三分之一為有色蔬菜。

避免良質蛋白質缺乏

血液和肌肉的主要成分蛋白質，是由各種氨基酸結合而成的。氨基酸中有些在人體內可以合成，有些則不行。

不能合成的氨基酸必須由食物中攝取，這些氨基酸稱為必須氨基酸，在大豆、大豆製品、魚貝類、獸鳥肉、蛋、乳類中含量較多。必須避免這些食品的缺乏。

充分攝取礦物質、維他命

礦物質和維他命在體內具有使代謝和生理機能順暢的作用，是不可缺乏的營養素。此外，礦物質也是骨骼和血液的成分。因為這些物質無法在體內合成，所以每天都一定要攝取必要量。國人在飲食生活習慣上特別容易缺乏鈣質和鐵質。成人的所需量如85頁圖所示。

鈣質在牛乳、乳製品、大豆製品、連骨都可以吃的魚、有色的葉菜、乾羊栖菜中含量較多。而鐵質則在貝類、獸鳥類的內臟、有色的葉菜、乾羊栖菜以及魚、獸鳥肉中含量較多（86頁表）。

其中小魚、蝦、獸鳥類的內臟中含有許多膽固醇，而牛乳、乳製品、獸鳥肉的脂質有飽和脂肪酸，用鹽醃漬的乾物，佃煮類含有較多食鹽，所以必須注意一天的攝取量。如果是有色的蔬菜就不必擔心這個問題了，一定要充分攝取。

此外，對於脂質代謝會產生影響的重要維他命是維他命C和維他命E。維他命C在蔬菜和水果中含量較多。先前敘述過，水果中含有許多果糖，因此不能大量攝取。但是一定要充分攝取蔬

●成人的鈣質、鐵質所需量

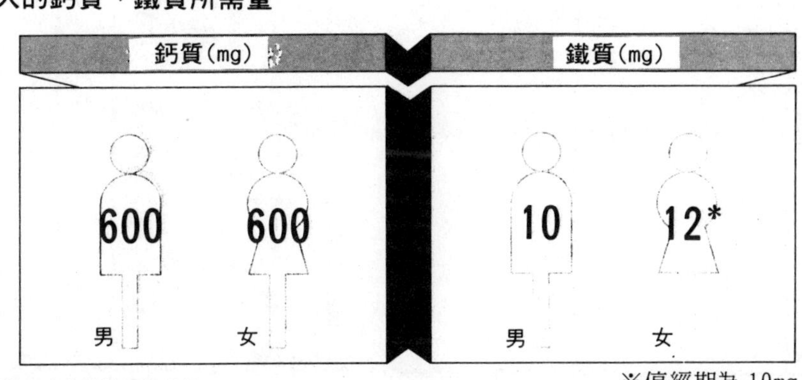

※停經期為 10mg

根據日本人的營養所需量

菜。

維他命E具有防止脂肪酸氧化的作用，所以非常重要。

控制食鹽攝取量

國人死亡原因的第三位是腦中風，原因之一就是食鹽攝取過多而引起了高血壓症。國人的食鹽攝取量經由減鹽指導後，已經減少了許多，不過根據一九八七年國民營養調查結果，一天平均為一一・七g（鈉換算量），還需要再減少一些。一天至多攝取十g以下，最好以八g以下為理想目標。

天然食品中大部分都含有鈉。即使完全不用含食鹽的調味料和加工品進行調理，也能攝取到一～二g的食鹽。

●含有豐富鐵質的食品

	食品名	Mg/100g 中	1次使用量		鐵量
大豆製品	凍豆腐	9.4	20g	=	1.9mg
貝類	佃煮蛤仔	25.0	10g	=	2.5mg
	牡蠣	3.6	50g	=	1.8mg
	蟹	10.0	15g	=	1.5mg
	蛤蜊	10.0	20g	=	2.0mg
	佃煮蛤蜊	38.3	10g	=	3.8mg
獸鳥類的內臟	牛肝	4.0	50g	=	2.0mg
	豬肝	13.0	50g	=	6.5mg
	雞肝	9.0	50g	=	4.5mg
	肝腸	7.4	20g	=	1.5mg
有色葉菜	蕪菁菜	1.9	100g	=	1.9mg
	小油菜	3.0	100g	=	3.0mg
	茼蒿	1.9	100g	=	1.9mg
	蘿蔔葉	2.5	100g	=	2.5mg
	高菜	2.2	100g	=	2.2mg
	辣椒葉	2.9	100g	=	2.9mg
	荼菜	4.1	100g	=	4.1mg
	花椰菜	1.9	100g	=	1.9mg
	菠菜	3.7	100g	=	3.7mg
海藻	乾羊栖菜	55.0	10g	=	5.5mg

根據四訂日本食品成分表

●鈣質含量較多的食品

	食品名	Mg/100g 中	1次使用量		鈣質量
乳	牛乳	100	200g	=	200mg
	低脂牛乳	130	200g	=	260mg
	脫脂酸乳酪	120	100g	=	120mg
	脫脂奶粉	1100	20g	=	220mg
	加工乾酪	630	25g	=	158mg
大豆製品	豆腐（木綿）	120	100g	=	120mg
	豆腐（絹濾）	90	100g	=	90mg
	油豆腐塊	240	60g	=	144mg
	凍豆腐	590	20g	=	118mg
魚（連骨都可以吃的魚）	曬乾小沙丁魚	1400	10g	=	140mg
	乾魚	2200	5g	=	110mg
	鰳仔魚	530	15g	=	80mg
	小魚乾	1500	10g	=	150mg
	沙丁魚	970	10g	=	97mg
	油漬沙丁魚	400	20g	=	80mg
	柳葉魚	440	20g	=	88mg
	海鰻鱺	220	50g	=	110mg
	佃煮鱸虎	1800	10g	=	180mg
	甘露煮鰤魚	1200	10g	=	120mg
	佃煮若鷺	1000	10g	=	100mg
糠蝦・蝦	乾糠蝦	1800	5g	=	90mg
	佃煮糠蝦	1400	10g	=	140mg
	帶皮乾蝦	2300	5g	=	115mg
	佃煮乾蝦	1500	10g	=	150mg
有色葉菜海藻	蕪菁葉	230	100g	=	230mg
	京菜（水菜）	150	100g	=	150mg
	小油菜	290	100g	=	290mg
	蘿蔔葉	210	100g	=	210mg
	青江菜	130	100g	=	130mg
	乾羊栖菜	1400	10g	=	140mg

根據四訂日本食品成分表

食鹽的一天攝取量必須維持在八～十g以下，因此從調味料或加工品中攝取的食鹽量，一天必須為六～八g左右。

醃漬菜、佃煮、用鹽醃漬晒乾的菜或其他的加工品，攝取時必須減少由調味料中攝取的食鹽。88頁表是約含有一g（鈉換算量）的食品量。

控制食鹽攝取量而利用酸味（醋、檸檬汁等）、甘味（高湯等）、香味（柚子、檸檬、青紫蘇等）、香辛料（咖哩粉、花椒粉寺）都不錯。

規律正常地攝取一天三餐

為了減肥而不吃，認為這麼做能減肥是錯誤的想法，不吃東西反而容易使營養素更有效地被利用，更容易肥胖。此外，一餐不吃時缺乏的營養素必須藉由其他食物彌補是困難的，會成為營養素平衡失調的原因。

每餐攝取均衡的營養

每餐一定要吃（一）主食（米、麵包、麵類等穀類），（二）主菜（含有良質蛋白質的大豆、大豆製品、魚貝類、獸鳥肉、蛋等），（三）副菜（蔬菜）。

攝取多種食品

不要認為某種食品很有營養，就不斷地攝取同種食品，一天的食品數較少並不是可喜的現象。一天除了調味料之外，必須攝取三十種以上的食品。

充分咀嚼，多花一點時間吃

充分咀嚼食物時，這個刺激會傳到腦的滿腹中樞，產生滿腹感。未充分咀嚼而吃得太快時，是造成吃過多的原因。

維持標準體重

計算標準體重的方法很多，最簡單的方法是，標準體重＝（身高CM—100）×0.9，身高150CM以下時的標準體重＝（身高CM—100）。此外，因為骨骼和肌肉大小具有個人差，所以不能一概而論。依骨骼形成終了的二十～二十五歲時的體重為目標加以計算較好。

定期測量體重，努力維持標準體重吧！

●含有約1g食鹽（鈉換算量）的食品量

	食品名	數量(g)	標準量
調味料	高鹽醬油	7	1小匙強
	低鹽醬油	6	1小匙
	甜味噌	16	1大匙弱
	淡色鹹味噌	8	1 1/2小匙
	紅色鹹味噌	8	1 1/2小匙
	豆味噌	9	1 1/2小匙
	金山寺味噌	17	1大匙弱
	英國辣醬油	12	2 1/2小匙
	中濃・濃厚調味醬	17	1大匙弱
	香茄醬	28	1 1/2大匙
	清燉肉湯	1.5	
	咖哩調理包	10	
	碎肉調理包	10	
梅乾・醃漬菜・佃煮	梅乾	5	小1個
	鹽漬菜・米糠漬菜	40～60	6塊
	其他許多漬菜	15～20	2塊
	昆布佃煮・鹽昆布	5～10	1大匙
	魚貝類佃煮・飴煮	10～25	1大匙
鹽乾貨	魩仔魚	8	1 1/2大匙
	鹹沙丁魚、鹹鮭魚、鹹秋刀魚、鱈魚子、乾沙丁魚	10～20	
	鰺魚、剖開晒乾秋刀魚、沙丁魚、米酒醃秋刀魚乾	20～35	
	乾鰈魚、柳葉魚	45～55	
其他加工品	吐司麵包	70	切成5片的1片
	速食麵	15	
	鬆軟白乾酪	100	2/3杯
	加工乾酪	35	乳酪薄片3片
	蒲燒鰻	70	中1塊
	烤竹輪、烤魚板、魚肉山芋餅	35～50	
	叉燒肉	30	2片
	火腿	30～40	2片

根據四訂日本食品成分表

治療的飲食

基本方針

膽固醇較高的人

①攝取適當的熱量。
②飽和脂肪酸、單價不飽和脂肪酸、多價不飽和脂肪酸的攝取比率要正確。
③一天的膽固醇量在三〇〇mg以下。
④充分攝取食物纖維。
熱量比率，蛋白質二十%、脂質二十～二十五%、醣類五十五～六十%。但是，膽固醇代謝有毛病的遺傳性高膽固醇血症光靠食物療法無法使膽固醇降低。

中性脂肪較高的人

①攝取適當的熱量。
②控制酒的攝取量，注意不要攝取太多。
③注意醣類的攝取，尤其果糖和蔗糖不要攝取太多。

④維持飽和脂肪酸、單價不飽和脂肪酸、多價不飽和脂肪酸的攝取正確比率。

⑤充分攝取食物纖維。

熱量比率，蛋白質二十%、脂質三十～三十五%、醣類四十五～五十%。

膽固醇與中性脂肪較高的人

①攝取適當的熱量

②飽和脂肪酸、單價不飽和脂肪酸、多價不飽和脂肪酸必須保持正確的攝取比率。

③一天的膽固醇量為三〇〇mg以下。

④充分攝取食物纖維。

⑤控制酒的攝取量，不要喝太多。

●飲食的基本方針與病態

飲食	病態
熱量攝取過多	肥胖↑ LDL 膽固醇↑ 中性脂肪↑ HDL 膽固醇↓ 乳糜微粒↑
飽和脂肪酸攝取過多	LDL 膽固醇↑ HDL 膽固醇↓
多價不飽和脂肪酸攝取過多	LDL 膽固醇↓ HDL 膽固醇↓
膽固醇攝取過多	LDL 膽固醇↑
食物纖維的攝取	LDL 膽固醇↓ 中性脂肪↓ 乳糜微粒↓
酒攝取過多	中性脂肪↑ HDL 膽固醇↓ 乳糜微粒↑
醣類（果糖、蔗糖）攝取過多	中性脂肪↑
長鎖脂肪酸（LCT）的攝取	乳糜微粒↑ 中性脂肪↑
中鎖脂肪酸（MCT）的攝取	乳摩微粒↓

⑥注意醣類的攝取，尤其果糖和蔗糖不要攝取太多。
熱量比率參照中性脂肪較高者的標準。

體內有乳糜微粒的人

①攝取適當的熱量。
②減少長鎖脂肪酸（LCT），攝取中鎖脂肪酸（MCT）。
胰島素依賴型糖尿病容易引起酮病，必須注意。
③充分攝取食物纖維。
④控制酒的攝取量，不要喝太多。
熱量比率，蛋白質二十％、脂質二十％、醣類六十％。

HDL（好膽固醇）較低的人

①戒煙。
②改善肥胖。
飲食上的注意點參照膽固醇較高者之①、②、④的標準。
此外，適度運動和適度飲酒能使HDL膽固醇上升，但攝取過多會造成問題。
此外，還要注意前面敘述過的各事項。

飲食的實際內容

攝取適當的熱量

攝取過多熱量會導致肥胖，LDL（壞膽固醇）與中性脂肪的合成增高，HDL（好膽固醇）降低，促進動脈硬化。此外，乳糜微粒的合成也會提高。

前面已經敘述過一天所需熱量的計算方法，高脂血症者必須稍微減少。此外，肥胖者也必須減少攝取量。不過，現在熱量攝取過多的人，光是減少為普通量的攝取，就是一種治療方法。

現在攝取熱量及體重、血液檢查結果等，必須仔細檢討，決定適當的熱量。

維持飽和脂肪酸、單價不飽脂肪酸、多價不飽和脂肪酸的正確攝取比率

攝取過多飽和脂肪酸時，會使LDL膽固醇增加，促進動脈硬化。多價不飽和脂肪酸亞油酸具有以下的作用。在魚的脂質中含量較多的多價不飽和脂肪酸、二十碳五烯酸與二十二碳六烯酸的作用則比亞油酸更強。

（一）成為細胞膜的原料。

（二）減少LDL膽固醇。

（三）防止血小板凝集，使血液不容易凝固，就能預防血栓的生成。

（四）提高紅血球的流動性。

由以下的敘述可知，減少飲食中的飽和脂肪酸、增加多價不飽和脂肪酸非常好。

但攝取過多的多價不飽和脂肪酸時，會使LDL膽固醇下降過多，同時也會使得HDL膽固醇減少，因此，最近認為單價不飽和脂肪酸油酸可能具有預防動脈硬化的效果。

總之，為避免飲食中攝取過多飽和脂肪酸，必須攝取單價不飽和脂肪酸與多價不飽和脂肪酸。

下頁圖是食品中飽和脂肪酸與單價不飽和脂肪酸、多價不飽和脂肪酸的含量。

獸鳥肉的脂質中含有較多飽和脂肪酸，但是也含有多單價不飽和脂肪酸的油酸。到目前為止，一般人認為乳脂肪和獸鳥肉的脂肪飽和脂肪酸較

●飽和脂肪酸、單價不飽和脂肪酸、多價不飽和脂肪酸含量（g/食品100g中）

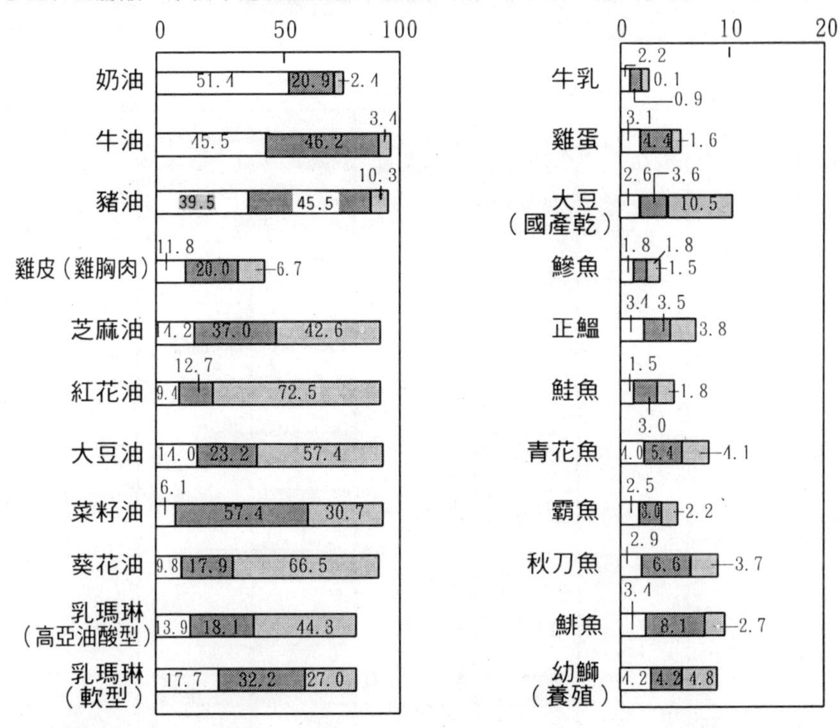

根據日本食品脂溶性成分表

多，因此盡量減少攝取量，但是在選擇食品時，不必極力避免選擇這一類的食品。

均衡攝取飽和脂肪酸、單價不飽和脂肪酸、多價不飽和脂肪酸非常重要，所以有肥肉的獸鳥肉及肥肉較少的獸鳥肉、脂質較多的魚及脂質較少的魚，牛乳和低脂牛乳、植物油、大豆製品等，不要偏重於某種食品，一定要搭配組合以攝取。

例如，奶油中含有飽和脂肪酸及單價不飽和脂肪酸，植物油或乳瑪琳則含有單價不飽和脂肪酸及多價不飽和脂肪酸。所以，完全不攝取奶油也是一種錯誤的作法。可是如果塗麵包或做菜時都使用奶油，會造成奶油攝取過多，所以，必須

●魚類的二十碳五烯酸、二十二碳六烯酸含量（g/食品 100g 中）

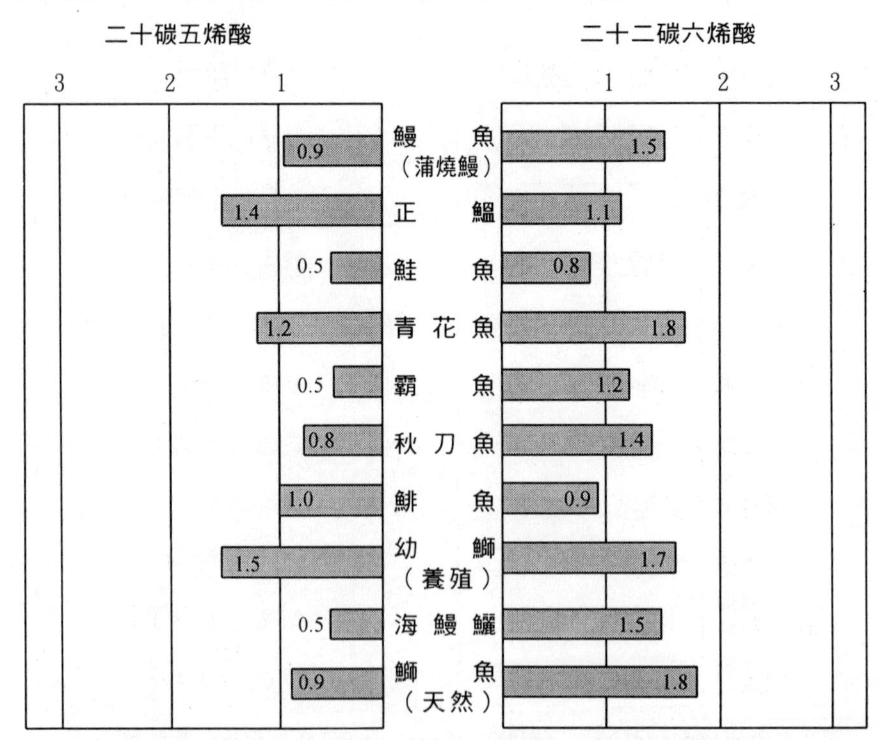

根據日本食品脂溶性成分表算出

以少量奶油和乳瑪琳、植物油搭配組合使用。

獸鳥肉依種類和部位不同，脂質含有量也不同。光是攝取沒有脂肪的瘦肉和里脊肉，去皮的雞肉或雞胸肉是沒有必要的，不過，脂質較多獸鳥肉不可以大量攝取。

含有較多多價不飽和脂肪酸的植物油遇到熱或光時容易氧化，因此炸油重複使用好幾次時，會使得不飽和脂肪酸減少、過氧化物增加。因此，保存時必須選擇陰暗處保存。

二十碳五烯酸、二十二碳六烯酸在幼鰤、真鰮、青花魚中的含量較多。可以參考前面的食譜，花點工夫學會吃起來美味的調理法。

一天的膽固醇量在三〇〇mg以下

血液中的膽固醇除了由食物吸收之外，大部分都是由脂質與醣類合成。如果膽固醇的吸收量較少時，在體內的合成量就會增加，吸收量較多時合成量就會減少，因此飲食中的膽固醇量的影響比較小。但是根據疫學調查發現，飲食與血液中的膽固醇量有相關關係，也就是說，由於血液中的膽固醇值上升，會促進動脈硬化，所以必須限制飲食中的膽固醇量。

一天所需的蛋白質均衡攝取時的膽固醇量為三〇〇mg。以這個量為目標量，減少飲食中的膽固醇量。但是，平常膽固醇攝取量較多的人，光是減少攝取量為普通量時，就能使血液中的膽固醇值降低。膽固醇的含量特別多的食品是蛋類、獸鳥肉和魚的內臟、花枝、蝦、章魚等。

一個（五〇g）的雞蛋含有一八〇mg的膽固醇，不過先前敘述過，蛋是營養價值非常高的食品，一天必須攝取半個至一個。但是，油炸食品或漢堡、點心等也會使用蛋，因此不要忽略了其中所含的蛋量，前頁下圖是用雞蛋做的點心。雞蛋的膽固醇包含在蛋黃內，蛋白不含膽固醇，因此利用蛋白也是一種方法。

除了雞蛋之外，鵪鶉蛋、鹹鮭魚子等魚卵中的膽固醇含量也很多。

花枝、蝦、章魚等由於測定法的開發，發現其中所含的膽固醇並不如以往想像的那麼多，但並非完全沒有，所以還是不可過度攝取。

充分攝取食物纖維

食物纖維具有抑制營養素吸收的作用。血液中的膽固醇或中性脂肪，乳糜微粒是利用脂質或醣類合成的，因此抑制營養素的吸收，就能降低這些物質的血中值。

此外，食物纖維還能與膽固醇或膽汁酸結合，具有使膽固醇排泄到體外的作用。

食物纖維包括纖維素、半纖維素、木素等不溶性食物纖維，以及甘露聚糖、果膠等水溶性食物纖維。八十三頁左表是食物纖維供給源的食品。

其中穀類是維他命B_1的供給源食品，芋類、大豆以外的豆

●使用雞蛋的點心

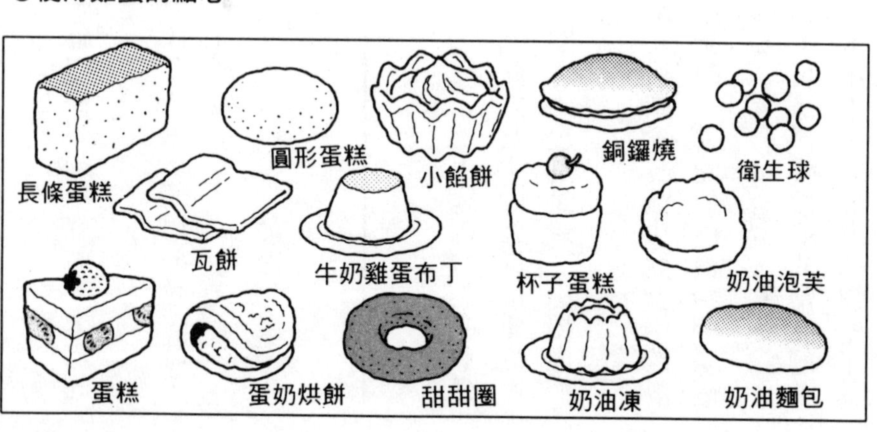
長條蛋糕
圓形蛋糕
小餡餅
銅鑼燒
衛生球
瓦餅
牛奶雞蛋布丁
杯子蛋糕
奶油泡芙
蛋糕
蛋奶烘餅
甜甜圈
奶油凍
奶油麵包

類同樣含有很多的熱量。大豆類是含有很多良質蛋白質的食品。蔬菜則先前敘述過，含有的熱量較低，含有豐富的維他命、礦物質。水果中也含有維他命、礦物質，但是因為含有果糖，熱量較多，因此不可以攝取太多。蒟蒻、蕈類、海藻是無熱量，而且能得到滿腹感的食品。

控制酒的攝取

適量飲酒能使HDL（好膽固醇）上升，但是攝取過多時會使血液中的中性脂肪及乳糜粒增加。中性脂肪上升會使HDL膽固醇降低。

此外，攝取過多酒也是造成飲食紊亂的原因。

酒必須在一天必要的熱量範圍內攝取，一天的標準量日本酒為一壺，啤酒一大瓶，威士忌一杯。一週必須設定一～二天不喝酒的日子。

減少醣類，尤其是果糖、蔗糖的攝取量

中性脂肪是由三個脂肪酸和甘油所構成的。大量攝取醣類時會合成脂肪酸，成為中性脂肪的原料，尤其是水果中所含的

●含有 20g 醣類水果量

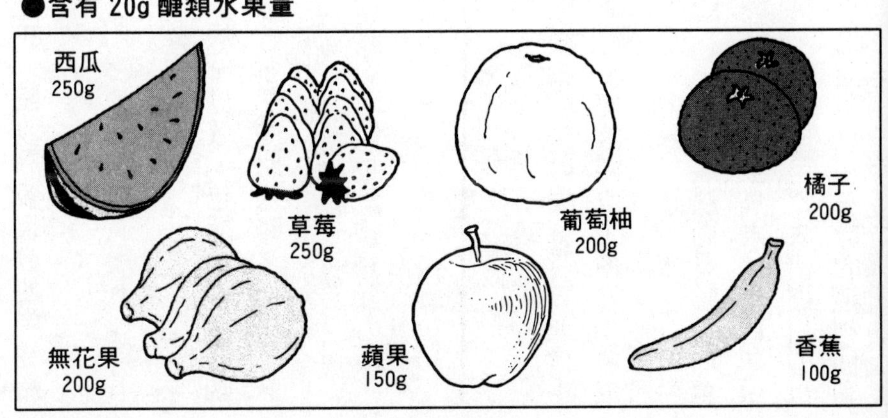

果糖，大量攝取時會使中性脂肪增加。蔗糖是由葡萄糖和果糖所構成的，攝取過多也會使中性脂肪增加。

水果是礦物質、維他命的供給源，一天攝取量為下圖的一半量。但是如果攝取了九十七頁下圖的幾倍量而使中性脂肪較高時，則只要攝取該圖的量就夠了。

蜂蜜、砂糖、點心、清涼飲料等的攝取量必須盡可能減少。砂糖的一日量，包括食物、喝咖啡、紅茶、吃點心等，合計約十g以內。習慣於低甜味較好，如果想再多一些甜味時，使用甘味料也是一種方法。目前市售的甘味料有幾種，選擇熱量較少，未使用果糖的甘味料。

想吃點心時，必須控制砂糖的攝取量，可以使用甘味料自己親手做點心，如果吃市售點心時，必須減少食用量。

減少長鎖脂肪酸（LCT）攝取中鎖脂肪酸（MCT）

食物中的脂質在小腸成為乳糜粒，通過血液中進入肝臟。出現乳糜微粒分解障礙時，血液中有乳糜微粒存在，造成中性脂肪非常高。乳糜微粒的原料長鎖脂肪酸必須使其減少，攝取不會成為乳糜微粒原料的中鎖脂肪酸。

一般食品所含的脂質幾乎都是長鎖脂肪酸，因此乳糜微粒較高的人，必須限制脂質較多的食品。不要使用利用植物油、乳瑪琳、奶油、蛋黃醬、調味醬、脂質較多的魚或獸鳥肉、種籽類做成的點心或加工食品。也要減少大豆、大豆製品、蛋、乳類的攝取量。可以使用當成治療用的以中鎖脂肪酸為主體的MCT油（馬克東油等），及MCT粉末，MCT油可以和一般的植物油同樣地使用。MCT粉末則用來燉肉、做烤菜等西式料理，以及做蛋糕、布丁等點心。為避免因為長鎖脂肪酸的限制而導致良質蛋白質缺乏，所以必須攝取脂質較少的魚或獸鳥肉、脫脂乳等。

因血液中的膽固醇值或中性脂肪值，高血壓、糖尿病、高尿酸血症等併發症的有無，使得食物療法的內容也不同，所以一定要接受醫師或營養師的指示，再實施食物療法。

菜單的設計——菜單、調理的Q&A

菜單的設計

治療的飲食並非吃自己喜歡吃的東西，而是掌握一天所需食品的種類和量，有計畫地吃。具體例如彩色頁的菜單所示。

(一)一天所需食品的種類及量都必須了解。

(二)一日量均衡分配於早、中、晚三餐內。決定一餐攝取的食品種類與量（點心也要計算在內）。

(三)依照主食、主菜（含有良質蛋白質的食品）、副菜（蔬菜）的順序而決定料理

(四)決定料理所使用的食品及量

參考右列四項目而設計菜單吧！

空腹感強烈時

高脂血症的食物療法，目的是攝取接近必要熱量的量，並非極端地控制熱量攝取。按照指示的量攝取。如果還是感覺空腹感強烈時，必須檢查是否攝取了必要量。尤其大豆、大豆製品、魚貝類、獸鳥肉、蛋、牛乳等良質蛋白質食品，蔬菜、水果等是否缺乏。如果攝取了必要量，但是空腹感還是很強烈時，

（一）增加蔬菜、蒟蒻、蕈類、海藻的攝取量

（二）使用食物纖維、低熱量食品

（三）利用使用甘味料的低熱量食品

可以利用上述方法。但是，市售食品中雖然有些使用食物纖維和甘味料，但仍然屬於熱量較高的食品，必須注意。

使油脂較少的肉吃起來美味

肉和油脂較多的部分即使加熱，油脂的柔軟具有滑順的口感，如果油脂較少時吃起來乾乾澀澀地，為了彌補這個缺點，必須下點工夫。

（一）利用油炸或做沙拉等使用植物油的方式料理

（二）加入調味料，用太白粉水勾芡加熱

（三）脂肪較少的部分做成絞肉，加入切碎的蔬菜或吐司麵包來食用。

……等各種方法。

不能喝牛乳時

有些人一喝牛乳就會下痢。牛乳中含有豐富的鈣質，而且容易吸收。一天最好喝二〇〇g，如果實在無法喝時，可以嘗試酸乳酪或乳糖加水分解酵素添加乳。

此外，含有類似牛乳的營養素者有乳酪、豆腐、豆漿。但是，鬆軟白乾酪、豆漿的鈣質含量都比牛乳少，尤其做成果汁或咖啡口味的豆漿飲料類似清涼飲料，不能代替牛乳。

甜的水果果糖較多，不可以攝取嗎？

水果的甜味，與糖和酸的比率有關，酸較多時即使糖分很多，感覺仍

●食品的選擇

	應避免選擇的食品	注意不可大量攝取的食品	比較好的食品
膽固醇較高的人		奶油、乳脂肪、牛油、豬油、雞油 脂質較多的獸鳥肉 使用以上物質的點心、麵包、加工食品、冷凍食品等 雞蛋、鵪鶉蛋、魚卵、魚或獸鳥類的內臟 花枝、蝦、章魚	有色蔬菜、淡色蔬菜、蒟蒻、蕈類、海藻
中性脂肪較高的人		奶油、乳脂肪、牛油、豬油、雞油 脂質較多的獸鳥肉 使用以上物質做的點心、麵包、加工食品、冷凍食品等 水果、蜂蜜、砂糖 含有砂糖的點心 清涼飲料、酒	
體內有乳糜微粒的人	植物油、乳瑪琳、奶油、蛋黃醬、調味醬 牛油、豬油、雞油 脂質較多的魚或獸鳥肉、種籽類 使用以上物質的點心、麵包、加工食品、冷凍食品等	大豆、大豆製品、雞蛋 牛乳、乳酪（鬆軟白乾酪以外）	MCT 油、MCT 粉末 脂質較少的魚或獸鳥肉 低脂牛乳、脫脂乳、脫脂奶粉 脫脂酸乳酪、低脂酸乳酪 鬆軟白乾酪 有色蔬菜、淡色蔬菜 蒟蒻、蕈類、海藻

然非常酸。酸較少時即使糖分少，感覺也非常酸。酸較少時即使糖分少，感覺卻很甜。九十七頁的圖是含有等量醣類的水果重量。

討厭吃蔬菜的對策

一天必須攝取的蔬菜為三〇〇g以上（其中有色蔬菜為一〇〇g以上。量非常多，加上有的人討厭吃蔬菜而不願意吃，因此用火煮熟是減少量的一種方法。如果實在無法攝取三〇〇g以上的蔬菜的人，可以攝取二〇〇g的有色蔬菜。

蔬菜三〇〇g（其中有色蔬菜一〇〇g）與有色蔬菜二〇〇g中所含的營養量大致相同。

外食的攝取法

外食必須想像做好的菜，以及看菜單，想像使用的食品，判斷是否為適合自己的食物療法。

下頁圖是使用含有飽和脂肪酸的油脂、蛋、砂糖類的外食料理。這些料理一次不要攝取太多。

一天吃半個至一個蛋比較好，如果只是使用在油炸食品中的量則沒什麼問題。

但是，油炸食品的油如果加熱時間或次數較多時，容易氧化。必須進行食物療法的人，最好外食時不要吃油炸食品。

為了「每餐攝取均衡營養」，因此盡可能要選擇主食、主菜（含有良質蛋白質的食品）、副菜（蔬菜）都齊全的料理，配合自己的必要量而調節使用量。

●使用含有飽和脂肪酸的油脂、蛋、砂糖類的外食料理

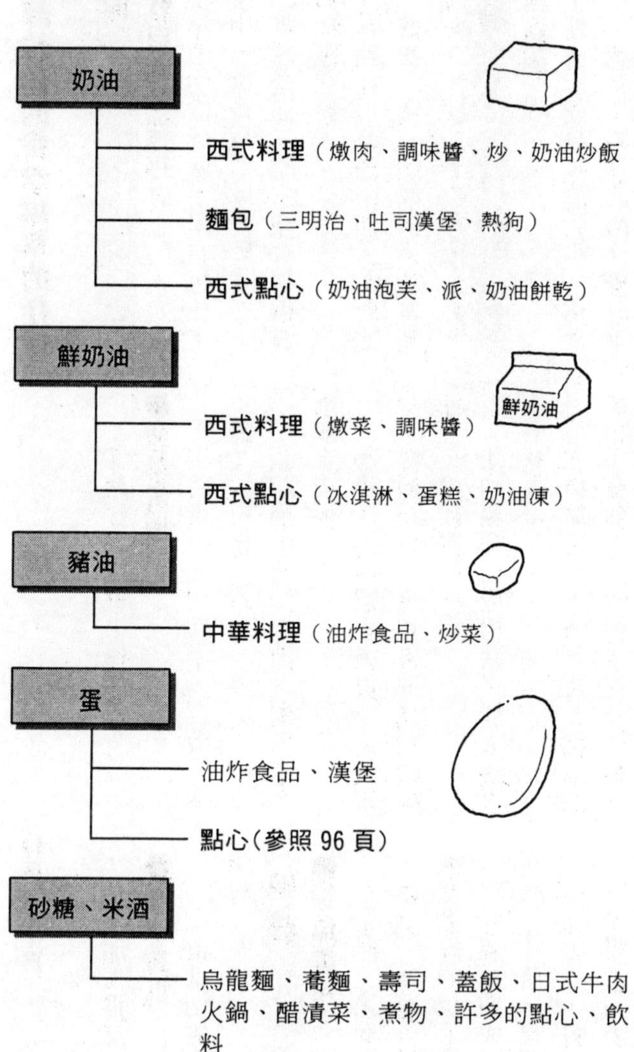

麵類、壽司、蓋飯等外食，光吃這些容易導致良質蛋白質和蔬菜缺乏，所以這類的外食不能長久持續。

膽固醇較高的春季菜單的作法

早 餐

●鬆軟白乾酪沙拉

①洋蔥切成碎屑，用布包住，泡在水中。檸檬皮切成碎屑。

②將沙拉油、醋、鹽、胡椒混合，做成調味醬。

③在鬆軟白乾酪中加入①與②混合，盛盤，添上切成梳形的番茄和荷蘭芹。

午 餐

●薑燒豬肉

①豬肉切成易吃的大小，用混合薑汁、蔥花、醬油的醃汁醃三十分鐘入味。

②熱鐵絲網，將去除汁液的①鋪在鐵絲網上，烤成美麗的顏色。

●鹽燒嘉鱲

①嘉鱲兩面撒鹽，放在充分加熱的鐵絲網上。

②烤好之後淋上檸檬汁。

●菠菜蛋捲

①將蛋打入大碗中，打散。加上鹽、太白粉混合。

②煎鍋中熱沙拉油，倒入①，攤成蛋皮。

③將菠菜用鹽水燙過，去除水分，浸泡在以高湯和醬油調和的醃汁中，撈起擠乾汁液。

④胡蘿蔔切成棒狀，放入滾水中煮軟。

⑤捲簾上放上薄蛋皮，鋪上菠菜和胡蘿蔔，捲起。切成三公分長，切口朝上盛盤。

●燉馬鈴薯

①馬鈴薯削皮、去芽，切成易吃的大小。切圓以免煮破。

②將①和高湯放入鍋中煮，馬鈴薯軟了之後用薄鹽醬油調味。

↑參考4頁

③加入青豆，煮滾後盛盤。

●脆小黃瓜

小黃瓜切成棒狀，添上金山寺味噌。

晚 餐

●鰺魚壽司

①醋、米酒、鹽放入小鍋中，一邊煮一邊混合。直到鹽溶化之後淋在煮好的飯上調拌。

②鰺魚切成三片，去骨，醃漬在醋、砂糖、鹽調和的醃汁中。

③去皮，斜切成六片。

④將①的壽司飯分為六等分，輕輕捏一下，鋪上③，用薑泥和蔥花裝飾。

●燉菜

①凍豆腐泡在滾水中還原，用水輕輕沖洗，切成易吃的大小。

②煮過的竹筍切成易吃的大

小。款冬用鹽滾水煮出美麗的顏色，去筋，切成四公分的長度。胡蘿蔔切成二公分厚的花形。

③鍋中加入高湯和薄鹽醬油、砂糖、鹽混合，加入①與②，煮滾之後關小火，慢慢煮。

④乾香菇用水浸泡還原，去蒂，對半斜切。蒟蒻用滾水煮過，切成一口大小的正方形。

⑤另一個鍋中加入高湯、醬油、砂糖、④及海帶捲，煮到入味為止。

⑥盤中放入③與⑤。

●芝麻拌小油菜

①小油菜用鹽滾水煮過，去除水氣，切成三公分長。

②大碗中加入芝麻、高湯、醬油混合，加入①涼拌。

③略為瀝乾汁液，盛盤。

●豆腐皮小黃瓜湯

①豆腐皮浸泡還原、打結。小黃瓜切成小片。

②鍋中加入高湯，煮滾之後加入小黃瓜，煮軟之後加入豆腐皮略煮，用鹽和醬油調味。

材料・1人份

早餐　鬆軟白乾酪沙拉

鬆軟白乾酪 ---------- 2大匙弱(30g)
洋蔥 ---------- 15g　檸檬皮 ---------- 少量
{ 沙拉油 -- ½大匙弱(6g)　醋 ---------- ½小匙強(3g)
{ 鹽・胡椒 ---------- 各少量
香茄 ---------- ½個(100g)　荷蘭芹 ---------- 少量
葡萄乾麵包 ---------- 60g
乳瑪琳 ---------- ⅔大匙弱(8g)
低脂牛乳 ---------- 1杯(200g)

午餐　薑燒豬肉

豬里脊肉 ---------- 40g　薑汁 ---------- 1小匙
蔥花 ---------- 少量　醬油 ---------- ⅓小匙(2g)

鹽燒嘉鱲

嘉鱲(魚片) ---------- 30g　鹽・檸檬汁 ---------- 各少量

菠菜蛋捲

{ 蛋 ---------- 小1個(50g)
{ 鹽・太白粉・沙拉油 ---------- 各少量
{ 菠菜 ---------- 2株(60g)
{ 醬油・高湯 ---------- 各½小匙弱(各2・5g)
胡蘿蔔 ---------- 10g

燉馬鈴薯

馬鈴薯 ---------- 50g
青豆 ---------- 1大匙(10g)
高湯 ---------- ¾杯　薄鹽醬油 ---------- ½小匙(3g)

脆小黃瓜

小黃瓜 ---------- ⅓根(40g)　金山寺味噌 ---------- 4g
飯 ---------- 1碗(150g)
紫蘇香鬆 ---------- 少量
蘋果 ---------- 1個(160g)

晚餐　鰺魚壽司

飯 ---------- 1碗(150g)
{ 醋 ---------- 2小匙(10g)　米酒 ---------- 1小匙弱(5g)
{ 鹽 ---------- 少量
鰺魚 ---------- 小2尾(60g)
{ 醋 ---------- 1大匙(15g)　砂糖 ---------- 1小匙(3g)
{ 鹽 ---------- 少量
薑泥 ---------- 少量
蔥花 ---------- 少量

燉菜

凍豆腐 ---------- ⅔塊(10g)　煮過的竹筍 ---------- 60g
款冬 ---------- 20g　胡蘿蔔 ---------- 15g
{ 高湯 ---------- ½杯　鹽 ---------- 少量
{ 薄鹽醬油・砂糖 ---------- 各1小匙(6g・3g)
乾香菇 ---------- 5g　海帶捲 ---------- 1個(15g)
蒟蒻 ---------- 30g
{ 高湯 ---------- ½杯
{ 醬油 ---------- ⅔小匙(4g)　砂糖 ---------- ½小匙(1・5g)

芝麻拌小油菜

小油菜 ---------- 40g
{ 芝麻 ---------- ⅓小匙(1g)
{ 高湯・醬油 ---------- 各¼小匙

豆腐皮小黃瓜湯

豆腐皮 ---------- ½片(1g)　小黃瓜 ---------- 少量
高湯 ---------- ¾杯　鹽・醬油 ---------- 各少量

點心

艾草丸子(市售品) ---------- 4～5g(50g)
草莓 ---------- 10個(150g)

膽固醇較高的夏季菜單的作法

⇧參考6頁

早餐

●雞肝韮菜炒蛋

①雞肝浸泡在水中去除血液，切成小塊。

②韮菜切成三公分長，胡蘿蔔切成同樣長度的短條形，蛋在大碗中打散。

③鍋中熱沙拉油，炒①，變色之後加入②續炒。

④倒入高湯略煮，用米酒和醬油調味，最後倒入蛋汁。成半熟狀時離火盛盤。

●涼拌豆腐

①絹濾豆腐輕輕擠乾水氣，盛盤。

②鋪上薑泥，淋上橙醋和醬油調和而成的調味汁，就可以吃了。

●馬鈴薯洋蔥味噌湯

①馬鈴薯去皮、去芽，切成六～八塊。洋蔥去皮，由一端開始切細。

②鍋中加入①和高湯煮，煮滾之後關小火，煮到馬鈴薯軟了為止。

③將味噌調溶後加入②中。關火。

午餐

●照燒霸魚

①將霸魚放入薑汁、米酒、醬油、酒混合而成的醃汁中，醃十五分鐘入味。

②煎鍋中熱沙拉油，將①瀝乾汁液後加入，煎成金黃色後翻面再煎。

③盤中鋪上生菜。將②表面朝上盛盤。

●蒟蒻片

①蒟蒻切成薄片，排入盤中，放入冰箱中冷藏。

②添上山葵醬油。

●松前漬菜

①小黃瓜和胡蘿蔔切成三公分長的短條形。昆布用打濕擰乾的布擦過之後切絲。檸檬切成薄銀杏形。

②將①放入大碗中，淋上薄鹽醬油涼拌。

③盛盤，撒上柴魚片。

●什錦湯

①豆腐略為瀝乾水氣，切丁。油豆腐皮用滾水燙過去除油分，切細。

②白蘿蔔和胡蘿蔔去皮，切成五公分厚的銀杏形。

③鍋中熱沙拉油炒②，加入①再炒，加入高湯，煮到蔬菜軟了為止，用醬油和鹽調味。

材料・1人份

早餐　雞肝韮菜炒蛋

雞肝---15g　韮菜---60g
胡蘿蔔---10g　蛋---大½個(30g)
沙拉油---1小匙弱　高湯---¼杯
米酒・醬油---各½小匙(各3g)

涼拌豆腐

絹濾豆腐---¼塊(80g)　青紫蘇---1片(1g)
薑泥---3g
醬油・橙醋---各1小匙弱(各5g)

馬鈴薯洋蔥味噌湯

馬鈴薯・洋蔥---各20g
高湯---¾杯　味噌---1⅔小匙(10g)
飯---1碗(150g)
低脂牛乳---1杯(200g)

午餐　照燒霸魚

霸魚---50g
{薑汁・米酒・醬油---各1小匙(各6g)
{酒---½小匙弱(2g)
沙拉油---½小匙(2g)　生菜---1片

蒟蒻片

蒟蒻---¼片(60g)
山葵---少量　醬油---½小匙(3g)

松前漬菜

小黃瓜---½根(60g)　胡蘿蔔---10g
昆布---1g　檸檬---少量
薄鹽醬油---½小匙弱(2・5g)
紫魚片---少量

什錦湯

木棉豆腐---⅙塊(50g)　油豆腐皮---⅐片(3g)
白蘿蔔---20g　胡蘿蔔---10g
蔥花---4g
沙拉油---¼小匙(1g)　高湯---½杯
醬油---¼小匙(1・5g)　鹽---少量

海帶芽飯

飯---1碗(150g)
煮過的海帶芽---3g

晚餐　烤雞肉

{雞胸肉---60g
{鹽・胡椒---各少量　白葡萄酒---½小匙強(3g)
{麵包粉---1大匙(5g)　蛋---少量(7g)
小洋蔥---1個(30g)　番茄---⅙個(30g)
青椒---⅓個(10g)　乳瑪琳---⅔大匙(7g)
乳酪粉---½小匙(1g)　鹽---少量
小番茄---2個(30g)

火腿高麗菜蒸檸檬

去骨火腿---1片(20g)　高麗菜---中1片(100g)
乳瑪琳・檸檬汁---各1小匙(各4g)
鹽---少量　荷蘭芹---少量

冬瓜湯

冬瓜---80g　胡蘿蔔---10g
青豆・湯塊---各1小匙(3g・2g)
水---¾杯　胡椒---少量
飯---1碗(150g)

點心

蕨菜餅(市售品)---50g
葡萄柚汁---¾杯(150g)

④盛盤，撒上細香蔥。

●海帶芽飯

煮好的飯中混入海帶芽。

晚餐

●烤雞肉

①雞胸肉撒上鹽、胡椒、白葡萄酒，擱置十分鐘使其入味。

②小洋蔥去皮，切成薄片。番茄用滾水燙過，去皮、去籽，切成薄片。青椒去籽，切成薄圓片。

③①中撒上麵包粉，加入蛋汁，放在鋁箔紙上，依序鋪上乳瑪琳、②，撒上乳酪粉和鹽。

④將③放入一百七十度的烤箱中，烤十五分鐘。

⑤不要弄破④，盛盤，添上小番茄。

●火腿高麗菜蒸檸檬

①火腿切成短條狀，高麗菜切成與火腿同樣的粗細。

②盤中加入①，放入冒著蒸氣的蒸籠中，用大火蒸。

③趁熱混入乳瑪琳和檸檬汁、鹽，全部撒上荷蘭芹碎屑。

●冬瓜湯

①冬瓜及胡蘿蔔去皮，切成骰子狀。

②鍋中加入①、湯塊和水，開火加熱，使湯塊溶解。煮滾之後用中火續煮，煮到胡蘿蔔柔軟為止。

③加入青豆略煮，撒上胡椒調味。

膽固醇較高者的秋季菜單的作法

早餐

●火腿炒高麗菜

①去骨火腿切細，高麗菜切成一公分寬，青椒對半縱剖，去籽，橫切成細絲。

②煎鍋中熱沙拉油，依序放入青椒、火腿、高麗菜拌炒。青椒軟了之後，撒上鹽、胡椒調味。

●水果酸乳酪

①奇異果和蘋果去皮，切成五公分厚的銀杏形。橘子剝除薄皮，對半切開。

②酸乳酪及糖粉放入大碗中混合。

③在②中加入①，涼拌盛盤。

午餐

●蒲燒鰻

①乾烤的鰻魚放入用醬油、米酒、砂糖混合而成的醃汁中醃三十分鐘。

②取出鰻魚，醃汁放入小鍋中用中火煮到剩下半量左右。

③熱鐵絲網，鋪上鰻魚烤，中途用刷子刷上醃汁，刷二次，一邊翻轉一邊烤。

④盛盤，撒上花椒粉，添上裝飾用的小黃瓜。

●小芋頭燉胡蘿蔔

①小芋頭去皮，用滾水略煮，去除粘液。

②胡蘿蔔切成五公釐厚，取花型。

③鍋中加入高湯，煮滾後加入小芋頭和胡蘿蔔煮。小芋頭五分熟後加入薄鹽醬油和米酒調味，慢慢地煮到入味為止。

④加入青辣椒略煮後盛盤，淋上煮汁。

↑參考8頁

●三杯蒸茄子

①茄子去蒂，對半縱剖。

②將①放入冒著蒸氣的蒸籠中，用大火蒸十分鐘。冷卻後撕成三～四瓣。

③小黃瓜和胡蘿蔔切成四～五公分長的細絲。洋蔥去皮、去根，切成薄片。紅辣椒切成圓形，去籽。

④做三杯醋。將醋、砂糖、薄鹽醬油、紅辣椒放入大碗中，攪拌混合到砂糖的粗糙感消失為止。

⑤在④中加入②、③混合，放入冰箱中保存使其入味。

晚餐

●炒煮菜

①牛腿肉切成易吃的大小。

②白菜分出蕊形葉，芯的部分切成薄片，葉略切。油豆腐對半切開。

③洋蔥去皮、去根，切成薄片。茼蒿摘下葉子。

④新鮮香菇去軸，較大者對半斜切，較小者直接在傘上畫星形。

⑤蒟蒻粉絲用滾水燙過，切成易吃的長度。

⑥在火鍋或厚鍋中熱沙拉油，加入牛肉拌炒，變色之後依序加入洋蔥、白菜、新鮮香菇、蒟蒻粉絲拌炒，倒入高湯。砂糖、醬油、酒調味，最後加入油豆腐和茼蒿，煮滾後關火。

⑦盛盤，在另一個器皿中添上蛋汁。

●醋拌海蘊

①海蘊用水浸泡略洗，去除水分。

②大碗中加入醋、醬油、米酒、七味辣椒混合。

③在②中加入海蘊，擱置入味後盛盤。

●金菇鴨兒芹味噌湯

①金菇去蒂，鴨兒芹去除根部，切成三~四公分長。

②高湯放入鍋中煮滾後，加入金菇略煮。

③將味噌調溶，加入鍋中，關火之前撒上鴨兒芹。

材料・1人份

早餐　火腿炒高麗菜

- 去骨火腿 ---------- 1片(20g)
- 高麗菜 ---------- ½片(60g)
- 青椒 ---------- ⅔個(20g)
- 沙拉油 ----- ½小匙(2g)　鹽・胡椒 ---------- 各少量

水果酸乳酪

- 奇異果・橘子 ---------- 各¼個(20g・40g)
- 蘋果 ---------- ⅙個(40g)
- 酸乳酪(低脂無糖) ---------- 2大匙(25g)
- 糖粉 ---------- ⅔小匙(2g)
- 法國麵包 ---------- 60g
- 乳瑪琳 ---------- ⅔大匙弱(8g)
- 低脂牛乳 ---------- 1杯(200g)

午餐　蒲燒鰻

- 鰻魚(烤乾) ---------- 50g
- { 醬油 ---------- 1小匙弱(5g)
- 　米酒 ---------- 1小匙(6g)
- 　砂糖 ---------- 1⅓小匙(4g)
- 花椒粉 ---------- 少量　小黃瓜 ---------- 10g

小芋頭燉胡蘿蔔

- 小芋頭 ---------- 中2個(100g)
- 胡蘿蔔 ---------- 30g
- 青辣椒 ---------- 1根(5g)
- 高湯 ---------- ½杯
- 薄鹽醬油 ---------- 1小匙(6g)
- 米酒 ---------- ⅓小匙(2g)

三杯蒸茄子

- 茄子 ---------- 1個(80g)
- 小黃瓜 ---------- 30g
- 洋蔥 ---------- 20g
- 胡蘿蔔 ---------- 10g
- 醋 ---------- 1小匙弱(4g)　砂糖 ---------- ⅓小匙(1g)
- 薄鹽醬油 ---------- ⅔小匙(4g)
- 紅辣椒 ---------- 少量
- 飯 ---------- 1碗(150g)

晚餐　炒煮菜

- 牛腿肉・白菜 ---------- 各60g
- 油豆腐 ---------- ⅓塊(80g)
- 洋蔥 ---------- ⅕個(40g)
- 茼蒿 ---------- 50g
- 新鮮香菇 ---------- 2朵(20g)
- 蒟蒻粉絲 ---------- 30g
- 沙拉油 ----- ½小匙(2g)　砂糖 ---------- 1大匙(9g)
- 醬油 ---------- 1大題(18g)　酒 ---------- ½小匙強(3g)
- 高湯 ---------- ¼杯　蛋 ---------- ½個(25g)

醋拌海蘊

- 海蘊 ---------- 40g
- { 醋 ------- ½小匙弱(2g)　醬油 ---------- ⅔小匙(2g)
- 　米酒 ----- ⅓小匙(2g)　七味辣椒 ---------- 少量

金菇鴨兒芹味噌湯

- 金菇 ---------- 30g　鴨兒芹 ---------- 3g
- 高湯 ---------- ¾杯　味噌 ----- 1⅔小匙(10g)
- 飯 ---------- 1碗(150g)

點心

- 煮栗子 ---------- 中5個(80g)
- 梨子 ---------- ½個(100g)

膽固醇較高者的冬季菜單的作法

↑參考10頁

早餐

●燉大豆

①大豆浸泡於水中，擱置一晚。連浸泡汁一起加熱，煮到大豆軟了為止，撈起放入簍子裡瀝乾水分。

②羊栖菜洗淨，去除污垢，浸泡在水中還原。

③胡蘿蔔切成三公分長的細絲，油豆腐皮用滾水燙過去除油分，對半縱剖，切細。

④鍋中熱沙拉油，放入②與③炒過，加入①，再加入高湯蓋滿，最後加入砂糖、醬油多煮一會兒。

●芥末拌竹輪小油菜

①竹輪切成半月形的薄片，小油菜用鹽水煮出美麗的顏色，切成三公分長。

②胡蘿蔔切成三公分長的細絲，煮軟之後去除水分。

③醬油和芥末醬調和。

④混合①與②，用③涼拌。

●蕪菁麩味噌湯

①蕪菁留下少許莖，去皮，剖成四瓣。

②鍋中加入高湯和蕪菁，煮軟。

③加入麩略煮，倒入調溶的味噌後關火。

午餐

●湯麵

①掛麵煮過，放入簍子裡。

②蛋煮硬，切成圓片，魚板切成一公分厚。

③玉蕈去蒂，用加入少量醬油的高湯煮。

④鴨兒芹用滾水燙過，切成三公分長。

⑤高湯煮滾後，用鹽和薄鹽醬油調味，加入①溫熱。

⑥盤中盛入掛麵，鋪上②～④，淋上⑤的汁液。

●田樂

①木棉豆腐和蒟蒻用高湯溫熱。

②小芋頭去皮，用高湯煮軟。

③另一個鍋中加入味噌和米酒、少量高湯，用大火迅速調拌。

④將①與②用竹籤刺，塗上③的調和味噌，用柚子和罌粟子裝飾。

●乾秋刀魚拌梅肉

①乾秋刀魚略烤，去皮和骨，掰開。

②白蘿蔔、小黃瓜、胡蘿蔔切成二～三公分長的短條狀，撒上

鹽。

③梅乾去籽切碎。

④擠乾②的水分，用③的梅肉涼拌。

晚餐

●高麗菜捲

①高麗菜去蕊，用鹽水煮過。

②洋蔥切碎，用油炒過，吐司麵包泡在牛乳中。

③大碗中加入絞肉，洋蔥及②的吐司麵包、蛋、鹽、胡椒、豆蔻混合，調拌。

④在①的高麗菜中加入③，包成菜捲。

⑤鍋中加入④、水和湯塊、番茄醬，煮三十分鐘，用太白粉水勾芡。

●咖哩沙拉

①取出罐頭蟹肉、掰開，萵苣撕成易吃的大小，小黃瓜切成小片，胡蘿蔔切成銀杏形。

②大碗中加入沙拉油、醋、咖哩粉、鹽、胡椒混合。

③器皿中放入①，淋上②。

●玉米湯

①洋蔥切成薄片。

②鍋中熱沙拉油，炒洋蔥，撒上麵粉混合，加入水和湯塊、玉米，煮三十分鐘，過濾。

③倒入牛乳，加入鹽味，溫熱後加入乳瑪琳混合。

④盛盤，撒上荷蘭芹。

點心

●年糕小紅豆湯

①小紅豆洗淨，注滿水後加熱，一邊撈除澀液，煮到柔軟為止。

②加入砂糖和鹽再煮，以太白粉水勾芡。

③盛盤，放入年糕。

材料・1人份

早餐　燉大豆

大豆------------------- 15g　高湯 ------------------適量
羊栖菜--------1 大匙(3g)　胡蘿蔔 ---------------- 10g
油豆腐皮 -------------- 2g　沙拉油------- ½小匙(2g)
砂糖・醬油 -------------------------- 各⅔小匙(2g・4g))

芥末拌竹輪小油菜

小油菜--------------- 60g　竹輪・胡蘿蔔 --- 各 10g
醬油--------- ⅓小匙(2g)　日式芥末醬---------少量

蕪菁麩味噌湯

蕪菁------------------ 20g　車麩 ------------- 4 個(2g)
高湯------------------¾杯　味噌 ------ 1 ⅔小匙(10g)
飯 -- 1 碗(150g)
低脂牛乳 -- 1 杯(200g)

午餐　湯麵

掛麵(煮過) -- 100g
蛋------------ ½個(30g)　魚板--------------------- 10g
玉蕈-------------------20g　鴨兒芹 ------------------ 5g
高湯-------------------¾杯　鹽 ------------- ⅕小匙(1g)
薄鹽醬油 ------------------------------------ ½小匙(3g)

田樂

木棉豆腐 -------------------------------------- ¼塊(70g)
蒟蒻------------------- 30g　小芋頭 ------大 1 個(60g)
高湯 -- 適量
味噌-----1 ⅓小匙(8g)　米酒 ---------- 1 小匙(6g)
蛋黃 --- 1g
柚子皮------------- 少量　罌粟子--------------- 少量

乾秋刀魚拌梅肉

乾秋刀魚 --------------- 20g　白蘿蔔 -------------- 40g
小黃瓜・胡蘿蔔 ---------------------------------- 各 10g
鹽------------------ 少量　梅乾------------ ¼個(2g)

晚餐　高麗菜捲

高麗菜 -- 1 片(100g)
牛腿絞肉 --- 50g
洋蔥--- ⅙個(20g)　沙拉油 --------------------- 少量
吐司麵包 --⅛片(8g)　牛乳--------- 1 小匙弱(4g)
蛋 -- 5g
鹽・胡椒・豆蔻 ---------------------------------各少量
水------------------- ¾杯　湯塊-------- ½小匙弱(1g)
番茄醬 -- 1 大匙(15g)
太白粉水 --- 少量

咖哩沙拉

蟹肉(罐頭) ---------- 10g　萵苣 ------------2 片(40g)
小黃瓜--------------- 20g　胡蘿蔔 ----------------- 10g
沙拉油 -----2 小匙(8g)　醋---------- 1 小匙弱(4g)
咖哩粉・鹽・胡椒 ------------------------------各少量

玉米湯

玉米(罐頭・奶油狀) ------------------------------ 30g
洋蔥------------------ 20g　沙拉油 ------------ ¼小匙
麵粉----------- 1 小匙(3g)　湯塊 ----- ½小匙(1・5g)
水 ------------------- ½杯　牛乳 ----- 2 ⅔大匙(40g)
乳瑪琳----- 1 小匙弱(3g)　鹽・荷蘭芹 ------各少量
飯 -- 1 碗(150g)

點心　年糕小紅豆湯

小紅豆・砂糖 ------------------ 各 1 ½大匙(各 15g)
鹽--------------------- 少量　年糕 ------------ 1 個(30g)
太白粉 -- ⅕小匙(1g)

水果拼盤

蘋果、奇異果、柿子 ---------------------------- 各 50g

三酸甘油酯較高者的春季菜單的作法

早餐

●信田捲

①將油豆腐皮放入簍子裡，用滾水澆淋去除油分，三邊切開。

②用鐵絲網烤①，高湯、醬油、薑泥混合做成調味汁。

③菠菜放入鹽水中煮過，泡在冷水中，撈起擠乾水分，放入調味汁中醃漬。

④胡蘿蔔切成棒狀，煮過。

⑤將②的油豆腐皮攤開，一端擺菠菜和胡蘿蔔，捲起。

⑥切成易吃的長度盛盤。

●鱈魚子沙拉

①白蘿蔔、胡蘿蔔、小黃瓜切絲。

②鱈魚子去除薄皮，取出鱈魚子，加入沙拉油、醋、薄鹽醬油混合。

③用②拌①即成。

●芹菜海帶芽味噌湯

①芹菜切成三公分長，海帶芽浸泡還原，切成易吃的大小。

②煮滾高湯，加入芹菜，放入調溶的味噌，加入海帶芽。

午餐

●馬頭魚捲纖蒸

①將馬頭魚剖開，撒上鹽和酒。

②豆腐擠乾水分，乾香菇浸泡還原，切成碎屑。胡蘿蔔和竹筍也切成碎屑。

③將②放入鍋中略煮，以鹽和薄鹽醬油調味，加入蛋混合。

④用①的馬頭魚夾③，以牙籤固定盛盤，放入冒著蒸氣的蒸籠中用大火蒸。

⑤將④的蒸汁過濾，放入鍋中煮，用鹽調味，煮滾之後加入太白粉水。

↑參考12頁

⑥將④的馬頭魚淋上⑤的汁液，添上煮過的四季豆。

●炸蔬菜

①茄子切成圓片，泡在水中，南瓜去籽，切成五公釐厚，青椒縱剖為四瓣。

②炸油加熱到一七〇度，放入①油炸。盛盤，撒上鹽。

●茶碗蒸

①烤海鰻。胡蘿蔔取花形，煮過。魚板切成薄片。

②蛋打散，加入高湯、薄鹽醬油、鹽混合，過濾。

③器皿中加入①，倒入②。

④將③放入冒著蒸氣的蒸籠中，用較強的中火蒸一～二分鐘，改為小火再蒸十五分鐘。中途撒上

鴨兒芹。

●菜飯

①白蘿蔔葉煮過，擠乾水分、切碎。

②飯中混入①即成。

晚餐

●蝦仁炒飯

①米洗淨，放入簍子裡。

②將番茄、洋蔥、竹筍略切，蘑菇切成薄片。

③加熱乳瑪琳和沙拉油，炒洋蔥，軟化之後加入米拌炒。放入②的其他蔬菜及去殼的蝦仁，再加入湯塊、水、胡椒、肉桂，加蓋燜煮。

④盛盤，撒上青豆。

●烤雞肉

①雞肉撒上鹽、胡椒、葡萄酒。

②將高麗菜、胡蘿蔔、青椒切絲、香菇切成薄片。

③在鋁箔紙上塗上一層薄薄的乳瑪琳，加上雞肉，添上②，撒上鹽，再鋪上剩下的乳瑪琳，包起來，放入烤箱中烤十分鐘。

④盛盤。添上切成梳形的檸檬。

●奶油湯

①將去骨火腿切成方形，馬鈴薯切成宮殿形。洋蔥切成梳形再剖成二半，胡蘿蔔切成小的宮殿形。

②加熱乳瑪琳，炒洋蔥和火腿，加入湯塊、水、肉桂、馬鈴薯及胡蘿蔔，用中火煮。

③在另一個鍋中溶化乳瑪琳，炒麵粉，倒入熱牛乳，用打蛋器迅速調拌。改為小火煮二十分鐘。

④將③放入②中，加入煮過的蠶豆煮十分鐘，加入鹽調味。

材料・1人份

早餐　信田捲

{ 油豆腐皮---------15g　高湯----------------½杯
{ 醬油----- ⅓小匙(2g)　薑泥----------------少量
{ 菠菜--------------40g　高湯・醬油------各少量
{ 胡蘿蔔------------------------------------5g

鱈魚子沙拉

鱈魚子-------------10g　白蘿蔔-------------40g
小黃瓜・胡蘿蔔----------------------------各10g
{ 沙拉油--- 2小匙(8g)　醋----------1小匙弱(4g)
{ 薄鹽醬油--------------------------¼小匙(1・5g)

芹菜海帶芽味噌湯

芹菜---------------20g　乾海帶芽--------------1g
高湯---------------¾杯　味噌------1⅔小匙(10g)
飯-----------------------------------1小碗(110g)

酸乳酪

酸乳酪-------½杯(100g)　糖粉----------1小匙(3g)

午餐　馬頭魚捲纖蒸

{ 馬頭魚------1片(70g)　鹽-----------------少量
{ 酒-------------------------------------½小匙強
豆腐---------------50g　乾香菇----------------1g
胡蘿蔔・竹筍・蛋------------------------各5g
鹽・薄鹽醬油・太白粉------------------各少量
四季豆-----------------------------1～2根(10g)

炸蔬菜

茄子---------------40g　南瓜----------------30g
青椒---------------20g　鹽------------------少量
炸油--適量

茶碗蒸

海鰻---------------10g　魚板----------------15g
胡蘿蔔--------------5g　鴨兒芹---------------3g
蛋------------½個(25g)　高湯----------------½杯
薄鹽醬油--¼小匙(1・5g)　鹽------------------少量

菜飯

飯-----------1小碗(110g)　蘿蔔葉--------------20g

晚餐　蝦仁炒飯

蝦仁-----------7尾(20g)　番茄----------------30g
洋蔥---------------20g　煮過的竹筍----------15g
蘑菇---------------10g　米------------------40g
乳瑪琳・沙拉油--------------------各1小匙(各4g)
湯塊--------½小匙(1.5g)　水------------------⅕杯
胡椒---------------少量　肉桂----------------¼片
青豆---------------------------------½大匙(5g)

烤雞肉

{ 雞胸肉------------------------------------50g
{ 鹽・胡椒------各少量　白葡萄酒----1小匙(5g)
高麗菜-------------40g　新鮮香菇------2朵(20g)
胡蘿蔔・青椒----------------------------各10g
乳瑪琳-------1小匙(4g)　鹽・檸檬---------各少量

奶油湯

去骨火腿------1片(20g)　馬鈴薯------大½個(60g)
洋蔥---------------40g　胡蘿蔔--------------15g
乳瑪琳------½小匙(2g)　湯塊--------------1小匙
水------------------1杯　肉桂・鹽---------各少量
{ 乳瑪琳-1小匙弱(3g)　麵粉----------1小匙(3g)
{ 牛乳--------⅕杯(40g)　蠶豆----------------20g

點心　草莓奶

草莓---------------------------------------120g
牛乳---------------½杯　砂糖---------------1小匙

三酸甘油酯較高者的夏季菜單的作法

早餐

●火腿蛋

①煎鍋中熱沙拉油，放入去骨火腿，兩面煎過。

②打入蛋，蓋上蓋子，以中火煎成喜歡的硬度。

③盛盤，撒上鹽

●南瓜沙拉

①南瓜保留皮，去籽，放入冒著蒸氣的蒸籠中，蒸到柔軟為止。切成薄片，淋上檸檬汁。

②洋蔥切成碎屑，用布包著，放入水中浸泡一會兒取出，擠乾水分。

③酸黃瓜切成碎屑。

④大碗中加入②、③，蛋黃醬與鹽混合，做成調味醬。

⑤器皿中鋪上萵苣，擺上南瓜，淋上調味醬。

午餐

●咖哩飯

①牛腿肉切成二公分正方形，撒上鹽及胡椒。

②洋蔥對半縱剖，由一端開始切成薄片。馬鈴薯切成較大的正方形。胡蘿蔔切成宮殿形。薑、蒜切成碎屑。

③煎鍋中熱半量的沙拉油，放入肉，炒到變色之後撒上三分之一量的咖哩粉混合，移入另一個鍋中。

④③的煎鍋中倒入剩下的沙拉油，油熱了之後加入蒜、薑、洋蔥，炒到洋蔥變成褐色為止。

⑤在④中放入麵粉，加入剩下的咖哩粉混合，整個放入③的鍋中。

⑥鍋中加入湯塊和水，用火加熱至沸騰，撈除澀液，改為小火續煮，中途使用木杓磨擦鍋底，煮三十分鐘。

↑參考14頁

⑦加入胡蘿蔔，過了一會兒之後，加入馬鈴薯，煮三十分鐘，用鹽（份量外）調味。

⑧器皿中盛飯，淋上咖哩。

●炒煮蒟蒻絲

①蒟蒻絲切成易吃的長度，蔬菜切絲。

②鍋中熱沙拉油，炒蒟蒻絲。放入胡蘿蔔再炒，加入青椒略炒，放入砂糖、醬油、高湯，煮到汁收乾為止。

●大豆泡菜

①大豆浸泡在水中一晚，煮到柔軟之後去除水分。

②小黃瓜切成薄片，西洋芹切成短條狀。檸檬皮切絲。

③將調味料放入大碗中混合，放入①與②涼拌，擱置一天即成。

晚餐

●照燒幼鰤

①將幼鰤放入用醬油和米酒調和的醃汁中醃一小時。

②加熱鐵絲網，鋪上①。開始時用較強的火烤出美麗的顏色，然後用小火烤熟為止。醃汁加熱煮滾，中途用來塗抹幼鰤二～三次，做成照燒魚。

③秋葵放入鹽水中略煮，浸泡在用醋、砂糖、鹽調和而成的甜醋中。

④盤中擺上幼鰤，添上秋葵。

●煮冬瓜

①冬瓜切成三～四公分正方形，切圓，用滾水煮。將蟹肉掰開。

②將①放入用醬油與高湯調和而成的煮汁中煮三十分鐘，調味。

③用太白粉水勾芡，盛盤。

●梅肉豆腐

①豆腐用滾水靜靜地煮，撈起泡在冷水中冷卻。新鮮香菇切成薄片，胡蘿蔔切絲，兩者都用高湯煮。

②梅乾搗碎，與醬油混合。

③盤中鋪上青紫蘇，擺上豆腐，鋪上瀝乾水分的香菇和胡蘿蔔，淋上②。

●醋拌海帶芽

①將海帶芽浸泡還原，用滾水澆淋後泡在冷水中，撈起切成一口的大小。

②大碗中混合調味料，拌①，盛盤後鋪上薑絲。

材料・1人份

早餐　火腿蛋
蛋------1個(50g)　去骨火腿------1片(20g)
沙拉油------½小匙(2g)　鹽------少量

南瓜沙拉
南瓜------70g　檸檬汁------少量
洋蔥------10g　酸黃瓜------5g
蛋黃醬-½大匙弱(8g)　鹽------少量
萵苣------1片(5g)
吐司麵包------切成6片的1片(60g)
乳瑪琳------1小匙強(5g)
低脂牛乳------1杯(200g)

午餐　咖哩飯
牛腿肉(沒有脂肪)------60g
鹽・胡椒------各少量
馬鈴薯------60g
洋蔥------40g　胡蘿蔔------20g
蒜・薑------各少量
沙拉油------⅔大匙(8g)　咖哩粉------½小匙(1g)
麵粉------2小匙(6g)　湯塊------1小匙弱(2g)
水------1杯　飯------1小碗(110g)

炒煮蒟蒻絲
蒟蒻絲------40g
胡蘿蔔・青椒------各10g
沙拉油------½小匙(2g)　砂糖------⅓小匙(1g)
醬油------½小匙(3g)　高湯------2大匙

大豆泡菜
大豆------1大匙弱(8g)
西洋芹・小黃瓜------各30g
薄鹽醬油------⅔小匙(4g)
醋------1小匙弱(4g)　芝麻油------⅓小匙(1g)
砂糖・檸檬皮------各少量

晚餐　照燒幼鰤
幼鰤------1塊(60g)
醬油------⅔小匙(4g)　米酒------少量
秋葵------1根(20g)　醋------½小匙強(3g)
砂糖------1小匙(3g)　鹽------少量

煮冬瓜
冬瓜------100g
蟹肉(罐頭)------25g
高湯------1杯
薄鹽醬油------⅔小匙(4g)
太白粉------少量

梅肉豆腐
絹濾豆腐------100g
高湯------適量
新鮮香菇------10g
胡蘿蔔------5g　青紫蘇------1片
梅乾------大½個(6g)　醬油------⅓小匙(2g)

醋拌海帶芽
乾海帶芽(浸泡還原)------40g
醋------1小匙弱(4g)　砂糖------⅓小匙(1g)
薄鹽醬油------⅓小匙(2g)
薑------少量
飯------1小碗(110g)

點心
涼粉(市售品)------100g
西瓜------120g

三酸甘油酯較高者的秋季菜單的作法

早餐

●醋漬雞胸肉

①雞胸肉去筋，放入盤中，撒上鹽、胡椒、白葡萄酒，放入冒著蒸氣的蒸籠中用大火蒸。

②洋蔥去除根部，切成薄片。

③在大碗中放入沙拉油，醋、鹽、檸檬汁及馬檳榔混合。

④在③中加入①與②，擱置一會兒，盛盤時撒上荷蘭芹碎屑。

●炒青江菜

①青江菜洗淨，切成三公分長。

②玉蕈分為小株，胡蘿蔔切成短條狀。

③煎鍋中熱沙拉油，炒青江菜和胡蘿蔔。胡蘿蔔炒軟後加入玉蕈拌炒，用鹽、胡椒調味。

午餐

●栗子飯

①米充分洗淨，用加二成的水泡三十分鐘。

②栗子剖成二～四瓣。

③將①的水撈出½小匙，加入②的栗子與酒、鹽，以普通的方式煮。

●烤醋漬青花魚

①將青花魚放入醋和砂糖、鹽混合的醃汁中，醃三十分鐘～一小時。

②加熱鐵絲網，鋪上去除汁液的①，烤到熟了為止。

●煎蛋

↑參考16頁

①將蛋打入大碗中，加入高湯和薄鹽醬油混合。

②在煎蛋器中塗上一層薄薄的沙拉油，倒入三分之一量的①煎蛋。開始變硬之後靠到一端，空出的地方倒入剩下蛋汁的半量，攤開煎。硬了之後以先前的蛋為芯，將蛋捲起。剩下的蛋汁也以同樣的方式煎，做成厚的蛋。

③將②切成易吃的大小。

●燉大豆

①大豆放在大量的水中浸泡一晚。

②將①的浸泡汁及大豆一起放入鍋中，煮到大豆柔軟為止，加入切成正方形的昆布、大量砂糖，再煮十分鐘。

③加入剩下的砂糖和醬油，煮到入味為止。

●烤蔬菜

①香菇去軸，胡蘿蔔切成五公釐厚片，取花形，煮過。

②加熱鐵絲網，擺上①和青辣

椒，烤出美麗的顏色。

③調拌醬油及高湯、用來沾烤蔬菜吃。

●芝麻拌四季豆

①四季豆去筋，用鹽水煮過，對半斜切。

②芝麻放入研砵中，研碎、加入醬油及高湯混合。

③將①放入②中涼拌。

晚餐

●油炸食品

①將蝦去除泥腸、去殼，切除尾端使其出水。鯒魚剖開。

②蓮藕及甘藷切成五公釐厚，茄子切成一公分厚，各自泡在水中。青辣椒縱畫一刀。

③將{的材料混合，做成麵衣，裹①、②，用一七〇度的炸油炸。

④將高湯及調味料充分調拌後煮滾，做成蘸汁，添上白蘿蔔泥。

●豆腐皮小油菜捲

①小油菜煮成美麗的顏色，胡蘿蔔切成五公釐厚，取花形，煮過。

②將豆腐皮攤開，捲小油菜。

③鍋中加入高湯、砂糖與薄鹽醬油，放入②及胡蘿蔔，溫火地煮。

④將③切成三公分長，盛盤。

●茶壺蒸玉蕈

①玉蕈洗淨，分為小株。白果去殼煮過，去除薄皮。

②鍋中加入高湯和鹽、薄鹽醬油，煮滾。

③將①、②放入茶壺中，加熱，煮滾之前關火，添上酸橘即成。

材料・1人份

早餐　醋漬雞胸肉

雞胸肉……2條(60g)　鹽・胡椒……各少量
白葡萄酒……1小匙(5g)　洋蔥……30g
{沙拉油……2小匙(8g)　醋……1小匙弱(4g)
{鹽・檸檬汁・馬檳榔……各少量
荷蘭芹碎屑……少量

炒青江菜

青江菜……1株(80g)　玉蕈……20g
胡蘿蔔……10g　沙拉油……1小匙強(5g)
鹽・胡椒……各少量
玉米片・低脂牛乳……各1杯(30g・200g)

午餐　栗子飯

米……1/4杯(45g)　栗子……25g
酒……1/2小匙弱(2g)　鹽……少量

烤醋漬青花魚

青花魚……小1塊(50g)　醋……1 1/2小匙弱(8g)
砂糖・鹽……各少量

煎蛋

蛋……1個(50g)　高湯……1大匙
薄鹽醬油……少量　沙拉油……1/2小匙(2g)

燉大豆

大豆……1大匙(10g)　昆布……1g
砂糖……1/3小匙(1g)　醬油……1/2小匙弱(2.5g)

烤蔬菜

新鮮香菇……3朵(30g)
胡蘿蔔・青辣椒……各20g
醬油・高湯……各2/3小匙(各4g)

芝麻拌四季豆

四季豆……40g　白芝麻……1/3匙(1g)
醬油・高湯……各1/4小匙(1.5g)
橘子……小1個(60g)

晚餐　油炸食品

蝦……1尾(25g)　鯒魚……1尾(40g)
蓮藕・茄子……各20g
甘藷……15g　青辣椒……2根(20g)
{麵粉……2大匙弱(15g)
{發粉……少量
{水……2大匙　蛋……1/5個(10g)
炸油……適量
{高湯……1/4杯
{薄鹽醬油・米酒……各1 2/3小匙(各10g)
{白蘿蔔泥……40g

豆腐皮小油菜捲

豆腐皮……10g　小油菜……80g
胡蘿蔔……10g　高湯……1/2杯
砂糖……1/3小匙(1g)　薄鹽醬油……1小匙弱(5g)

茶壺蒸玉蕈

玉蕈……20g　白果……3個(5g)
酸橘……1/4個
{高湯……1/2杯　鹽……1/3小匙(1.6g)
{薄鹽醬油……少量
飯……1小碗(110g)

點心　烤地瓜

地瓜……1/3個(70g)
葡萄……1/3串(50g)

三酸甘油酯較高者的冬季菜單的作法

早餐

●炒蛋

①蛋打入大碗中，加入鹽混合。

②煎鍋中加熱沙拉油，放入①，全部混合，煮到八分熟時離火盛盤。

③花椰菜分為小株，用放入一把鹽的滾水燙出美麗的顏色，泡入冷水中，撈起放入簍子裡瀝乾水分。

④調和醬油與高湯，拌③，添上②。

●日式豆芽菜小黃瓜沙拉

①豆芽菜洗淨，用滾水略煮，去除水分。

②小黃瓜切成一口大小。

③混合沙拉油、醋、薄鹽醬油，做成調味汁，拌①與②。

●滑子菌油豆腐皮味噌湯

①油豆腐皮用滾水燙過去除油分，切成短條狀。萬能蔥切成蔥花。

②鍋中煮滾高湯，放入滑子菌和①，加入調溶的味噌，關火。

午餐

●中華麵

①叉燒肉切成薄片，豆芽菜洗淨略煮。

②用大量滾水煮中華麵，撈起放入簍子裡瀝乾水分。

③鍋中加入一杯半的水，煮滾後加入湯塊，加入醬油和胡椒調味。

④盤中放入麵，鋪上叉燒肉、豆芽菜、筍乾，倒入熱騰騰的③。

●煎餃子

↑參考18頁

①高麗菜用大量滾水略煮，輕輕擠乾水分後切碎。

②韭菜切碎，薑和蒜擦碎。

③大碗中加入豬絞肉、①、②、醬油及芝麻油充分調拌。分為四等分，用餃子皮包起。

④放入熱沙拉油的煎鍋中排入③，煎成金黃色後加入一大匙水，蓋上蓋子，略燜。

⑤盛盤，添上用醬油、醋、豬油調和成的蘸汁。

●拌辣白菜

①白菜分出蕊與葉的部分，蕊切成三公分長的薄片，葉子切成短條狀，小黃瓜也切成同樣長度的短條狀。

②沙拉油，芝麻油、醋、鹽、薄鹽醬油及七味辣椒混合，拌①。

晚餐

●燙煮菜

①白肉魚切成二～三片。牡蠣

放入簍子裡，放在鹽水中漂洗後瀝乾水分。

②豆腐切成四～六塊，粉皮用滾水燙過還原。白菜分出蕊與葉的部分，蕊切成小片，葉子略切。茼蒿摘取葉的部分。

③蔥斜切，新鮮香菇去蒂，畫星形。海帶芽浸泡還原，切成一口的大小。

④將①～③搭配混合。

⑤白蘿蔔及胡蘿蔔擦碎，鋪上切成圓片的紅辣椒，添上切絲的柚子皮。

⑥鍋中加入昆布，倒入滾水，加入④的材料煮。搭配⑤的藥味和橙醋醬油吃。

●味噌淋小芋頭

①小芋頭去皮，用高湯蓋滿，煮至柔軟。

②去除①的水分，撒上麵粉，用一七〇度的炸油炸。

③鍋中放入味噌、砂糖、高湯，一邊煮一邊用木杓均勻調拌。

④將②的芋頭盛盤，淋上③的味噌醬。

點心

●安倍川年糕

①將年糕放在鐵絲網上烤，兩面烤過後用滾水澆淋。

②紅豆粉、砂糖、鹽混合。

③將②撒在①上。

材料・1人份

早餐　炒蛋

蛋……1個(50g)
鹽……少量　沙拉油……½小匙(2g)
{花椰菜……40g
{醬油・高湯……各½小匙(各2g)

日式豆芽菜小黃瓜沙拉

豆芽菜……½杯(40g)　小黃瓜……20g
{沙拉油……1⅓小匙(6g)　醋……½小匙強(3g)
{薄鹽醬油……⅓小匙(2g)

滑子菌油豆腐皮味噌湯

滑子菌……30g　油豆腐皮・萬能蔥 各3g
高湯……¾杯　味噌……1⅔小匙(10g)
飯……1小碗(110g)
低脂牛乳……1杯(200g)

午餐　中華麵

新鮮中華麵……⅔糰(100g)
叉燒肉……30g
豆芽菜……20g　筍乾……10g
{湯塊・醬油……各1小匙弱(2g、5g)
{胡椒……少量

煎餃子

豬腿絞肉……25g
高麗菜……5g　韭菜……5g
薑・蒜……各2g
醬油……¼小匙(1.5g)　芝麻油……½小匙(2g)
餃子皮……4張(16g)　沙拉油……1小匙
{醬油・醋……各½小匙(各3g)
{豬油……少量

拌辣白菜

白菜……60g　小黃瓜……20g
沙拉油……1½小匙(6g)　芝麻油……¼小匙(1g)
醋……½小匙強(3g)　鹽……少量
薄鹽醬油・七味辣椒……各少量

晚餐　燙煮菜

白肉魚……60g　牡蠣……3個(50g)
豆腐……150g　粉皮……10g
白菜……60g
茼蒿・蔥・新鮮香菇……各30g
乾海帶芽……2g　昆布……3g
{白蘿蔔……30g　胡蘿蔔……10g
{紅辣椒……少量
{柚子皮……少量
醬油・橙醋……各1大匙弱（各15g）

味噌淋小芋頭

小芋頭……80g
高湯……適量　麵粉……少量
炸油……適量
{味噌……⅔小匙（4g）　砂糖……⅓小匙（1g）
{高湯……½小匙
飯……1小碗（110g）

點心　安倍川年糕

年糕……30g
紅豆粉……½大匙（3g）　砂糖……1小匙（3g）
鹽……少量
橘子……大1個（100g）

膽固醇及三酸甘油酯高者的春季菜單的作法

↑參考20頁

早餐

●小黃瓜西洋芹火腿捲

①小黃瓜搭配火腿的長度，切成比鉛筆更細的棒狀。

②西洋芹去筋，切成與小黃瓜同樣長的棒狀。

③火腿的一端鋪①與②，捲起，捲完後用牙籤固定。

④煎鍋中熱沙拉油，放入③，一邊滾動一邊煎，在煎鍋中空出來的部分放入鳳梨同時煎。

⑤取下火腿捲上的牙籤，斜切。鳳梨切成四瓣，一起盛盤。

●燻鮭魚炒蔬菜

①燻鮭魚切成三公分長，菠菜用鹽水煮過，切成三公分長。花菜分為小株，煮過。

②煎鍋中熱沙拉油，放入①，用大火略炒，加入鹽、胡椒調味。

午餐

●煎肉餅

①牛腿肉切細，高麗菜切絲。

②山藥去皮擦碎。

③蛋打入大碗中，打散，加入水混合，撒上麵粉再混合，加入①、②與紅薑混合。

④在鐵板或煎鍋中熱沙拉油，倒入③，攤成圓形，煎成金黃色後翻面再煎。

⑤塗上調味醬，撒上柴魚片和綠海苔。

●湯豆腐

①木棉豆腐切成四塊。

②胡蘿蔔切成薄片，取花形，煮軟。新鮮香菇去蒂，切成四瓣。

③厚鍋中放入水，開火，加入①與②，煮到溫熱。

④添上利用薑、萬能蔥、醬油、橙醋調和而成的蘸汁。

●煮嫩筍

①切除竹筍的前端，放入加了米糠的水中煮過。

②根部用竹籤穿刺能迅速通過時，關火，直接冷卻。

③去皮、洗淨，切成梳形。

④海帶芽浸泡在水中還原，切成一口的大小。

⑤鍋中加入高湯和米酒、薄鹽醬油，加熱，煮滾後加入③，改為中火煮。

⑥取出竹筍盛盤，剩下的煮汁中加入海帶芽，略為入味後撈起，放在竹筍旁。

晚餐

●油炸咖哩霸魚

①霸魚撒上鹽、胡椒，泡在牛乳中。

②混合麵粉及咖哩粉，沾上去除汁液的①，去除多餘的粉。
③煎鍋中熱沙拉油，放入②煎，煎成金黃色之後蓋上蓋子，用小火煮熟。反面以同樣的方式煎。
④胡蘿蔔去皮，切成五公釐厚的圓片，乳瑪琳、水及砂糖一起放入鍋中，加熱，用中火煮到入味。
⑤豌豆片去筋，用鹽水煮過以乳瑪琳炒。
⑥盤中排入③～⑤，添上檸檬。

●蔬果沙拉

①馬鈴薯切成一公分正方形煮過。
②小黃瓜切成一公分正方形。
③大碗中加入①、②，放入鬆軟白乾酪，用蛋黃醬涼拌。
④盤中鋪上萵苣，放入③與番茄。

●番茄湯

①番茄用滾水燙過，去皮、去籽，略切。
②洋蔥切成碎屑。
③鍋中熱乳瑪琳，炒洋蔥，熟透後加入番茄略炒，倒入水和湯塊煮二十分鐘，用鹽和胡椒調味，盛盤。

材料・1人份

早餐　小黃瓜西洋芹火腿捲

去骨火腿……2片(30g)
小黃瓜……20g
西洋芹……15g
沙拉油……½小匙強(3g)　鳳梨……20g

燻鮭魚炒蔬菜

燻鮭魚……20g
菠菜……60g　花菜……30g
沙拉油……1小匙強(5g)　鹽胡椒……各少量
玉米片……2杯(50g)
低脂牛乳……1杯(200g)

午餐　煎肉餅

牛腿肉・高麗菜……各40g
紅薑……2g
{麵粉……½杯(50g)
山藥……20g
蛋……大½個(30g)
水……½杯}
沙拉油……1小匙強(5g)　調味醬……1大匙弱(12g)
柴魚片・綠海苔……各少量

湯豆腐

木棉豆腐……150g
胡蘿蔔・新鮮香菇……各20g
{薑・萬能蔥……各3g
醬油・橙醋……各2小匙(12g・10g)}

煮嫩筍

竹筍……80g
乾海帶芽……3g
高湯……¼杯　米酒……⅓小匙(2g)
薄鹽醬油……⅔小匙(4g)

晚餐　油炸咖哩霸魚

{霸魚……1塊(60g)
牛乳……1小匙(5g)
鹽・胡椒……各少量}
麵粉……½大匙(4g)　咖哩粉……少量
沙拉油……1小匙(4g)
{胡蘿蔔……25g　乳瑪琳……¼小匙(1g)
水・砂糖・鹽……各少量}
{豌豆片……15g　乳瑪琳……¼小匙(1g)}
檸檬……⅛個

蔬果沙拉

馬鈴薯……50g
小黃瓜……20g
鬆軟白乾酪……15g
蛋黃醬……1小匙(5g)
萵苣……½片(15g)
小番茄……3個(30g)

番茄湯

番茄……¼個(40g)
洋蔥……15g
乳瑪琳……1小匙(4g)　水……¾杯
湯塊……1小匙弱(2g)　鹽・胡椒……各少量
飯……1小碗(110g)

點心　什錦水果

草莓……6個
奇異果……½個

膽固醇及三酸甘油酯高者的夏季菜單的作法

↑參考22頁

早餐

法式沙拉

①取出罐頭裝金鎗魚，倒掉罐頭汁，掰開。

②高麗菜、小黃瓜切絲，胡蘿蔔去皮切絲。

③蘿蔔苗切除根部。

④沙拉油、醋、鹽、胡椒混合，做成調味醬。

⑤大碗中加入①～③，加上④的調味醬涼拌。

⑥盤中鋪上生菜，放上⑤。

午餐

●掛麵

①鍋中加入高湯、米酒、醬油加熱，煮滾後關火，直接冷卻。

②細香蔥切成蔥花，蘘荷切絲，和山葵一起放入小碟子裡。

③掛麵以大量滾水煮過，用清水沖洗。

④煮蛋切成圓片，小黃瓜縱剖為四瓣、斜切。

⑤將③放入碗中，加入冰水，鋪上④與小番茄。添上①的蘸汁與藥味。

●檸檬烤沙丁魚

①去除沙丁魚的內臟，撒上鹽及檸檬汁。

②熱鐵絲網，將沙丁魚表面朝下烤四分鐘。翻面再烤三～四鐘。

③將②盛盤，添上白蘿蔔泥，淋上醬油。

●梅乾煮馬鈴薯胡蘿蔔

①馬鈴薯去皮、去芽，切成一口的大小，切圓。

②胡蘿蔔切成五公釐厚度，取花形。

③豌豆片去筋，用鹽水煮過，切絲。

④鍋中加入高湯與梅乾，放入①與②，加熱十分鐘，再加入砂糖煮五分鐘，加上醬油，煮到胡蘿蔔軟了之後關火。

⑤盤中放入④，撒上③。

晚餐

●糖醋肉丸子

①洋蔥去根，切碎，用沙拉油炒，攤開冷卻。

②大碗中加入①、牛絞肉、豬絞肉、吐司麵包、蛋、鹽、胡椒混合、直到產生粘性為止。

③將②做成直徑二公分的丸子。

④炸油加熱到一七〇度，放入③油炸。

⑤竹筍切成薄片、洋蔥切成梳形。胡蘿蔔切成短條狀，青椒切成

粗絲。

⑥加熱炒菜鍋，冒煙之後倒入沙拉油，依序加入洋蔥、胡蘿蔔、竹筍拌炒，全部過油。加入青椒和肉丸子略炒。

⑦用醬油、砂糖、醋調味，煮滾後倒入太白粉水勾芡，迅速盛盤。

●豆腐拌番茄

①絹濾豆腐切成一口大的正方形。

②榨菜用水略洗，切碎。

③番茄用滾水燙過，去皮、去籽，切丁。蘿蔔苗去除根部。

④蔥、薑、蒜切成碎屑。

⑤大碗中加入④、醬油、醋、砂糖及芝麻油，調拌到砂糖溶解為止。

⑥盤中放上豆腐，撒上榨菜、番茄、蘿蔔苗，⑤的調味汁放入另一個容器中，二者都放入冰箱中保存。吃之前淋上調味汁。

●中華湯

①豆芽菜用水洗淨，撈起放入簍子裡瀝乾水分。

②萬能蔥切成蔥花。

③鍋中加入水和湯塊，煮至湯塊溶化。

④煮滾後加入豆芽菜煮，放入蔥，撒上胡椒。

⑤略為加鹽調味。

材料・1人份

早餐　法式沙拉

金鎗魚(罐頭)……30g　高麗菜……30g
小黃瓜・胡蘿蔔……各10g
蘿蔔苗……5g　萵苣……15g
｛沙拉油……2小匙(8g)　醋……1小匙弱(4g)
　鹽・胡椒……各少量
吐司麵包……切成6片的1片(60g)
乳瑪琳……1大匙弱(10g)
低脂牛乳……1杯(200g)

午餐　掛麵

掛麵(乾)……50g
煮蛋……½個(25g)
小黃瓜……15g
小番茄……1個(10g)
｛高湯……¼杯強
　米酒……1小匙弱(5g)　醬油……2小匙(12g)
　細香蔥・蘘荷……各3g
　山葵……少量

檸檬烤沙丁魚

沙丁魚……大1尾(50g)
鹽……少量　檸檬汁……1小匙
白蘿蔔……40g　醬油……少量

梅乾煮馬鈴薯胡蘿蔔

馬鈴薯……70g
胡蘿蔔……15g
豌豆片……1片(3g)
高湯……1杯　梅乾……2g
砂糖……少量　醬油……¼小匙(1.5g)

晚餐　糖醋肉丸子

｛牛腿絞肉……30g
　豬腿絞肉……20g
　[洋蔥……15g　沙拉油……1小匙(4g)]
　吐司麵包・蛋……各5g
　鹽・胡椒……各少量
炸油……適量
煮過的竹筍・洋蔥……各30g
胡蘿蔔・青椒……各10g
沙拉油……1小匙(4g)　醬油……⅔小匙(4g)
砂糖……1小匙強(4g)
醋……1小匙弱(4g)
太白粉・水……各⅕小匙(1g, 1.6g)

豆腐拌番茄

絹濾豆腐……100g
榨菜……5g
番茄……40g
蘿蔔苗……10g
｛蔥・薑・蒜……各少量
　醬油……2小匙(12g)　醋……1小匙(5g)
　砂糖・芝麻油……各少量

中華湯

豆芽菜……20g
萬能蔥……3g　水……¾杯
湯塊……1小匙(2g)　胡椒……少量
飯……1小碗(110g)

點心

烤玉米……½根(80g)
哈蜜瓜……¼個(100g)

膽固醇及三酸甘油酯較高者的秋季菜單的作法

↑參考24頁

早餐

●炒豆腐渣

①竹輪和胡蘿蔔切碎，乾香菇浸泡還原，切碎。

②鍋中熱沙拉油，炒①，加入豆腐渣略炒，加入高湯，砂糖、醬油混合，盛盤，撒上青豆。

●雞胸肉拌花生醬

①雞胸肉去筋，放入鍋中，加入鹽和酒，加熱燜煮。冷卻後撕開。

②蒟蒻絲中加入高湯和醬油，煮到入味。

③金菇與鴨兒芹切成二~三公分長度，用滾水略煮，胡蘿蔔切絲煮過。

④混合花生醬，高湯、砂糖、醬油，拌①~③。

●菠菜油豆腐皮味噌湯

①菠菜用鹽水燙過，泡在水中，撈起瀝乾水分，切成三~四公分長度。

②用滾水澆淋油豆腐皮，去除油分，切成短條狀。

③煮滾高湯，放入①與②，略煮，加入調溶的味噌，關火。

午餐

●三明治

①吐司麵包塗上乳瑪琳和芥末調和而成的醬。

②蛋打散，用沙拉油炒，做成炒蛋。

③小黃瓜切成薄片，番茄用滾水燙過，去皮、去籽，切成薄片。

④洋蔥切成碎屑，用布包起，放人水中，酸黃瓜切成碎屑。

⑤大碗中加入④及去除汁液的金鎗魚、蛋黃醬混合。

⑥用半量的①的吐司麵包夾②與③，另外半量夾⑤和高苣，切成易吃的大小，盛盤，添上荷蘭芹。

●牡蠣湯

①高麗菜、火腿、青椒、西洋芹、胡蘿蔔等切成條狀。

②鍋中加入青椒以外的①、水、湯塊，加熱，煮到蔬菜柔軟為止。

③加入青椒及用水洗淨的牡蠣續煮，以鹽調味。

晚餐

●菜飯

①米洗淨，加入二成的水浸泡。

②蒟蒻和胡蘿蔔切絲。牛蒡去皮切絲，泡在水中去除澀液。

③新鮮香菇去蒂，切成薄片。油豆腐皮以滾水澆淋，去除油分，切細。

④去除二分之一小匙強的①中的水，加入②與③、酒、醬油、鹽略為混合，以普通的方式煮。

●味噌煮青花魚

①薑切成薄片，半量切絲。

②鍋中加入①的薄片薑、高湯、味噌、砂糖、酒、醬油混合。青花魚的皮朝上放入鍋中。

③用大火加熱，煮滾後關小火，煮十五分鐘。

④盛盤，添上薑絲。

●芝麻拌花菜

①花菜分為小株，用大量滾水煮。

②小黃瓜切成薄片，胡蘿蔔切成薄銀杏形，煮軟。

③芝麻放入煎鍋中炒過，以研缽研碎。

④在③中加入醋、砂糖、高湯、鹽混合，拌①與②。

●野山藥湯

①野山藥去皮、擦碎。乾海帶芽用水浸泡還原，切成易吃的大小。

②鍋中煮滾高湯，以醬油和鹽味。

③用湯匙將①的野山藥放入②中，再加入海帶芽。

④靜靜地裝入碗中，撒上柚子皮絲。

材料・1人份

早餐　炒豆腐渣

豆腐渣……⅔杯(80g)　竹輪……25g
胡蘿蔔……10g　乾香菇……1g
青豆……½大匙(5g)
沙拉油……½小匙(2g)
砂糖・高湯……各1小匙弱(2.5g、5g)
醬油……⅔小匙(4g)

雞胸肉拌花生醬

{雞胸肉……20g
鹽・酒……各少量
{蒟蒻絲……20g
高湯……12杯　醬油……少量
金菇・鴨兒芹……各20g
胡蘿蔔……10g
{花生醬……12g
高湯……1小匙　砂糖醬油……各少量

菠菜豆腐皮味噌湯

菠菜……30g　油豆腐皮……3g
高湯……¾杯　味噌……1⅔小匙(10g)
飯……1小碗(110g)

午餐　三明治

{吐司麵包(去除邊)……切成12片的3片(50g)
乳瑪琳……1大匙弱(12g)　芥末醬……少量
(蛋……大½個(30g)　沙拉油……¼小匙(1g))
小黃瓜……20g　番茄……30g
{金鎗魚罐頭……15g　洋蔥……10g
酸黃瓜……5g　蛋黃醬……⅔大匙弱(10g)
萵苣……1片　荷蘭芹……少量

牡蠣湯

牡蠣……3個(30g)　高麗菜……50g
去骨火腿……1片(20g)
青椒……30g　西洋芹……20g
胡蘿蔔……10g　水……¾杯
湯塊……1小匙弱(2g)　鹽……少量
低脂牛乳……1杯(200g)

晚餐　菜飯

米……⅓杯弱(40g)
油豆腐皮……5g
蒟蒻・牛蒡……各20g
新鮮香菇・胡蘿蔔……各10g
酒……½小匙強(3g)
醬油・鹽……各少量

味噌煮青花魚

青花魚……1塊(60g)
薑……3g　高湯……½杯
味噌……1小匙(6g)　砂糖……⅔小匙(2g)
酒……½小匙強(3g)　醬油……少量

芝麻拌花菜

花菜……40g
小黃瓜・胡蘿蔔……各10g
{白芝麻……⅓小匙(1g)
醋・砂糖……各1小匙強(6g、4g)
高湯・鹽……各少量

野山藥湯

野山藥……30g　乾海帶芽……1g
高湯……¾杯　醬油、鹽、柚子……各少量

點心

栗子丸（市售品）……60g
麝香葡萄……70g

膽固醇及三酸甘油酯較高者的冬季菜單的作法

早餐

●雞雜燴

①雞胸肉去筋略切。茼蒿摘葉，放入鹽水中煮過，泡在冷水中，撈起擠乾水分。

②鍋中加入高湯，煮滾後放入雞胸肉煮。以醬油和鹽調味，加入飯。

③改為小火煮，加入茼蒿，倒入蛋汁。蓋上蓋子燜一～二分鐘。

●五目豆

①大豆泡在水中一晚。

②連汁一起放入鍋中，煮到軟了為止。中途必須加水，不讓豆子露出煮汁外。

③白蘿蔔、蒟蒻、胡蘿蔔及昆布都切成一公分正方形。

④在②中加入③煮十分鐘，放入半量的砂糖再煮十分鐘。

⑤加入剩下的砂糖與醬油，蔬菜軟了之後，煮到汁收乾為止。

●山葵拌山藥

①山藥去皮切絲。

②高湯、醬油、鹽、山葵混合，拌山藥。盛盤，撒上切細的海苔。

午餐

●南蠻漬鮭魚

①新鮮鮭魚撒上鹽，醃三十分鐘。

②洋蔥、胡蘿蔔、小黃瓜切絲。

③鍋中加入醋、醬油、砂糖、切成小段的紅辣椒，加熱，煮滾之後放入大盤中。

④將①去除水分，沾麵粉，用一七〇度的炸油炸。

⑤炸過的④放入③中醃漬，②也一併放入醃漬。

⑥擱置一會兒，入味後盛盤。

↑參考26頁

●炒煮蘿蔔葉

①蘿蔔葉用水沖洗後切碎。

②用滾水澆淋油豆腐皮，去除油分，切細。

③鍋中熱沙拉油，炒①與②，加入高湯、醬油、米酒，煮到汁收乾為止。

●豆腐蓴菜味噌湯

①木棉豆腐切丁，蓴菜切成易吃的長度。

②鍋中煮滾高湯，放入①略煮，加入調溶的味噌，關火。

晚餐

●蝦仁火腿義大利麵

①青蝦去除泥腸和殼，較大的切成二半。

②去骨火腿切絲，洋蔥和蘑菇切成薄片。

③鍋中熱沙拉油，依序炒洋

蔥、青蝦、火腿、蘑菇。
④撒上麵粉再炒，加入水和湯塊煮五分鐘。
⑤以鹽和胡椒調味，加入青豆。
⑥用加入少量鹽的滾水煮義大利麵，撈起放入簍子裡瀝乾水分，以沙拉油略炒。
⑦盤中放入⑥，淋上⑤，撒上乳酪粉。

●燉牛肉

①牛肉撒上鹽、胡椒，以沙拉油炒過，移入鍋中。
②加入番茄醬、水、湯塊，煮滾後關小火，撈除澀液，加入肉桂，約煮三十分鐘。
③馬鈴薯、胡蘿蔔切成宮殿形，洋蔥切成梳形，青椒切成四瓣再切成二半。
④在①的煎鍋中炒洋蔥，移入②的鍋中，依序加入胡蘿蔔、馬鈴薯、青椒。
⑤另一鍋中熱乳瑪琳，炒麵粉，用水調溶，做成麵糊。
⑥④中加入⑤，以鹽和胡椒調味，煮十分鐘，最後加入鮮奶油，略微混合，盛盤。

●蔬菜棒沙拉

①全部的蔬菜切成七～八公分長的棒狀。
②混合{的材料，做成調味醬，拌①。
③盛盤，鋪上檸檬皮。

材料・1人份

早餐　雞雜燴
飯 …… 1小碗(110g)
雞胸肉 …… 20g　高湯 …… 1杯
茼蒿 …… 15g　蛋 …… 20g
醬油 - ¼小匙(1・5g)　鹽 …… 少量
五目豆
大豆 …… 1½大匙(15g)
白蘿蔔・蒟蒻 …… 各20g
胡蘿蔔 …… 10g　昆布 …… 1g
砂糖 - ⅔小匙(2g)　醬油 …… 1小匙弱(5g)
山葵拌山藥
山藥 …… 60g
高湯 …… ½小匙　醬油 …… ⅙小匙(1g)
鹽・山葵・海苔 …… 各少量
蘋果 …… ⅓個(70g)

午餐　南蠻漬鮭魚
{新鮮鮭魚 …… 1塊(40g)
{鹽 …… 少量　麵粉 …… 1⅔小匙(5g)
炸油 …… 適量
洋蔥 …… 30g
胡蘿蔔・小黃瓜 …… 各10g
{醋 …… 1小匙(5g)　醬油 …… 1小匙弱(5g)
{砂糖・紅辣椒 …… 各少量
炒煮蘿蔔葉
蘿蔔葉 …… 60g　油豆腐皮 …… ¼片(5g)
沙拉油 - 1小匙弱(3g)　高湯 …… 2小匙
醬油 - ½小匙(3g)　米酒 …… ¼小匙(1.5g)
豆腐蓴菜味噌湯
木棉豆腐 …… 50g　蓴菜 …… 5g
高湯 …… ¾杯　八丁味噌 …… 2小匙(12g)
飯 …… 1小碗(110g)

晚餐　蝦仁火腿義大利麵
{青蝦 …… 10尾(30g)　去骨火腿 …… 1片(20g)
{洋蔥 …… 30g　蘑菇 …… 10g
{沙拉油 - ¼小匙(1g)　麵粉 …… ⅓小匙(1g)
{水 …… ¼杯　湯塊 …… ½小匙(2g)
{鹽・胡椒 …… 各少量　青豆 …… ½大匙(5g)
{義大利麵(乾) …… 30g
{沙拉油 …… 1小匙強(5g)
乳酪粉 …… ½小匙(1g)
燉牛肉
(牛腿肉 …… 50g　鹽・胡椒 …… 各少量)
馬鈴薯 …… 60g　洋蔥 …… 40g
胡蘿蔔、青椒 …… 各15g
沙拉油 …… ½小匙(2g)
番茄醬 …… 1大匙弱(15g)
水 …… 1杯　湯塊 …… 1小匙(2.5g)
肉桂 …… ¼　鮮奶油 …… 1小匙強(5g)
鹽・胡椒 …… 各少量
{乳瑪琳 …… 1小匙弱(3g)　麵粉 …… 1小匙強(4g)
{水 …… ½杯
蔬菜棒沙拉
小黃瓜・西洋 …… 各20g
胡蘿蔔 …… 15g　檸檬皮 …… 少量
{沙拉油 …… 1½小匙(6g)　醋 …… ½小匙強(3g)
{鹽・胡椒 …… 各少量

點心　烤南瓜
南瓜 …… 70g
低脂牛乳 …… 1杯(200g)

體內有乳糜微粒的春季菜單的作法

↑參考28頁

早餐

●煎魚肉山芋餅

①魚肉山芋餅呈對角線切開。

②煎鍋中熱馬克東油，排入①，兩面煎。

③小黃瓜切成薄片，撒上鹽。砂糖、醋、鹽、高湯混合。小黃瓜擠乾水分後浸泡其中。

④盤中盛入②，添上③。

●炒煮雞肝

①雞肝用流水沖十分鐘，去除血液，用水洗淨。

②鍋中熱馬克東油，放入去除水分的①拌炒，加入砂糖、醬油、高湯，煮到汁收乾為止。

③南瓜切成二公分正方形，煮過。豌豆片煮過，對半斜切。

④煎鍋中熱一小匙馬克東油，炒③，以砂糖和醬油調味。

⑤盤中鋪上②與④。

●洋蔥海帶芽味噌湯

①洋蔥切成薄片，海帶芽用水浸泡還原，切成易吃的長度。

②鍋中加入高湯與洋蔥，煮到洋蔥軟了為止。

③放入海帶芽，加入調溶的味噌。

午餐

●烤鰈魚

①將鰈魚兩面撒上鹽和胡椒，泡在牛乳中，擱置十分鐘。

②去除①的汁液，沾上麵包粉，擺入塗上一層薄馬克東油的烤盤上，再撒上馬克東油，放入烤箱烤。

③馬鈴薯切成二半，去皮，煮軟。倒除湯汁，再度加熱，汁收乾後加入鹽，一邊搖動鍋子，一邊做成粉吹芋。

④胡蘿蔔切成宮殿形，煮軟，以馬克東油炒過，撒上鹽、胡椒。

⑤四季豆用鹽水煮過，切成四公分長，以馬克東油炒過，撒上鹽、胡椒調味。

⑥盤中盛入②~⑤，添上薄片檸檬。

●綠色沙拉

①萵苣洗淨，去除水分，綠蘆筍煮過，切成四~五公分長。紫高麗菜切絲，洋蔥切成薄圓片。

②馬克東油、醋、鹽、胡椒混合做成調味醬。以三分之一量的調味醬涼拌紫高麗菜。

③盤中鋪上生菜，擺入綠蘆筍、紫高麗菜、洋蔥，淋上剩下的調味醬。

材料・1人份

早餐　煎魚肉山芋餅
魚肉山芋餅……1片(50g)
馬克東油……½小匙(2g)
{小黃瓜……30g　鹽……少量
{砂糖……1小匙(3g)　醋……½小匙強(3g)
{鹽……少量　高湯……1小匙

炒煮雞肝
雞肝……30g
馬克東油……¼小匙(1g)
砂糖・醬油……各⅓小匙(1g、2g)
高湯……2小匙
南瓜……40g　豌豆片……10g
馬克東油……1小匙(4g)
砂糖……⅓小匙(1g)
醬油……¼小匙(1.5g)

洋蔥海帶芽味噌湯
洋蔥……30g　乾海帶芽……1g
高湯……¾杯　味噌……1⅔小匙(10g)
飯……1碗(130g)

午餐　烤鰈魚
(鰈魚……70g　鹽、胡椒……各少量)
低脂牛乳……2小匙(10g)
麵包粉……2大匙強(10g)　馬克東油……1小匙(4g)
檸檬薄片……1片
(馬鈴薯……50g　鹽……少量)
{胡蘿蔔……20g　鹽、胡椒……各少量
{馬克東油……¼小匙(1g)
{四季豆……40g　鹽、胡椒……各少量
{馬克東油……¼小匙(1g)

綠色沙拉
萵苣……20g　綠蘆筍……30g
紫高麗菜……5g　洋蔥……10g
{馬克東油……½大匙(6g)
{醋……½小匙強(3g)　鹽、胡椒……各少量
法國麵包……60g

奶茶
紅茶……¼杯　脫脂奶粉……½大匙強(10g)
低脂牛乳……½杯(100g)

晚餐　竹筍飯
米……⅓杯弱(60g)　竹筍……30g
酒……½小匙強(3g)　鹽……少量
薄鹽醬油……⅔小匙(4g)
木芽……1片

牛肉八幡捲
薄片牛腿肉……2片(50g)　牛蒡……40g
胡蘿蔔款冬……各20g　高湯……½杯
醬油……⅔小匙(4g)　米酒……½小匙(3g)

白芝麻拌菠菜
菠菜……50g
{蒟蒻……20g　胡蘿蔔……10g
{高湯・醬油……各少量
{木棉豆腐……40g　白芝麻……⅓小匙(1g)
{白味噌……1⅔小匙(10g)　砂糖……⅔小匙(2g)
{馬克東油……¼小匙(1g)
{薄鹽醬油……⅓小匙(2g)

鵪鶉蛋芹菜湯
鵪鶉蛋……2個(15g)
芹菜……5g　高湯……¾杯
鹽……⅙小匙(1g)　醬油……⅙小匙(1g)

點心
伊予橘……200g
酸乳酪(脫脂加糖)……½杯(100g)

晚餐

●竹筍飯

①洗淨米，多加二成的水浸泡三十分鐘～一小時。

②竹筍煮過，切成一公分正方形。

③在①中加入②與酒、鹽、薄鹽醬油混合，以普通的方式煮。

④煮好之後再混合，盛盤添上木芽。

●牛肉八幡捲

①牛蒡切成八公分長的棒狀，以牛肉捲好之後，沾上太白粉（份量外）固定。

②鍋中放入①與高湯、醬油、米酒，加熱，煮二十分鐘。

③胡蘿蔔取花形，切成五公釐厚，煮過。款冬煮過，泡在水中，撈起去筋，切成三公分長。

④在②的鍋中取出八幡捲，放入③煮。八幡捲切成二～三公分長。

⑤八幡捲切口朝上放入盤中，添上胡蘿蔔和款冬。

●白芝麻拌菠菜

①菠菜煮過，切成三公分長，蒟蒻和胡蘿蔔切成三公分長的薄片，以高湯和醬油煮。

②豆腐用滾水略煮，擠乾水分。

③白芝麻炒過之後，研碎，加入②與白味噌、砂糖、馬克東油、薄鹽醬油混合。

④在③中加入去除汁液的①涼拌。

●鵪鶉蛋芹菜湯

①鵪鶉蛋煮硬，芹菜切成二～三公分長。

②鍋中煮滾高湯，以鹽和醬油調味，加入①略煮。

體內有乳糜微粒者的夏季菜單的作法

↑參考30頁

早餐

●玉米沙拉

①去骨火腿切成一公分正方形薄片，胡蘿蔔切成七公釐正方形，煮過。青豆也煮過。玉米罐頭倒掉罐頭汁。

②做蛋黃醬。在乾的大碗中加入蛋黃，用打蛋器攪拌五～六次。加入半量的醋，調成奶油狀，用湯匙將馬克棟油滴入碗中，迅速混合。逐漸變成白色之後，再增加滴入的馬克東油量。中途加入剩下的醋，以鹽和胡椒調味。

③用一大匙②的蛋黃醬涼拌①，放在鋪上萵苣的盤中。

●南瓜湯

①南瓜去皮、去籽，切成適當的大小。

②鍋中加熱馬克東油，炒①，加入麵粉拌炒。

③加入水和湯塊，煮到南瓜柔軟為止，加入脫脂奶。

④直接搗碎或放入果汁機中攪拌成糊狀，再放回鍋中加熱，以鹽調味。

⑤放入碗中，撒上荷蘭芹。

午餐

●握壽司

飯分為三等分，柴魚片和醬油混合，再加上梅乾一起放入飯中，做成握壽司，用海苔捲起。

●松前蒸馬頭魚

①馬頭魚撒上鹽和酒，醃三十分鐘～一小時。

②在大碗中或盤中鋪上昆布，將①的馬頭魚皮面朝上，擺入盤中蒸。

③過濾②的蒸汁，加上薄鹽醬油。

④馬頭魚放入盤中，淋上③，加上柚子皮絲。

●炒蛋

①洋蔥和胡蘿蔔切成碎屑，乾香菇浸泡後，切成碎屑，蔥切成蔥花。

②煎鍋中加熱半量的馬克東油，加入牛腿絞肉和①拌炒。

③蛋打入大碗中，打散之後加入②與鹽混合。

④在②的煎鍋中倒入剩下的馬克東油，加熱之後炒③。

●芝麻拌小油菜

①小油菜用大量鹽水煮過，切成三公分長度，加入少量高湯。

②白芝麻炒過，放入研缽中研碎。加入剩下的高湯與醬油混合。

③去除①的汁液，放入②中涼

拌。

晚餐

●糖醋豬肉

①豬里脊肉切成二公分正方形，用薑汁及醬油醃漬。

②洋蔥切成梳形，胡蘿蔔切成五公釐厚的銀杏形，煮過。青椒去籽、略切。木耳以水浸泡還原，切成一口的大小。

③豬肉去除汁液，沾太白粉，用一七〇度的炸油炸。

④炒菜鍋中熱馬克東油，拌炒洋蔥。加入胡蘿蔔和青椒、木耳拌炒，加入水、砂糖、醋、醬油混合，加入③。

⑤倒入太白粉勾芡。

●中式竹筍炒蟹

①竹筍切絲。西洋芹切成五公分長。新鮮香菇切成薄片。

②煎鍋中加熱馬克東油，炒①，加入去除罐頭汁的蟹肉，用醬油和酒調味。

●馬鈴薯豌豆片味噌湯

①馬鈴薯去皮，切成銀杏形，豌豆片去筋，用鹽水煮過，對半斜切。

②將馬鈴薯放入高湯中煮軟，加入調溶的味噌，再加入豌豆片。

材料・1人份

早餐　玉米沙拉
- 玉米(罐頭・顆粒狀) 15g
- 去骨火腿 30g　胡蘿蔔 10g
- 青豆 5g　萵苣 1片(30g)
- 蛋黃 1個　醋 1大匙
- 馬克東油 ¾～1杯
- 鹽・胡椒 各少量

南瓜湯
- 南瓜 50g
- 馬克東油 ½小匙(2g)
- 麵粉 ⅔小匙(2g)　水 1杯
- 湯塊 1小匙弱(2g)
- 脫脂奶粉 2½大匙(15g)
- 鹽・荷蘭芹碎屑 各少量
- 法國麵包 60g
- 橘子醬 ½大匙弱(10g)

午餐　握壽司
- 飯 1½碗(160g)　調味海苔 3片(1g)
- 柴魚片・醬油・梅乾 各少量

松前蒸馬頭魚
- 馬頭魚 1塊(80g)
- 酒 ½小匙強(3g)　鹽 少量
- 昆布 2g
- 薄鹽醬油 ⅓小匙(2g)
- 柚子皮 少量

炒蛋
- 蛋 小1個(40g)
- 牛腿絞肉 10g　洋蔥 30g
- 胡蘿蔔 10g　乾香菇 1g
- 細香蔥 3g　鹽 少量
- 馬克東油 ½小匙(2g)

芝麻拌小油菜
- 小油菜 80g　白芝麻 ⅙小匙(0.5g)
- 高湯 1小匙　醬油 ½小匙(3g)

晚餐　糖醋豬肉
- 豬里脊肉 60g
- 薑汁 ½小匙
- 醬油 ¼小匙(1.5g)
- 太白粉 1小匙(3g)
- 炸油 適量
- 洋蔥 60g　胡蘿蔔 20g
- 青椒 15g　木耳 1g
- 馬克東油 ½小匙(2g)
- 水 2大匙　砂糖 ½大匙強(5g)
- 醋 1大匙(5g)　醬油 1小匙弱(5g)
- 太白粉・水 各⅓小匙(1g、1.6g)

中式竹筍炒蟹
- 蟹肉(罐頭) 30g　竹筍(煮過) 15g
- 西洋芹 50g　新鮮香菇 2朵(20g)
- 馬克東油 ½小匙(2g)
- 醬油 ½小匙(3g)　酒 ⅓小匙(1.5g)

馬鈴薯豌豆片味噌湯
- 馬鈴薯 30g　豌豆片 10g
- 高湯 ¾杯　味噌 1⅔小匙(10g)
- 飯 1½碗(160g)

點心
- 蘋果 ¾個(150g)
- 酸乳酪(脫脂加糖) ½杯(100g)

給高脂血症患者的選擇外食之建議

對於高脂血症患者而言，與需要進行食物療法的其他患者相同，一天三餐必須善加管理。因為在外工作而沒有辦法在家吃飯的人，最好能帶便當。

但是，因為工作的關係或因為交際應酬，實際上有時不得不利用外食。

外食時很難了解到底使用何種材料，以何種方式調理，因此很難掌握熱量。一般而言，穀物和脂肪含量較多，但是缺乏良質蛋白質和蔬菜類。

此外，夜晚的外食通常會喝酒，在外喝酒容易過量，造成飲食攝取過多或營養的偏差。

外食一天只能採用一次，避免中餐和晚餐都在外吃東西。如果晚餐外食，則中午就帶便當，午餐外食者，晚餐盡可能在家中吃。

進行外食的日子一定要藉著在家中攝取的飲食彌補缺乏的

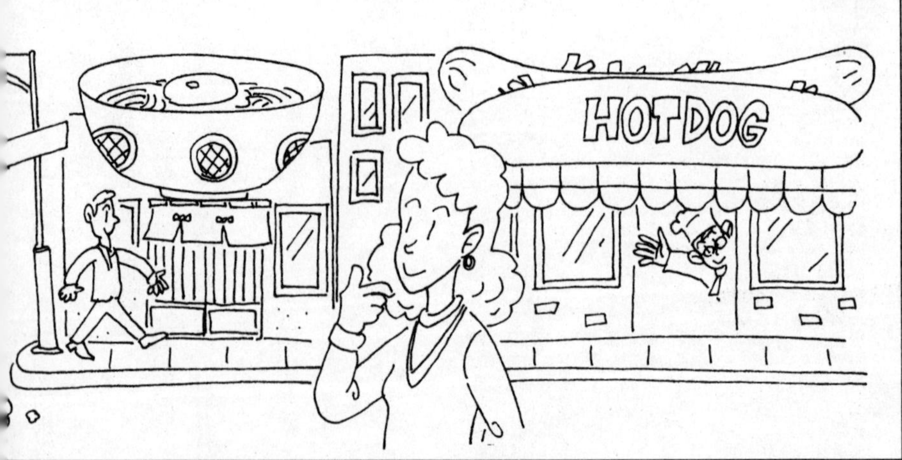

營養素。

一定要極力避免連帶喝酒之夜晚的外食，而且不可以接連二、三天持續外食。

以下依外食的店別介紹選擇飲食的重點。

麵店

麵類光是穀物，湯中含有很多鹽分，是血壓高的人必須避免的菜單。

真的想吃時，選擇菜碼較多的麵來吃。必須避免菜碼較少的麵。即使菜碼多，有的菜碼卻是油炸食品，含有太多油分，或是以練製品為主時，這些菜碼都不好，必須注意。

吃湯麵時，盡量不要喝湯，如果是沾蘸汁吃的麵，則必須利用麵湯稀釋蘸汁，盡量花點工夫減少鹽分的攝取。

吃蓋飯時，因為飯比菜碼多，而且味道較重，最好不要選擇這類的食品。吃的時候，飯要吃沒有沾到湯汁的部分，盡可能剩下一半。對於肥胖的人而言，這是一定必須遵守的事項。

吃麵類或蓋飯後，飯後一定要吃些水果及牛乳，補充蛋白質和維他命。此外，前後的飲食也必須多攝取一些蔬菜料理。

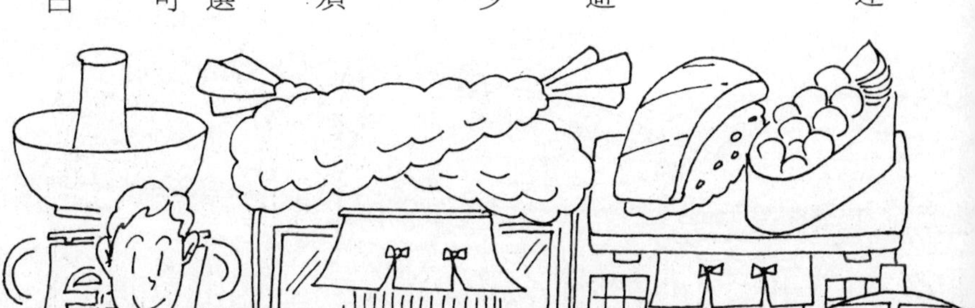

壽司店

壽司飯中有很多鹽分，一人份的握壽司中就含有二g的鹽分，吃的時候又沾醬油，因此鹽分攝取過多。必須控制沾醬的量，一人份的握壽司會造成飯吃得過多，所以最好從中挑選幾個來吃。如果吃鮪魚握壽司時，不要吃肥肉鮪魚，最好能選擇瘦肉鮪魚，青花魚和鰺魚、納豆捲等都不錯。

海膽或鹹魚子等魚貝類的卵或內臟含有較多膽固醇，必須避免。

中華料理店

中華麵和蕎麵、烏龍麵同樣地，選擇菜單時必須選擇菜碼較多的麵，吃的時候要留下湯。

與日本麵或烏龍麵相比，容易攝取到蔬菜，但是使用大量的油，容易造成高熱量攝取。

由於發胖而必須嚴格限制熱量攝取的人，必須避免這一類的食品。

此外，中華料理中炒菜用的油大都是豬油等動物性脂肪，

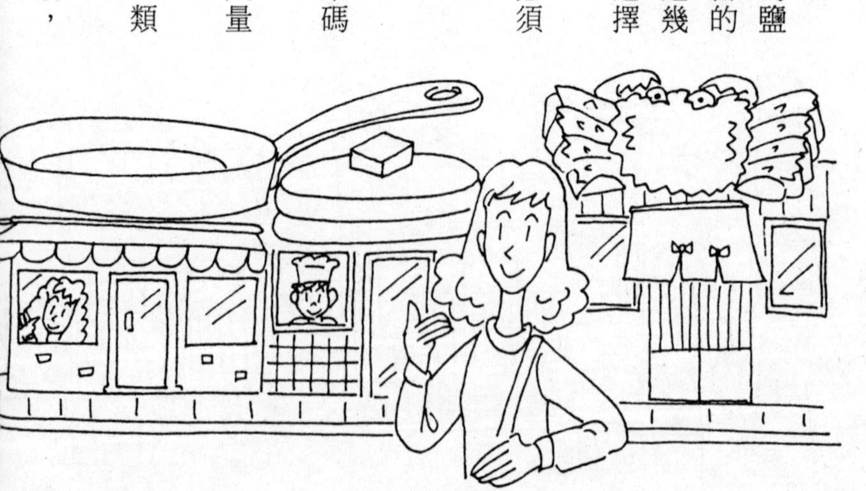

因此血液中膽固醇值較高的人必須注意。

可能的話，最好能詢問店中的人到底使用動物性脂肪或植物油調理。

在中華料理店吃東西時，容易選擇油炸食品或肉類料理，造成脂肪攝取過多。最好搭配組合涼拌蔬菜或炒菜、蒸魚、豆腐料理等。

定食店

飯、湯、主菜、副菜成為套餐的定食，比起蕎麵或蓋飯等單品料理而言，更能安心地吃。

主菜是烤魚、生魚片、油炸食品等蛋白質較多的食品。不要選擇油炸食品，選擇烤的或炒的食物等油脂較少的主菜定食較好。

副菜則因店家不同而異，如果搭配煮蔬菜或燙青菜是比較理想的。有的店中則是搭配醃漬菜或只有佃煮而已。這樣子無法充分攝取蔬菜，應該另外再點一道燙青菜或沙拉等。

如果菜單中沒有適合的菜，則可以點蔬菜汁或番茄汁來補充。

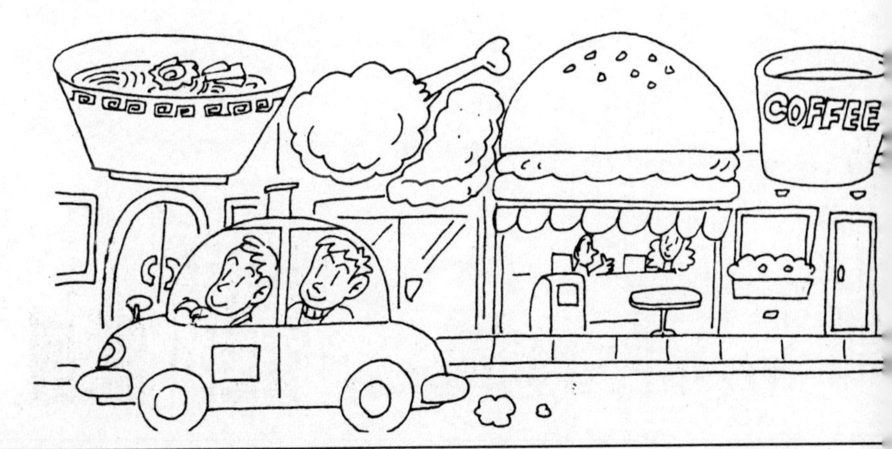

飯盡量吃得少些。

職員餐廳

有些公司會準備一些定食，有些則是採用自助餐的方式，大家自由選擇。

如果是以定食的方式供應職員餐點的職員餐廳，則菜單的選擇方法以參考定食店的項目。

如果是自助餐式的職員餐廳，則必須盡量避免點麵類或蓋飯類的單品料理。一定要加一道蔬菜料理或含有蛋白質的料理，保持營養的均衡。但是必須注意避免熱量攝取過剩。

為了攝取各種營養素，主菜、副菜必須盡量考慮接近自己的理想菜單，搭配組合選用。

最近，有些公司為了預防職員的成人病，因此在職員餐廳的軟體、硬體設備上不斷下工夫。

在這些地方，營養師會針對不同的人提供不同的菜單建議，因此擁有高脂血症的人可以較輕鬆地選擇菜單。

從中選擇適合自己的料理，有時候必須和營養師商量，學會一些營養方面的知識。

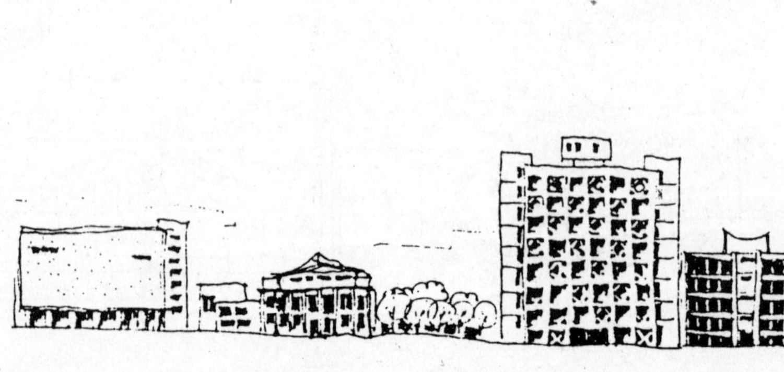

餐廳

供餐時，大都以義大利麵或炸肉排、三明治等菜單為主。這些飲食的穀物較多，缺乏蛋白質和維他命，一定要避免光吃這些東西。

如果前往這類場所用餐，一定要留下一些飯或麵，另外再點一些沙拉。

有些餐廳的餐點中會搭配生菜沙拉，不過，經由這些生菜沙拉能夠攝取到蔬菜量至多三十g而已，營養成分非常少，如果認為這樣就能攝取到蔬菜，未免言之過早。

盡可能避免在這類小餐廳吃飯。一定要用餐時最好吃三明治，避免選擇菜碼較少的三明治，選用蔬菜三明治或鮪魚三明治。配上一杯熱牛乳或咖啡牛乳（兩者都不可以加糖），或是搭配番茄汁、果菜汁。

飲料的選擇方面，如果早餐、午餐都不喝牛乳時，外食的時候就必須選擇牛乳。咖啡及紅茶中都不可以加糖。牛乳的攝取量也必須控制。不要喝汽水或吃冰淇淋、蛋糕等甜點。

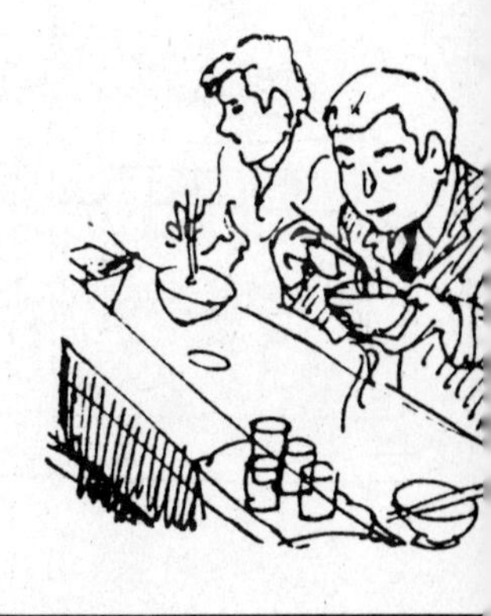

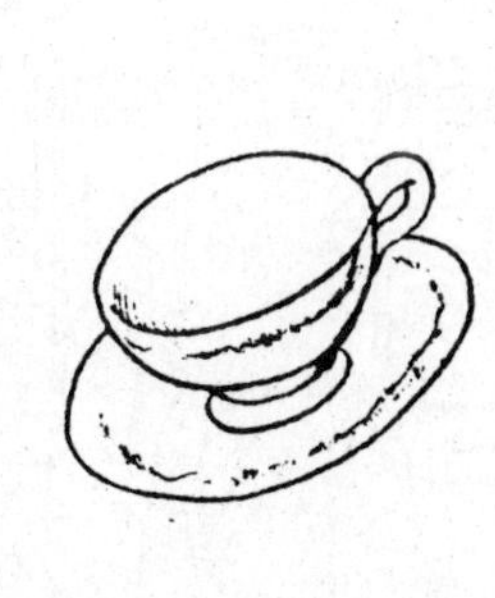

西餐廳

以西式料理為主的西餐廳中，有很多含有較多動物性脂肪的料理。例如燉肉或肉湯之中，加入了許多鮮奶油或奶油，因此必須注意。

油炸食品方面，像炸肉排、炸魚、炸雞等，外面裹上一層厚厚的麵衣的炸食，含有太多脂肪，因此最好不要全部吃完。吃炸雞時一定要留下皮。

吃牛排時，必須留下肥肉的部分，吃漢堡排時由於不知道使用何種部位的肉，因此最好避免選擇。

淋上少量調味醬或塗抹奶油時，趁其溶化之前先擱在盤子的一端。

搭配的蔬菜必須全部吃完。飯及麵包必須配合自己的必要量和整體量，而決定吃多少。而且麵包上不要塗抹奶油。

沙拉必須選擇生菜沙拉、避免使用蛋黃醬。利用使用植物油調配的法式沙拉醬。

如果點燉肉湯，使用了很多鮮奶油，因此並不適合。最好選擇較清淡的湯。

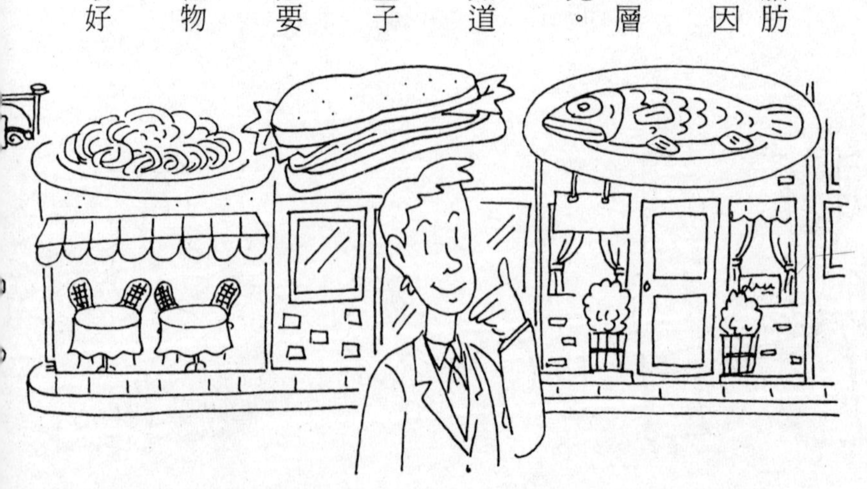

菜單中能夠安心吃的就是油炸魚、炒煮菜、煎雞肉等。單點這些菜再配上生菜沙拉或清湯、麵包、飯等較好。

有些餐廳會在菜單上標示熱量。最好選擇這些標示出食品營養價的店較好。

宴會、會餐

參加宴會或會餐時，因為當場的氣氛，可能會紊亂了平常的步調。所以，一定要自覺到本身正在進行食物療法，再參加這類的宴會。

自助式的情形，會供應日式、西式、中式各種料理。不論選擇何種料理，都必須考慮以蔬菜為主的飲食，才是安全的作法，少吃一點，不要吃太多，但是可能還是攝取過量。如果參加以火鍋料理為主的宴會，則必須多攝取蔬菜、豆腐、魚。

因為喝酒而有了醉意後，會使自己的心情放鬆，造成吃得過多、喝得過多。所以不要整口喝下，只要沾唇即可。

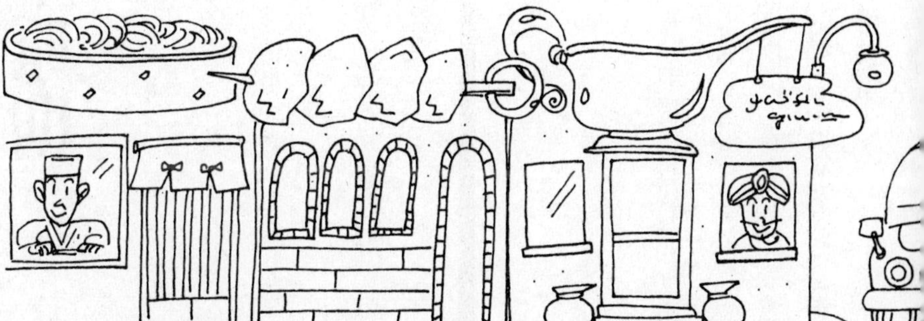

預防疾病的四群點數法的基本原則

家人中有人進行食物療法時，全家人一起坐在餐桌前吃飯是重要的一點。罹患高脂血症者的食物療法，基本上必須攝取「營養均衡的飲食」，所以也是全家人可以一起吃的飲食。但是，家庭是年齡、工作、活動量不同之男女的集合體，因此，就算是同樣的料理，也必須決定適合個人的飲食量。

接下來介紹的「四群點數法」是任何人都能輕易攝取均衡營養的方法。學會四群點數法的基本要領，就可以「自己建立營養均衡的菜單」、「向適合個人的菜單挑戰」了。

何謂四群點數法

將食品分爲四群

將我們身邊的食品營養成分類似者分為一群，共分為四群。

這四群個別命名為第一群、第二群、第三群、第四群。四個食品群中將必要的部分組合而建立菜單，不用考慮困難的營養素平衡的問題，就能很自然地成為營養均衡的菜單了。

配合患者和每一位家人，從含有較多必要營養素的食品群中增加攝取的食品，控制含有較多必須限制的營養素的食品群之食品，以這種方式調節。這時，營養的過與不足的問題必須以一天所吃的所有食品來考量，所以不只是三餐，連點心也要包括在內，一併考量。

以下為各位整理敘述四大食品群各自的營養特徵。

♠第一群

乳、乳製品／蛋

這一群的特徵是，均衡含有國人的飲食生活中較容易缺乏的營養素。

含有蛋白質，是氨基酸均衡的良質蛋白質。米或小麥的蛋白質在體內的利用效率並不好。而如果和這一群的食品搭配組合攝取，就能夠補充缺乏的氨基酸，提升利用效率。

此外，含有豐富的維他命、礦物質，是維他命A、B2、鐵、鈣質的良好供給源。

牛乳中的鈣質因為與磷平衡良好，所以容易吸收利用，可以當成國人的飲食生活中容易缺乏的鈣質之良好供給源。

這一群是使每天的營養保持完善的食品群。所以一定要優先考量這一群，象徵記號是♠。

♥第二群

魚貝類／肉／豆、豆製品

每天的菜單中當成主菜的就是這一群食品。含有豐富的良質蛋白質，是製造身體、肌肉、血液的食品。

考慮菜單時，會考慮主菜使用肉或魚，採用西式調理法或中式、日式調理法。因此，飲食的方式也會產生變化，當然必須重視個人的嗜好，但是必須盡可能避免每天的飲食造成偏差。

以良質蛋白質這一點來考量，肉和魚等動物性蛋白質較好，但是有「菜園之肉」之稱的大豆，也是不容忽略的蛋白質源，尤其在偏重肉食的現代飲食生活中，攝取過多肉類中所含有飽和脂肪酸，而引起成人病，已是令人感到擔心的問題。

豆、豆製品也加入主菜的材料中，使餐桌富於變化吧！

這一群的象徵記號，是象徵血和肉的♥。

♣第三群

蔬菜／芋類／水果

蔬菜中含有豐富的維他命A、B、C、鉀、鐵質等礦物質，及纖維等。這些營養素能夠調整身體的規律，強化皮膚和血管。而且最近根據報告顯示，也具有預防癌症及成人病的效果。

蔬菜中尤其黃綠色蔬菜，不只含有維他命A，而且含有維他命C及各種礦物質，因此必須下意識積極攝取。

芋類含有很多醣類，因此容易被誤認為穀類。但是芋類中所含的維他命C不亞於水果，含量非常豐富，即使加熱也不會遭到破壞，而且不容易溶出水中，調理時造成的損失較少。此外，含有豐富的纖維和鉀，所以營養成分較接近蔬菜而非穀類。

水果屬於可輕易攝取維他命C的供給源。因為生吃，所以不必考慮因調理而造成的損耗。但是，水果中含有很多醣類，而且含有很多容易被迅速吸收的果糖和葡萄糖，吃過多會成為肥胖的

♠第一群（圖中的分量為每一點的概量）

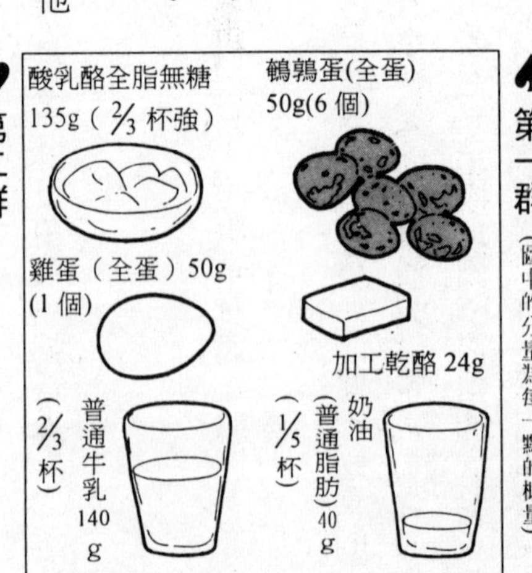

♥第二群

鰺魚 60g

嫩雞胸肉 80g

豆腐 105g

烤火腿 40g

蛤仔 165g

大豆 20g

原因，所以不可過食。

這一群食品在菜單中大都成為副菜或點心。蔬菜和水果的顏色能夠增添餐桌的色彩。象徵記號是♣。

◆第四群

穀物／砂糖／油脂／其他

這是支持每天的活動，成為熱量的食品群。每天必須確保一定量，但是吃得過多會導致肥胖，屬於必須注意的食品群。

麵、麵包、麵類等穀物，在菜單中當成主食，穀物中含有很多成為熱量源的醣類，而且比較容易多吃，所以能獲得蛋白質。

調理所使用的砂糖和油脂，在日常生活中是必要的，會攝取到一定的程度。蔬菜中的維他命A等屬於易溶於油的維他命，所以使用油調理蔬菜，就能夠提升維他命A的利用效率。

嗜好品包含點心、清涼飲料、酒等。這些食品必須在一天的總攝取熱量之前才可以考慮攝取。絕對不可以只吃點心而減少主食的攝取量。

八十kcal＝一點　利用點數決定適合自己的量

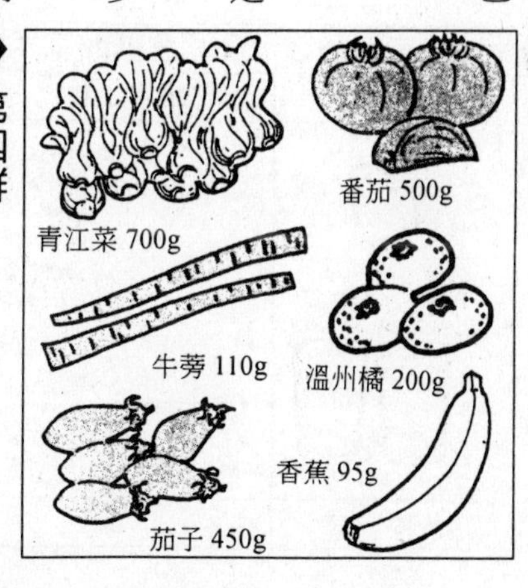

◆第四群

飯(胚芽精米) 55g

橘子天然果汁 200g

帶餡麵包（餡為果醬、巧克力、奶油等）30g

鹹餅乾 22g

花生 14g

蛋糕 24g

我們平常若無其事地選擇食品、吃東西，但是有時候容易偏重於某些特定的食品，而有些食品卻完全未吃。也就是形成一種缺乏均衡營養的飲食生活。

一定要記住四大食品的作用，從各群中選出食品擺在餐桌上，才能使飲食生活達到平衡。但是，光靠這樣仍無法決定適合個人的均衡飲食。因為不知道該吃多少。

簡單地解決量之問題的方法就是點數法。將食品所具有的熱量——八〇kcal當成一點而加以計算的方法，各食品的熱量不要以一〇〇g為計算單位，而要以一點＝八〇kcal的重量加以計算。

例如，一個蛋為六〇g左右，去殼後為五〇g左右，相當於八〇kcal＝一點。同樣地，瘦肉五〇～六〇g、魚塊一塊、豆腐三分之一塊、馬鈴薯中一個也相當於一點，利用這個方法可以使得日常生活中的一次使用量較為一致。

一、二、三群基本上攝取3、3、3點

要學會食品的概量，最初必須利用秤來計算。因為平常經常吃的食品並不多，所以很自然地就能記住一點的概量。學會食品一點

●第一～三群的3・3・3攝取基本型態

♠第一群	♥第二群	♣第三群
蛋　1點 蛋1個 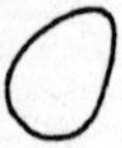 牛乳・乳製品　2點 牛乳 牛奶杯 2杯 280 ml 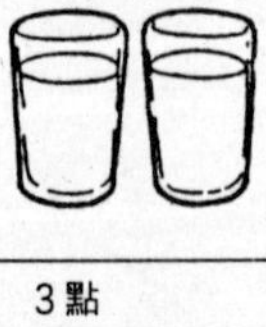	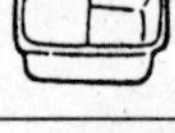 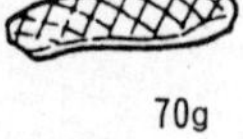 肉　1點 瘦肉　50g 魚　1點 1塊　70g 豆・豆製品 1點 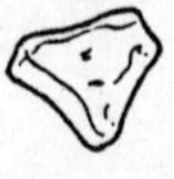 豆腐　1/3塊	蔬菜　1點 黃綠色蔬菜 2盤 100g 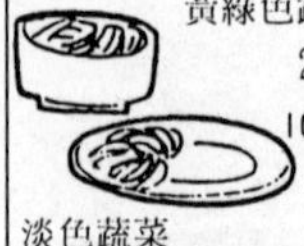 淡色蔬菜 3盤　200g 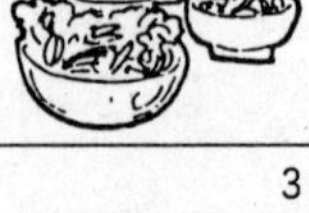 水果　1點 水果　200g （蘋果 小1個） 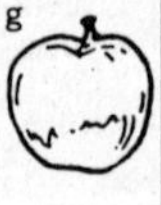 芋1點 芋類100g （馬鈴薯 中1個） 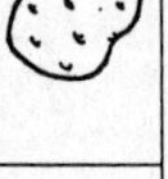
3點	3點	3點

的重量後，接下來的做法就簡單了。

首先，從四大食品群中第一群到第三群的食品各攝取三點，總計每天的飲食生活中必須優先攝取九點。在各家庭中必須配合家人的嗜好、家計、季節等問題，由這三群中，每天攝取十五～二十項。

準備這些食品的材料，早餐、午餐、晚餐的主菜、副菜、湯、點心等全都均勻分配，以建立菜單。如此一來，就能確保一天所需要的蛋白質、維他命及礦物質。

由第一群到第三群各攝取三點的方法，從兒童到成人，不分男女，必須確實攝取。基於這個原則，不論是小家庭或是三代同堂的家庭，家人們能以同樣的菜單享受飲食生活之樂，也能維持健康。

依性別、年齡的不同而調節第四群

第一群～第三群總計九點，還沒有辦法完全攝取到一天所需要的熱量。其次必須配合個人，決定第四群的點數。

第四群就是主食飯、麵包、麵類等的量。家人中有的人可能會吃二碗飯，有的人則只吃一碗。與年輕一代同居的老年人雖然吃的菜和家人相同，但是必須控制飯量的攝取，調節適合個人的量，可參照一四七頁表的標準攝取。

當然，成長期的青少年，或是工作旺盛的年齡層，需要更多的熱量。所需的更多熱量如果全部由第四群中攝取時，會導致飲食不均衡。而成長期時不只要維持身體，含有對於骨骼及肌肉等身體發育不可或缺的第一群、第二群食品一定要多加攝取，所以，可以增加為三・五～四・五點。

相反地，太胖、擔心成人病問題的人，必須控制熱量的攝取，這時只能控制第四群的攝取量，第一群 第三群總計九點一定要好好地攝取。

家中有病人時也可以應用四群點數法

「高脂血症」者不可攝取太多熱量，必須控制動物性脂肪及醣類，尤其是果糖與蔗糖的攝取量，這是食物療法的重點。

除此之外，其他方面則家人和患者間沒有什麼差別。所以，家人可和病人吃同樣的菜。

不過，事實上高脂血症患者大都是因為以往偏差的飲食而造成的。

所以，對高脂血症患者而言，最需要的就是均衡的飲食生活。

這種飲食對於家人而言。也是預防高脂血症等各種成人病的預防食。對於成長期的兒童及運動量較大的國中、高中的學生而言，可以藉由食品素材和量的調節而解決這個問題。

下表是健康人的性別、年齡別點數分配。可以參考此表以製作全家人的健康食。

●性別、年齡別　四大食品群的點數分配

	第一群		第二群		第三群		第四群		合計	
	男	女	男	女	男	女	男	女	男	女
5歲	4	4	2.3	2.3	1.9	1.9	10	8.5	18.2	16.7
6歲	4	4	2.7	2.3	2.1	2.1	10	10	18.8	18.4
7歲	4	4	3	2.7	2.1	2.1	11	10	20.1	18.8
8歲	4	4	3	3	2.1	2.1	12	10	21.1	19.1
9歲	4	4	3	3	3	3	12	10	22	20
10歲	4	4	3	3	3	3	12.5	11.5	22.5	21.5
11歲	4	4	3.5	3.5	3	3	13	13	23.5	23.5
12歲	4	4	4	4	3	3	15	14	26	25
13歲	4	4	4.5	4	3	3	16.5	14.5	28	25.5
14歲	4	4	4.5	3.5	3	3	18	14.5	29.5	25
15歲	4	4	4.5	3	3	3	20	14	31.5	24
16歲	4	4	4	3	3	3	20	13	31	23
17歲	4	4	4	3	3	3	20	13	31	23
18歲	4	3.5	4	3	3	3	19	13	30	22.5
19歲	4	3.5	3.5	3	3	3	18.5	12.5	29	22
20歲～	3	3	3	3	3	3	19.5	12.5	28.5	21.5
30歲～	3	3	3	3	3	3	18.5	12.5	27.5	21.5
40歲～	3	3	3	3	3	3	17	12.5	26	21.5
50歲～	3	3	3	3	3	3	15.5	12	24.5	21
60歲～	3	3	3	3	3	3	14	10	23	19
65歲～	3	3	3	3	3	3	13	10	22	19
70歲～	3	3	3	3	3	3	11.5	8	20.5	17
75歲～	3	3	3	3	3	3	10.5	8	19.5	17
80歲～	3	3	3	3	3	3	9.2	6.7	18.2	15.7

★本表基於第四次改訂『日本人營養所需量』而做成的。

高脂血症者的飲食料理一覽表●附帶營養成分值●

這裡所刊載的數值，是基於科學技術廳資源調查會編『四訂日本食品標準成分表』的數值計算出來的。該食品如果未記載於『四訂日本食品標準成分表』中時，則其數值是基於女子營養大學出版部發行的『市售食品成分表』，建帛社發行的『美國的食品成分表』、雄渾社發行的『中國食品成分表』的數值計算出來的。

營養計算值原則上為1人份。

這是大致的標準，供各位做為家庭飲食的參考。

●營養計算結果——高脂血症者的飲食一日菜單

菜單名		熱量 (kcal)	水分 (g)	蛋白質 (g)	脂肪 (g)	醣類 (g)	纖維 (g)	鈣 (mg)	磷 (mg)	鐵 (mg)	鈉 (mg)	鉀 (mg)	維他命A (IU)	維他命B1 (mg)	維他命B2 (mg)	維他命C (mg)	鹽分 (g)	第一群 (點)	第二群 (點)	第三群 (點)	第四群 (點)	合計 (點)	刊載頁數
膽固醇較高者的春季菜單	早餐	428	337	16.0	19.3	46.3	0.6	315	288	1.4	616	771	852	0.17	0.47	23	1.6	1.7	0.0	0.4	3.4	5.5	4
	午餐	562	487	29.8	10.3	85.1	2.3	106	402	5.0	829	1392	1846	0.91	0.66	68	2.0	1.0	1.2	1.9	2.9	7.0	
	點心	164	143	3.8	0.7	34.8	1.5	37	74	1.0	2	400	65	0.07	0.07	123	0.0	0.0	0.2	0.6	1.2	2.0	
	晚餐	440	323	24.7	8.7	71.9	1.9	292	320	4.1	1978	913	1461	0.22	0.38	38	5.0	0.0	1.6	0.5	3.4	5.5	
	合計	1594	1290	74.4	39.0	238.2	6.3	749	1084	11.5	3426	3477	4224	1.37	1.58	250	8.6	2.7	3.0	3.4	10.9	20.0	
膽固醇較高者的夏季菜單	早餐	482	485	22.7	10.5	70.7	1.3	405	407	3.0	1131	1096	1816	0.31	0.71	24	2.9	1.9	0.8	0.5	2.8	6.0	6
	午餐	500	365	23.7	18.0	58.0	0.9	201	308	3.2	1182	777	917	0.20	0.28	17	3.0	0.0	2.6	0.3	3.4	6.3	
	點心	165	137	3.0	1.4	36.8	0.5	43	54	1.0	2	306	0	0.13	0.06	60	0.0	0.0	0.3	0.7	1.1	2.1	
	晚餐	557	440	24.9	19.8	65.4	1.8	101	310	2.2	1208	891	1407	0.42	0.27	115	3.0	0.2	1.8	0.8	4.1	6.9	
	合計	1704	1427	74.3	49.7	230.9	4.5	750	1079	9.4	3523	3070	4140	1.06	1.32	216	8.9	2.1	5.5	2.3	11.4	21.3	
膽固醇較高者的秋季菜單	早餐	473	391	18.6	13.5	67.2	1.3	344	348	1.5	919	906	626	0.40	0.54	85	2.4	1.5	0.3	0.8	3.3	5.9	8
	午餐	538	395	21.2	13.4	78.1	2.0	141	314	2.6	1215	1321	3609	0.61	0.55	35	3.1	0.0	2.1	1.2	3.4	6.7	
	點心	165	137	2.5	0.3	37.7	1.4	21	63	0.7	4	540	21	0.29	0.10	21	0.0	0.0	0.0	0.5	1.6	2.1	
	晚餐	529	505	33.9	13.1	72.0	2.1	291	443	7.6	2157	1162	1184	0.38	0.56	28	5.5	0.5	2.0	0.4	3.7	6.6	
	合計	1705	1428	76.2	40.4	255.0	6.7	797	1168	12.4	4295	3928	5440	1.67	1.75	169	11.0	2.0	4.4	2.9	12.0	21.3	

膽固醇較高者的冬季菜單	早餐	427	360	21.6	10.2	61.6	2.1	549	392	6.3	1146	1281	1995	0.33	0.60	50	2.9	1.3	1.3	0.3	2.5	5.4	10
	午餐	369	342	20.8	12.0	42.3	1.2	180	260	3.7	1956	827	668	0.20	0.42	12	4.9	0.7	1.6	0.6	1.8	4.7	
	點心	265	142	5.1	0.9	59.4	1.8	32	92	1.2	42	539	51	0.11	0.06	77	0.1	0.0	0.6	1.0	1.6	3.2	
	晚餐	499	395	21.9	15.5	64.8	1.5	148	284	2.8	1284	896	779	0.23	0.31	56	3.3	0.4	0.8	1.0	4.1	6.3	
	合計	1560	1239	69.4	38.7	228.1	6.6	909	1028	13.9	4429	3543	3493	0.86	1.39	194	11.2	2.4	4.3	2.9	10.0	19.6	
三酸甘油酯較高者的春季菜單	早餐	428	310	15.3	17.5	50.7	1.3	220	284	3.6	1188	817	1577	0.24	0.43	38	2.9	0.8	1.1	0.3	3.1	5.3	12
	午餐	473	339	29.7	16.7	47.6	1.5	209	367	3.0	1262	864	1375	0.22	0.35	47	3.2	0.6	1.8	0.6	2.9	5.9	
	點心	108	197	4.7	1.7	18.6	1.0	150	124	0.6	61	430	43	0.06	0.22	96	0.2	0.6	0.0	0.5	0.2	1.3	
	晚餐	587	374	28.7	23.7	62.5	2.0	140	433	3.1	1548	1274	1987	0.57	0.46	69	3.9	0.3	1.7	1.6	3.7	7.3	
	合計	1596	1220	78.4	59.6	179.4	5.8	719	1208	10.3	4059	3385	4982	1.09	1.46	250	10.2	2.3	4.6	3.0	9.9	19.8	
三酸甘油酯較高者的夏季菜單	早餐	537	328	23.7	24.0	55.6	1.0	334	416	2.5	935	858	1081	0.42	0.77	39	2.4	2.3	0.3	0.8	3.4	6.8	14
	午餐	489	345	23.2	15.3	63.3	1.7	103	306	3.9	966	1132	1322	0.30	0.21	34	2.4	0.0	1.3	1.0	3.8	6.1	
	點心	40	215	1.3	0.1	10.6	0.1	17	19	0.5	260	163	252	0.04	0.04	7	0.7	0.0	0.0	0.5	0.0	0.5	
	晚餐	432	405	26.0	13.9	50.8	1.0	169	361	3.0	1617	765	326	0.24	0.27	46	4.0	0.0	2.7	0.3	2.4	5.4	
	合計	1498	1293	74.2	53.2	180.4	3.9	623	1102	10.0	3778	2918	2981	1.00	1.29	127	9.6	2.3	4.3	2.6	9.6	18.8	
三酸甘油酯較高者的秋季菜單	早餐	431	365	25.9	17.0	41.6	1.0	382	363	2.3	905	1071	1271	0.22	0.61	33	2.3	1.3	0.8	0.3	3.0	5.4	16
	午餐	512	239	26.7	19.2	56.6	2.0	133	384	4.2	1046	1038	1352	0.47	0.77	42	2.6	1.0	2.0	0.4	3.0	6.4	
	點心	114	90	1.1	0.2	27.3	0.6	25	37	0.5	10	387	0	0.10	0.04	23	0.0	0.0	0.0	1.4	0.0	1.4	
	晚餐	598	356	28.8	21.0	69.4	1.9	316	392	5.4	1644	1324	1977	0.29	0.49	104	4.1	0.2	1.4	0.9	5.0	7.5	
	合計	1655	1050	82.4	57.4	194.9	5.6	857	1176	12.3	3605	3821	4600	1.08	1.91	203	9.1	2.5	4.2	3.0	11.0	20.7	
三酸甘油酯較高者的冬季菜單	早餐	480	420	22.1	18.9	53.6	1.2	344	421	3.0	1018	843	597	0.26	0.81	72	2.6	2.3	0.4	0.3	3.0	6.0	18
	午餐	595	211	24.3	19.7	74.7	0.8	65	272	2.3	1760	869	110	0.63	0.25	34	4.4	0.0	1.1	0.3	6.0	7.4	
	點心	139	101	3.1	1.0	29.7	0.5	30	48	0.4	41	220	65	0.14	0.05	35	0.1	0.0	0.2	0.6	1.0	1.8	
	晚餐	515	581	33.3	10.3	73.0	2.0	315	425	6.6	1419	1693	1159	0.47	0.60	47	3.5	0.0	2.3	1.0	3.2	6.5	
	合計	1729	1314	82.9	50.0	231.1	4.5	755	1166	12.4	4238	3626	1932	1.50	1.72	188	10.7	2.3	4.0	2.2	13.2	21.7	
膽固醇及三酸甘油酯較高者的春季菜單	早餐	480	346	24.2	15.0	60.5	1.2	321	402	3.7	1021	1261	1215	0.56	0.67	79	2.6	1.3	0.9	0.5	3.4	6.1	20
	午餐	507	391	30.5	15.6	59.8	1.5	229	373	5.1	1218	1170	1059	0.38	0.49	31	3.1	0.6	1.7	0.8	3.2	6.3	
	點心	60	123	1.3	0.4	13.0	1.4	29	38	0.5	2	340	18	0.02	0.04	112	0.0	0.0	0.0	0.7	0.0	0.7	
	晚餐	491	296	20.3	20.2	53.8	1.1	65	267	1.7	1018	909	1611	0.24	0.34	36	2.6	0.2	1.3	0.8	3.7	6.0	
	合計	1538	1156	76.3	51.2	187.1	5.2	644	1080	11.0	3259	3680	3903	1.20	1.54	258	8.3	2.1	3.9	2.8	10.3	19.1	
膽固醇及三酸甘油酯較高者的夏季菜單	早餐	454	296	20.0	21.8	43.1	0.5	313	306	1.5	773	723	1165	0.18	0.45	21	2.0	1.3	0.4	0.2	3.8	5.7	22
	午餐	424	308	20.8	11.0	55.6	1.1	96	270	2.9	1704	837	911	0.19	0.39	34	4.3	0.5	1.3	0.9	2.5	5.2	
	點心	124	147	3.3	1.2	25.7	1.3	6	80	0.8	2	560	269	0.18	0.14	48	0.0	0.0	0.0	1.5	0.0	1.5	
	晚餐	488	371	23.6	17.7	55.4	1.2	152	292	3.6	1854	864	658	0.46	0.31	32	4.7	0.1	1.5	0.6	3.9	6.1	
	合計	1490	1122	67.7	51.7	179.8	4.1	567	948	8.8	4333	2984	3003	1.01	1.29	135	11.0	1.9	3.2	3.2	10.2	18.5	

菜單	餐別	熱量	水分	蛋白質	脂質	醣類	纖維	鈣	磷	鐵	鈉	鉀	維他命A	維他命 B_1	維他命 B_2	維他命C	鹽分	第1群	第2群	第3群	第4群	合計	刊載頁數
膽固醇及三酸甘油酯較高者的秋季菜單	早餐	444	285	22.1	13.8	57.0	4.4	159	286	4.3	1217	871	1428	0.31	0.28	23	3.0	0.0	1.9	0.3	3.3	5.5	24
	午餐	557	454	27.6	28.2	46.7	1.2	366	466	3.6	1473	1102	1623	0.47	0.78	69	3.8	1.9	0.8	0.5	3.8	7.0	
	點心	134	102	1.4	0.3	32.1	0.6	24	41	0.5	8	396	4	0.13	0.05	21	0.0	0.0	0.0	1.3	0.4	1.7	
	晚餐	425	201	20.1	13.4	54.1	1.5	94	245	2.8	1197	791	891	0.27	0.46	36	3.0	0.0	2.2	0.9	2.3	5.4	
	合計	1560	1042	71.2	55.6	189.8	7.6	642	1038	11.1	3895	3160	3946	1.18	1.56	150	9.8	1.9	4.9	3.0	9.8	19.6	
膽固醇及三酸甘油酯較高者的冬季菜單	早餐	374	280	18.1	6.1	61.1	1.7	103	246	3.0	911	1073	833	0.30	0.24	13	2.3	0.4	1.0	1.1	2.2	4.7	26
	午餐	490	268	20.3	22.5	47.3	1.5	241	258	4.2	1151	658	1340	0.24	0.22	47	2.8	0.0	1.9	0.3	3.9	6.1	
	點心	209	242	8.9	7.7	26.5	0.8	292	221	0.7	167	661	737	0.16	0.44	27	0.5	1.4	0.0	0.6	0.6	2.6	
	晚餐	512	307	28.0	21.5	48.6	1.6	108	360	3.8	1598	1158	1583	0.46	0.34	53	4.0	0.2	1.3	1.2	3.7	6.4	
	合計	1585	1096	75.3	57.9	183.5	5.6	744	1085	11.6	3827	3550	4494	1.16	1.24	141	9.7	2.0	4.2	3.2	10.4	19.8	
體內有乳糜微粒者的春季菜單	早餐	418	259	17.2	9.5	65.1	1.2	52	248	4.4	1232	548	265	0.24	0.64	33	3.1	0.0	1.2	0.6	3.4	5.2	28
	午餐	516	359	24.4	16.4	66.9	1.5	326	405	2.4	1242	1208	1050	0.41	0.69	27	3.2	1.2	0.5	0.8	3.9	6.4	
	點心	129	185	4.6	0.2	28.6	0.2	140	122	0.3	62	378	0	0.10	0.19	42	0.2	1.0	0.0	0.7	0.0	1.7	
	晚餐	456	281	26.0	8.0	66.9	2.0	169	370	5.8	1358	1207	2346	0.29	0.44	41	3.4	0.3	1.4	0.8	3.1	5.6	
	合計	1519	1084	72.1	34.1	227.6	5.0	687	1145	13.0	3894	3341	3661	1.04	1.96	143	9.9	2.5	3.1	2.9	10.4	18.9	
體內有乳糜微粒者的夏季菜單	早餐	446	137	18.1	11.9	65.5	1.4	206	335	1.8	1354	787	707	0.47	0.43	40	3.4	0.7	0.5	0.8	3.6	5.6	30
	午餐	458	325	30.8	10.1	58.4	1.3	337	402	4.4	1136	972	2337	0.24	0.52	67	2.8	0.8	1.2	0.4	3.3	5.7	
	點心	151	209	3.8	0.3	35.2	0.8	125	112	0.3	62	315	0	0.05	0.17	5	0.2	1.0	0.0	0.9	0.0	1.9	
	晚餐	538	391	26.2	13.5	77.2	2.1	97	311	3.9	1324	989	968	0.99	0.44	35	3.3	0.0	1.5	0.8	4.4	6.7	
	合計	1593	1062	79.0	35.7	236.3	5.5	764	1159	10.3	3875	3063	4012	1.74	1.56	146	9.8	2.5	3.2	2.9	11.3	19.9	

●營養計算結果——高脂血症者的飲食單品料理

料理名	熱量 (kcal)	水分 (g)	蛋白質 (g)	脂質 (g)	醣類 (g)	纖維 (g)	鈣 (mg)	磷 (mg)	鐵 (mg)	鈉 (mg)	鉀 (mg)	維他命A (IU)	維他命 B_1 (mg)	維他命 B_2 (mg)	維他命C (mg)	鹽分 (g)	第1群 (點)	第2群 (點)	第3群 (點)	第4群 (點)	合計 (點)	刊載頁數
西式煮牛肉	153	215	15.4	5.4	8.8	0.9	29	169	2.1	675	629	390	0.15	0.16	38	1.7	0.0	0.9	0.5	0.5	1.9	32
漢堡排	227	143	18.5	8.3	18.3	0.6	66	238	2.0	588	614	273	0.41	0.24	19	1.5	0.3	1.0	0.6	0.9	2.8	32
梅乾蒸豬肉	117	80	15.3	4.3	2.7	0.2	18	155	1.4	455	314	156	0.80	0.22	4	1.1	0.0	1.2	0.1	0.2	1.5	33
味噌炒牛肉	140	109	15.7	5.5	6.5	0.7	23	161	2.2	500	413	0	0.08	0.16	4	1.3	0.0	1.1	0.2	0.4	1.7	33

酥炸雞肉	241	119	15.2	15.8	6.5	0.3	29	156	1.4	338	356	1004	0.12	0.17	24	0.8	0.3	1.5	0.1	1.0	3.0	36
鳳梨豬里脊肉	167	85	13.2	8.1	9.7	0.1	11	114	1.0	302	232	260	0.84	0.20	7	0.8	0.0	1.0	0.5	0.6	2.1	36
蒸豬肉	130	104	15.3	4.9	4.8	0.6	89	151	2.0	508	424	425	0.84	0.25	17	1.3	0.0	1.2	0.1	0.3	1.6	37
松風燒味噌雞肉	176	69	13.3	9.2	8.4	0.4	45	144	1.6	441	289	214	0.09	0.11	4	1.1	0.1	1.4	0.0	0.6	2.2	37
炸青花魚	314	58	13.0	25.0	6.9	0.1	25	110	1.1	308	229	113	0.12	0.37	11	0.8	0.0	1.8	0.1	2.0	3.9	40
烤味噌霸魚	190	85	14.9	10.8	6.1	0.6	48	219	1.9	643	409	236	0.08	0.16	21	1.6	0.0	2.1	0.2	0.1	2.4	40
照燒鮭魚	112	51	12.8	5.0	2.0	0.0	10	133	0.6	293	231	120	0.14	0.11	1	0.7	0.0	1.3	0.0	0.1	1.4	41
咖哩青花魚	228	85	13.1	15.3	8.3	0.4	31	124	1.4	623	292	277	0.12	0.36	4	1.6	0.0	1.8	0.2	0.8	2.9	41
秋刀魚乾沙拉	146	103	6.8	10.8	4.5	0.4	41	70	0.8	593	292	230	0.05	0.14	21	1.5	0.0	0.9	0.3	0.7	1.8	44
糖醋沙丁魚	285	123	13.5	17.5	17.9	0.6	56	153	1.5	664	424	469	0.07	0.31	16	1.7	0.0	1.6	0.4	1.6	3.6	44
炸咖哩沙丁魚丸	419	113	18.0	27.3	23.7	0.7	86	221	2.5	730	556	423	0.12	0.40	67	1.9	0.2	1.6	0.3	3.1	5.2	45
立田炸沙丁魚	262	130	14.3	15.4	14.7	0.6	66	173	1.7	621	508	67	0.09	0.30	43	1.6	0.0	1.6	0.3	1.4	3.3	45
釋迦豆腐	299	173	14.8	19.5	13.0	0.2	199	185	2.8	480	246	96	0.14	0.14	3	1.2	0.3	1.5	0.1	1.9	3.7	48
中式涼拌豆腐	163	172	13.6	9.6	4.5	0.1	189	187	2.6	754	237	45	0.21	0.12	7	1.9	0.1	1.6	0.0	0.3	2.0	48
煎納豆餅	107	28	6.2	5.7	7.2	0.7	35	75	1.2	141	227	56	0.04	0.20	2	0.4	0.1	0.8	0.0	0.5	1.3	49
什錦豆腐	155	151	12.2	8.3	7.5	0.6	164	159	2.4	526	298	278	0.13	0.15	21	1.3	0.2	1.3	0.1	0.3	1.9	49
蟹肉豆腐	103	167	9.5	5.0	4.9	0.2	152	125	2.0	520	296	233	0.17	0.10	2	1.3	0.0	1.2	0.0	0.1	1.3	49
海藻沙拉	45	129	0.9	4.1	3.6	0.2	19	18	0.4	332	96	29	0.03	0.02	2	0.8	0.0	0.0	0.1	0.5	0.6	52
醋漬羊栖菜	7	19	1.4	0.1	4.9	0.9	117	19	4.6	425	414	435	0.01	0.03	1	1.1	0.0	0.0	0.0	0.0	0.1	52
金平蒟蒻	63	83	1.7	2.1	10.3	0.7	42	37	0.7	304	216	410	0.03	0.04	2	0.8	0.0	0.0	0.4	0.4	0.8	52
法式牛蒡沙拉	130	53	2.5	9.1	8.8	1.0	51	52	0.8	224	224	429	0.07	0.05	5	0.6	0.0	0.0	0.5	1.1	1.6	53
西式煮香菇	58	118	2.0	4.0	7.4	0.9	22	37	0.6	348	297	980	0.07	0.16	6	0.9	0.0	0.0	0.2	0.5	0.7	53
炒蔬菜配橙醋	90	138	3.0	5.2	9.8	1.1	28	57	0.8	455	396	850	0.07	0.12	26	1.1	0.0	0.0	0.5	0.6	1.1	53
什錦沙拉	191	107	5.9	17.0	3.1	0.5	38	125	0.9	417	280	150	0.23	0.12	22	1.0	0.2	0.3	0.2	1.7	2.4	56
油炸菜	269	76	6.8	16.0	21.4	0.6	29	81	0.8	466	285	293	0.08	0.08	9	1.2	0.1	0.2	0.4	2.7	3.4	56
炸茄子	317	104	11.5	20.4	20.2	0.5	29	126	1.5	194	319	119	0.09	0.15	5	0.5	0.3	0.5	0.2	3.1	4.0	57
綠色沙拉配三絲二醬調味汁	132	87	1.6	12.0	4.4	0.4	23	41	0.6	214	198	97	0.05	0.05	9	0.5	0.1	0.0	0.2	1.3	1.7	57
油炸馬頭魚	367	86	17.1	26.1	13.1	0.1	87	210	0.8	450	369	228	0.07	0.16	3	1.2	0.4	0.9	0.0	3.3	4.6	57
葡萄凍	72	81	2.0	0.1	15.0	0.1	9	9	0.2	6	88	0	0.03	0.01	4	0.0	0.0	0.1	0.4	0.4	0.9	60
奶凍	48	126	2.1	0.0	8.3	0.0	16	12	0.1	11	21	0	0.00	0.02	0	0.0	0.0	0.1	0.0	0.5	0.6	60
橘子冰糕	18	36	1.1	0.0	10.3	0.0	7	7	0.0	15	68	13	0.03	0.05	12	0.0	0.0	0.0	0.1	0.0	0.2	60
橘子醬配薄餅	143	54	3.9	4.0	22.1	0.1	72	70	0.3	43	120	84	0.04	0.14	1	0.1	0.5	0.0	0.0	1.3	1.8	61
羊羹	36	73	2.1	0.2	10.2	0.4	17	35	0.7	40	151	0	0.05	0.02	0	0.1	0.0	0.4	0.0	0.0	0.4	61
大學南瓜	81	41	1.1	4.6	12.6	0.6	24	24	0.4	1	189	235	0.06	0.04	20	0.0	0.0	0.0	0.5	0.6	1.0	61
甜地瓜	95	39	1.0	3.2	18.3	0.4	23	35	0.3	33	239	217	0.06	0.04	15	0.1	0.1	0.0	0.8	0.3	1.2	61

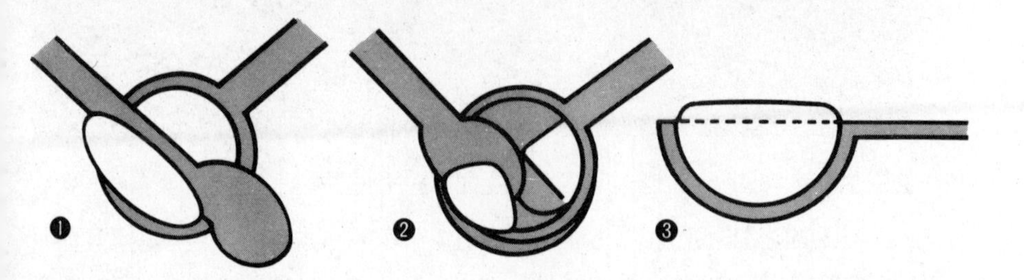

❶材料表的1大匙、2杯等表示，全都是用刮匙計算出來的。計算方法，如果是粉類而非塊狀的狀態，則自然撈起的一勺，以附帶的刮匙延著邊緣刮除後計算。味噌或乳瑪琳也必須塞滿，沒有任何縫隙，同樣必須將隆起的部分刮除。

❷大匙或小匙計算½、¼時，也必須按照上述的要領，先計算1湯匙，然後再用刮匙的彎處筆直插入，去除多餘的部分。

❸液體因為有表面張力的緣故，以邊緣稍微隆起的狀態為1湯匙。

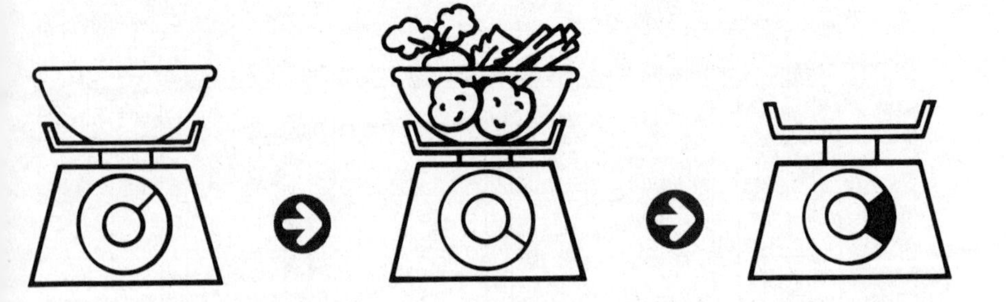

●出現在材料表上的重量，除了特別聲明以外，為實際入口的量（真正重量）。因此，計量是以剛調理好的狀態進行。經常使用的大碗或鍋等，可用油性筆先寫出重量，計算時就比較方便了。

●鹽分、糖分的含量

	鹽（鹽分）	醬油（鹽分）	味噌（鹽分）	砂糖（糖分）	米酒（糖分）
1小匙	5g	1g	0.7g	3g	2g
1大匙	15g	3g	2.5g	9g	6g

標準量杯、量匙秤的使用方法

●本書所使用的量杯、量匙，杯子為 200CC，1 大匙為 15CC，1 小匙為 5CC，迷你匙為 1CC，並附帶有刮匙。利用這些器具計算的各調味料的重量如表所示。

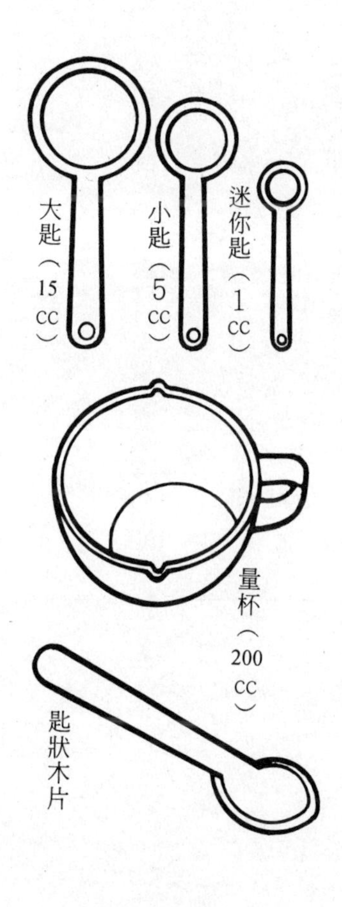

★迷你匙是方便計算食鹽 1g（1 迷你匙）所使用的器具。

◎利用量杯、量匙計算的重量表(g)

食品名	小匙 (5cc)	大匙 (15cc)	量杯 (200cc)
水・酢・酒	5	15	200
醬油	6	18	230
米酒	6	18	230
味噌	6	18	230
食鹽	5	15	210
白糖	3	9	110
砂糖	4	13	170
蜂蜜	7	22	290
果醬	7	22	270
麵粉(低筋麵粉)	3	8	100
太白粉	3	9	110
麵包粉	1	4	45
新鮮麵包粉	1	3	40
燕麥片	2	6	70
普通牛乳	6	17	210
番茄醬	6	18	240
英國辣醬油	5	16	220
蛋黃醬	5	14	190
乳酪粉	2	6	80
鮮奶油	5	15	200
芝麻	3	9	120
油	4	13	180
奶油、乳瑪琳	4	13	180
膨鬆油	4	13	180
米	－	－	160

〔病態解說〕
馬場茂明
一九四九年　畢業於日本岡山醫科大學醫學專門部
現任・神戶大學名譽教授
兵庫縣立成人病中心總長兼成人病臨床研究所所長
芳野　原
一九七一年　畢業於神戶大學醫學部
現任・東邦大學醫學部臨床檢查醫學助教
〔菜單製作・營養指導〕
土江節子
一九六五年　畢業於兵庫縣立姫路短期大學
一九八五年　畢業於日本女子大學
現任・神戶大學醫學部附屬醫院營養管理室長
〔調理〕
宗像伸子
一九六〇年　畢業於女子營養短期大學
現任・營養顧問

大展出版社有限公司 圖書目錄

地址：台北市北投區(石牌)
致遠一路二段12巷1號
郵撥：0166955～1

電話：(02)28236031
28236033
傳真：(02)28272069

・法律專欄連載・電腦編號58

台大法學院 法律學系／策劃
法律服務社／編著

1. 別讓您的權利睡著了1		200元
2. 別讓您的權利睡著了2		200元

・秘傳占卜系列・電腦編號14

1. 手相術	淺野八郎著	150元
2. 人相術	淺野八郎著	150元
3. 西洋占星術	淺野八郎著	150元
4. 中國神奇占卜	淺野八郎著	150元
5. 夢判斷	淺野八郎著	150元
6. 前世、來世占卜	淺野八郎著	150元
7. 法國式血型學	淺野八郎著	150元
8. 靈感、符咒學	淺野八郎著	150元
9. 紙牌占卜學	淺野八郎著	150元
10. ESP超能力占卜	淺野八郎著	150元
11. 猶太數的秘術	淺野八郎著	150元
12. 新心理測驗	淺野八郎著	160元
13. 塔羅牌預言秘法	淺野八郎著	200元

・趣味心理講座・電腦編號15

1. 性格測驗① 探索男與女	淺野八郎著	140元
2. 性格測驗② 透視人心奧秘	淺野八郎著	140元
3. 性格測驗③ 發現陌生的自己	淺野八郎著	140元
4. 性格測驗④ 發現你的真面目	淺野八郎著	140元
5. 性格測驗⑤ 讓你們吃驚	淺野八郎著	140元
6. 性格測驗⑥ 洞穿心理盲點	淺野八郎著	140元
7. 性格測驗⑦ 探索對方心理	淺野八郎著	140元
8. 性格測驗⑧ 由吃認識自己	淺野八郎著	160元
9. 性格測驗⑨ 戀愛知多少	淺野八郎著	160元
10. 性格測驗⑩ 由裝扮瞭解人心	淺野八郎著	160元

11. 性格測驗⑪ 敲開內心玄機	淺野八郎著	140元
12. 性格測驗⑫ 透視你的未來	淺野八郎著	160元
13. 血型與你的一生	淺野八郎著	160元
14. 趣味推理遊戲	淺野八郎著	160元
15. 行為語言解析	淺野八郎著	160元

·婦幼天地· 電腦編號 16

1. 八萬人減肥成果	黃靜香譯	180元
2. 三分鐘減肥體操	楊鴻儒譯	150元
3. 窈窕淑女美髮秘訣	柯素娥譯	130元
4. 使妳更迷人	成 玉譯	130元
5. 女性的更年期	官舒妍編譯	160元
6. 胎內育兒法	李玉瓊編譯	150元
7. 早產兒袋鼠式護理	唐岱蘭譯	200元
8. 初次懷孕與生產	婦幼天地編譯組	180元
9. 初次育兒12個月	婦幼天地編譯組	180元
10. 斷乳食與幼兒食	婦幼天地編譯組	180元
11. 培養幼兒能力與性向	婦幼天地編譯組	180元
12. 培養幼兒創造力的玩具與遊戲	婦幼天地編譯組	180元
13. 幼兒的症狀與疾病	婦幼天地編譯組	180元
14. 腿部苗條健美法	婦幼天地編譯組	180元
15. 女性腰痛別忽視	婦幼天地編譯組	150元
16. 舒展身心體操術	李玉瓊編譯	130元
17. 三分鐘臉部體操	趙薇妮著	160元
18. 生動的笑容表情術	趙薇妮著	160元
19. 心曠神怡減肥法	川津祐介著	130元
20. 內衣使妳更美麗	陳玄茹譯	130元
21. 瑜伽美姿美容	黃靜香編著	180元
22. 高雅女性裝扮學	陳珮玲譯	180元
23. 蠶糞肌膚美顏法	坂梨秀子著	160元
24. 認識妳的身體	李玉瓊譯	160元
25. 產後恢復苗條體態	居理安·芙萊喬著	200元
26. 正確護髮美容法	山崎伊久江著	180元
27. 安琪拉美姿養生學	安琪拉蘭斯博瑞著	180元
28. 女體性醫學剖析	增田豐著	220元
29. 懷孕與生產剖析	岡部綾子著	180元
30. 斷奶後的健康育兒	東城百合子著	220元
31. 引出孩子幹勁的責罵藝術	多湖輝著	170元
32. 培養孩子獨立的藝術	多湖輝著	170元
33. 子宮肌瘤與卵巢囊腫	陳秀琳編著	180元
34. 下半身減肥法	納他夏·史達賓著	180元
35. 女性自然美容法	吳雅菁編著	180元
36. 再也不發胖	池園悅太郎著	170元

37. 生男生女控制術	中垣勝裕著	220元
38. 使妳的肌膚更亮麗	楊　皓編著	170元
39. 臉部輪廓變美	芝崎義夫著	180元
40. 斑點、皺紋自己治療	高須克彌著	180元
41. 面皰自己治療	伊藤雄康著	180元
42. 隨心所欲瘦身冥想法	原久子著	180元
43. 胎兒革命	鈴木丈織著	180元
44. NS磁氣平衡法塑造窈窕奇蹟	古屋和江著	180元
45. 享瘦從腳開始	山田陽子著	180元
46. 小改變瘦4公斤	宮本裕子著	180元
47. 軟管減肥瘦身	高橋輝男著	180元
48. 海藻精神秘美容法	劉名揚編著	180元
49. 肌膚保養與脫毛	鈴木真理著	180元
50. 10天減肥3公斤	彤雲編輯組	180元

・青春天地・電腦編號17

1. A血型與星座	柯素娥編譯	160元
2. B血型與星座	柯素娥編譯	160元
3. O血型與星座	柯素娥編譯	160元
4. AB血型與星座	柯素娥編譯	120元
5. 青春期性教室	呂貴嵐編譯	130元
6. 事半功倍讀書法	王毅希編譯	150元
7. 難解數學破題	宋釗宜編譯	130元
8. 速算解題技巧	宋釗宜編譯	130元
9. 小論文寫作秘訣	林顯茂編譯	120元
11. 中學生野外遊戲	熊谷康編著	120元
12. 恐怖極短篇	柯素娥編譯	130元
13. 恐怖夜話	小毛驢編譯	130元
14. 恐怖幽默短篇	小毛驢編譯	120元
15. 黑色幽默短篇	小毛驢編譯	120元
16. 靈異怪談	小毛驢編譯	130元
17. 錯覺遊戲	小毛驢編著	130元
18. 整人遊戲	小毛驢編著	150元
19. 有趣的超常識	柯素娥編譯	130元
20. 哦！原來如此	林慶旺編譯	130元
21. 趣味競賽100種	劉名揚編譯	120元
22. 數學謎題入門	宋釗宜編譯	150元
23. 數學謎題解析	宋釗宜編譯	150元
24. 透視男女心理	林慶旺編譯	120元
25. 少女情懷的自白	李桂蘭編譯	120元
26. 由兄弟姊妹看命運	李玉瓊編譯	130元
27. 趣味的科學魔術	林慶旺編譯	150元

28. 趣味的心理實驗室 李燕玲編譯 150元
29. 愛與性心理測驗 小毛驢編譯 130元
30. 刑案推理解謎 小毛驢編譯 130元
31. 偵探常識推理 小毛驢編譯 130元
32. 偵探常識解謎 小毛驢編譯 130元
33. 偵探推理遊戲 小毛驢編譯 130元
34. 趣味的超魔術 廖玉山編著 150元
35. 趣味的珍奇發明 柯素娥編著 150元
36. 登山用具與技巧 陳瑞菊編著 150元

・健康天地・電腦編號18

1. 壓力的預防與治療 柯素娥編譯 130元
2. 超科學氣的魔力 柯素娥編譯 130元
3. 尿療法治病的神奇 中尾良一著 130元
4. 鐵證如山的尿療法奇蹟 廖玉山譯 120元
5. 一日斷食健康法 葉慈容編譯 150元
6. 胃部強健法 陳炳崑譯 120元
7. 癌症早期檢查法 廖松濤譯 160元
8. 老人痴呆症防止法 柯素娥編譯 130元
9. 松葉汁健康飲料 陳麗芬編譯 130元
10. 揉肚臍健康法 永井秋夫著 150元
11. 過勞死、猝死的預防 卓秀貞編譯 130元
12. 高血壓治療與飲食 藤山順豐著 150元
13. 老人看護指南 柯素娥編譯 150元
14. 美容外科淺談 楊啟宏著 150元
15. 美容外科新境界 楊啟宏著 150元
16. 鹽是天然的醫生 西英司郎著 140元
17. 年輕十歲不是夢 梁瑞麟譯 200元
18. 茶料理治百病 桑野和民著 180元
19. 綠茶治病寶典 桑野和民著 150元
20. 杜仲茶養顏減肥法 西田博著 150元
21. 蜂膠驚人療效 瀨長良三郎著 180元
22. 蜂膠治百病 瀨長良三郎著 180元
23. 醫藥與生活㈠ 鄭炳全著 180元
24. 鈣長生寶典 落合敏著 180元
25. 大蒜長生寶典 木下繁太郎著 160元
26. 居家自我健康檢查 石川恭三著 160元
27. 永恆的健康人生 李秀鈴譯 200元
28. 大豆卵磷脂長生寶典 劉雪卿譯 150元
29. 芳香療法 梁艾琳譯 160元
30. 醋長生寶典 柯素娥譯 180元
31. 從星座透視健康 席拉・吉蒂斯著 180元
32. 愉悅自在保健學 野本二士夫著 160元

33. 裸睡健康法	丸山淳士等著	160 元
34. 糖尿病預防與治療	藤田順豐著	180 元
35. 維他命長生寶典	菅原明子著	180 元
36. 維他命 C 新效果	鐘文訓編	150 元
37. 手、腳病理按摩	堤芳朗著	160 元
38. AIDS 瞭解與預防	彼得塔歇爾著	180 元
39. 甲殼質殼聚糖健康法	沈永嘉譯	160 元
40. 神經痛預防與治療	木下真男著	160 元
41. 室內身體鍛鍊法	陳炳崑編著	160 元
42. 吃出健康藥膳	劉大器編著	180 元
43. 自我指壓術	蘇燕謀編著	160 元
44. 紅蘿蔔汁斷食療法	李玉瓊編著	150 元
45. 洗心術健康秘法	竺翠萍編譯	170 元
46. 枇杷葉健康療法	柯素娥編譯	180 元
47. 抗衰血癒	楊啟宏著	180 元
48. 與癌搏鬥記	逸見政孝著	180 元
49. 冬蟲夏草長生寶典	高橋義博著	170 元
50. 痔瘡・大腸疾病先端療法	宮島伸宜著	180 元
51. 膠布治癒頑固慢性病	加瀨建造著	180 元
52. 芝麻神奇健康法	小林貞作著	170 元
53. 香煙能防止癡呆？	高田明和著	180 元
54. 穀菜食治癌療法	佐藤成志著	180 元
55. 貼藥健康法	松原英多著	180 元
56. 克服癌症調和道呼吸法	帶津良一著	180 元
57. B 型肝炎預防與治療	野村喜重郎著	180 元
58. 青春永駐養生導引術	早島正雄著	180 元
59. 改變呼吸法創造健康	原久子著	180 元
60. 荷爾蒙平衡養生秘訣	出村博著	180 元
61. 水美肌健康法	井戶勝富著	170 元
62. 認識食物掌握健康	廖梅珠編著	170 元
63. 痛風劇痛消除法	鈴木吉彥著	180 元
64. 酸莖菌驚人療效	上田明彥著	180 元
65. 大豆卵磷脂治現代病	神津健一著	200 元
66. 時辰療法—危險時刻凌晨 4 時	呂建強等著	180 元
67. 自然治癒力提升法	帶津良一著	180 元
68. 巧妙的氣保健法	藤平墨子著	180 元
69. 治癒 C 型肝炎	熊田博光著	180 元
70. 肝臟病預防與治療	劉名揚編著	180 元
71. 腰痛平衡療法	荒井政信著	180 元
72. 根治多汗症、狐臭	稻葉益巳著	220 元
73. 40 歲以後的骨質疏鬆症	沈永嘉譯	180 元
74. 認識中藥	松下一成著	180 元
75. 認識氣的科學	佐佐木茂美著	180 元
76. 我戰勝了癌症	安田伸著	180 元

77. 斑點是身心的危險信號	中野進著	180元
78. 艾波拉病毒大震撼	玉川重德著	180元
79. 重新還我黑髮	桑名隆一郎著	180元
80. 身體節律與健康	林博史著	180元
81. 生薑治萬病	石原結實著	180元
82. 靈芝治百病	陳瑞東著	180元
83. 木炭驚人的威力	大槻彰著	200元
84. 認識活性氧	井土貴司著	180元
85. 深海鮫治百病	廖玉山編著	180元
86. 神奇的蜂王乳	井上丹治著	180元
87. 卡拉OK健腦法	東潔著	180元
88. 卡拉OK健康法	福田伴男著	180元
89. 醫藥與生活(二)	鄭炳全著	200元
90. 洋蔥治百病	宮尾興平著	180元

・實用女性學講座・電腦編號 19

1. 解讀女性內心世界	島田一男著	150元
2. 塑造成熟的女性	島田一男著	150元
3. 女性整體裝扮學	黃靜香編著	180元
4. 女性應對禮儀	黃靜香編著	180元
5. 女性婚前必修	小野十傳著	200元
6. 徹底瞭解女人	田口二州著	180元
7. 拆穿女性謊言88招	島田一男著	200元
8. 解讀女人心	島田一男著	200元
9. 俘獲女性絕招	志賀貢著	200元
10. 愛情的壓力解套	中村理英子著	200元

・校園系列・電腦編號 20

1. 讀書集中術	多湖輝著	150元
2. 應考的訣竅	多湖輝著	150元
3. 輕鬆讀書贏得聯考	多湖輝著	150元
4. 讀書記憶秘訣	多湖輝著	150元
5. 視力恢復！超速讀術	江錦雲譯	180元
6. 讀書36計	黃柏松編著	180元
7. 驚人的速讀術	鐘文訓編著	170元
8. 學生課業輔導良方	多湖輝著	180元
9. 超速讀超記憶法	廖松濤編著	180元
10. 速算解題技巧	宋釗宜編著	200元
11. 看圖學英文	陳炳崑編著	200元
12. 讓孩子最喜歡數學	沈永嘉譯	180元

・實用心理學講座・電腦編號 21

1. 拆穿欺騙伎倆	多湖輝著	140 元
2. 創造好構想	多湖輝著	140 元
3. 面對面心理術	多湖輝著	160 元
4. 偽裝心理術	多湖輝著	140 元
5. 透視人性弱點	多湖輝著	140 元
6. 自我表現術	多湖輝著	180 元
7. 不可思議的人性心理	多湖輝著	180 元
8. 催眠術入門	多湖輝著	150 元
9. 責罵部屬的藝術	多湖輝著	150 元
10. 精神力	多湖輝著	150 元
11. 厚黑說服術	多湖輝著	150 元
12. 集中力	多湖輝著	150 元
13. 構想力	多湖輝著	150 元
14. 深層心理術	多湖輝著	160 元
15. 深層語言術	多湖輝著	160 元
16. 深層說服術	多湖輝著	180 元
17. 掌握潛在心理	多湖輝著	160 元
18. 洞悉心理陷阱	多湖輝著	180 元
19. 解讀金錢心理	多湖輝著	180 元
20. 拆穿語言圈套	多湖輝著	180 元
21. 語言的內心玄機	多湖輝著	180 元
22. 積極力	多湖輝著	180 元

・超現實心理講座・電腦編號 22

1. 超意識覺醒法	詹蔚芬編譯	130 元
2. 護摩秘法與人生	劉名揚編譯	130 元
3. 秘法！超級仙術入門	陸明譯	150 元
4. 給地球人的訊息	柯素娥編著	150 元
5. 密教的神通力	劉名揚編著	130 元
6. 神秘奇妙的世界	平川陽一著	180 元
7. 地球文明的超革命	吳秋嬌譯	200 元
8. 力量石的秘密	吳秋嬌譯	180 元
9. 超能力的靈異世界	馬小莉譯	200 元
10. 逃離地球毀滅的命運	吳秋嬌譯	200 元
11. 宇宙與地球終結之謎	南山宏著	200 元
12. 驚世奇功揭秘	傅起鳳著	200 元
13. 啟發身心潛力心象訓練法	栗田昌裕著	180 元
14. 仙道術遁甲法	高藤聰一郎著	220 元
15. 神通力的秘密	中岡俊哉著	180 元
16. 仙人成仙術	高藤聰一郎著	200 元

17. 仙道符咒氣功法	高藤聰一郎著	220 元
18. 仙道風水術尋龍法	高藤聰一郎著	200 元
19. 仙道奇蹟超幻像	高藤聰一郎著	200 元
20. 仙道鍊金術房中法	高藤聰一郎著	200 元
21. 奇蹟超醫療治癒難病	深野一幸著	220 元
22. 揭開月球的神秘力量	超科學研究會	180 元
23. 西藏密教奧義	高藤聰一郎著	250 元
24. 改變你的夢術入門	高藤聰一郎著	250 元

・養生保健・電腦編號 23

1. 醫療養生氣功	黃孝寬著	250 元
2. 中國氣功圖譜	余功保著	230 元
3. 少林醫療氣功精粹	井玉蘭著	250 元
4. 龍形實用氣功	吳大才等著	220 元
5. 魚戲增視強身氣功	宮　嬰著	220 元
6. 嚴新氣功	前新培金著	250 元
7. 道家玄牝氣功	張　章著	200 元
8. 仙家秘傳袪病功	李遠國著	160 元
9. 少林十大健身功	秦慶豐著	180 元
10. 中國自控氣功	張明武著	250 元
11. 醫療防癌氣功	黃孝寬著	250 元
12. 醫療強身氣功	黃孝寬著	250 元
13. 醫療點穴氣功	黃孝寬著	250 元
14. 中國八卦如意功	趙維漢著	180 元
15. 正宗馬禮堂養氣功	馬禮堂著	420 元
16. 秘傳道家筋經內丹功	王慶餘著	280 元
17. 三元開慧功	辛桂林著	250 元
18. 防癌治癌新氣功	郭　林著	180 元
19. 禪定與佛家氣功修煉	劉天君著	200 元
20. 顛倒之術	梅自強著	360 元
21. 簡明氣功辭典	吳家駿編	360 元
22. 八卦三合功	張全亮著	230 元
23. 朱砂掌健身養生功	楊永著	250 元
24. 抗老功	陳九鶴著	230 元
25. 意氣按穴排濁自療法	黃啟運編著	250 元

・社會人智囊・電腦編號 24

1. 糾紛談判術	清水增三著	160 元
2. 創造關鍵術	淺野八郎著	150 元
3. 觀人術	淺野八郎著	180 元
4. 應急詭辯術	廖英迪編著	160 元

5.	天才家學習術	木原武一著	160元
6.	貓型狗式鑑人術	淺野八郎著	180元
7.	逆轉運掌握術	淺野八郎著	180元
8.	人際圓融術	澀谷昌三著	160元
9.	解讀人心術	淺野八郎著	180元
10.	與上司水乳交融術	秋元隆司著	180元
11.	男女心態定律	小田晉著	180元
12.	幽默說話術	林振輝編著	200元
13.	人能信賴幾分	淺野八郎著	180元
14.	我一定能成功	李玉瓊譯	180元
15.	獻給青年的嘉言	陳蒼杰譯	180元
16.	知人、知面、知其心	林振輝編著	180元
17.	塑造堅強的個性	坂上肇著	180元
18.	為自己而活	佐藤綾子著	180元
19.	未來十年與愉快生活有約	船井幸雄著	180元
20.	超級銷售話術	杜秀卿譯	180元
21.	感性培育術	黃靜香編著	180元
22.	公司新鮮人的禮儀規範	蔡媛惠譯	180元
23.	傑出職員鍛鍊術	佐佐木正著	180元
24.	面談獲勝戰略	李芳黛譯	180元
25.	金玉良言撼人心	森純大著	180元
26.	男女幽默趣典	劉華亭編著	180元
27.	機智說話術	劉華亭編著	180元
28.	心理諮商室	柯素娥譯	180元
29.	如何在公司崢嶸頭角	佐佐木正著	180元
30.	機智應對術	李玉瓊編著	200元
31.	克服低潮良方	坂野雄二著	180元
32.	智慧型說話技巧	沈永嘉編著	180元
33.	記憶力、集中力增進術	廖松濤編著	180元
34.	女職員培育術	林慶旺編著	180元
35.	自我介紹與社交禮儀	柯素娥編著	180元
36.	積極生活創幸福	田中真澄著	180元
37.	妙點子超構想	多湖輝著	180元
38.	說NO的技巧	廖玉山編著	180元
39.	一流說服力	李玉瓊編著	180元
40.	般若心經成功哲學	陳鴻蘭編著	180元
41.	訪問推銷術	黃靜香編著	180元
42.	男性成功秘訣	陳蒼杰編著	180元

・精 選 系 列・電腦編號25

1.	毛澤東與鄧小平	渡邊利夫等著	280元
2.	中國大崩裂	江戶介雄著	180元
3.	台灣・亞洲奇蹟	上村幸治著	220元

4. 7-ELEVEN 高盈收策略　國友隆一著　180元
5. 台灣獨立（新・中國日本戰爭一）　森詠著　200元
6. 迷失中國的末路　江戶雄介著　220元
7. 2000年5月全世界毀滅　紫藤甲子男著　180元
8. 失去鄧小平的中國　小島朋之著　220元
9. 世界史爭議性異人傳　桐生操著　200元
10. 淨化心靈享人生　松濤弘道著　220元
11. 人生心情診斷　賴藤和寬著　220元
12. 中美大決戰　檜山良昭著　220元
13. 黃昏帝國美國　莊雯琳譯　220元
14. 兩岸衝突（新・中國日本戰爭二）　森詠著　220元
15. 封鎖台灣（新・中國日本戰爭三）　森詠著　220元
16. 中國分裂（新・中國日本戰爭四）　森詠著　220元
17. 由女變男的我　虎井正衛著　200元
18. 佛學的安心立命　松濤弘道著　220元

・運動遊戲・電腦編號 26

1. 雙人運動　李玉瓊譯　160元
2. 愉快的跳繩運動　廖玉山譯　180元
3. 運動會項目精選　王佑京譯　150元
4. 肋木運動　廖玉山譯　150元
5. 測力運動　王佑宗譯　150元
6. 游泳入門　唐桂萍編著　200元

・休閒娛樂・電腦編號 27

1. 海水魚飼養法　田中智浩著　300元
2. 金魚飼養法　曾雪玫譯　250元
3. 熱門海水魚　毛利匡明著　480元
4. 愛犬的教養與訓練　池田好雄著　250元
5. 狗教養與疾病　杉浦哲著　220元
6. 小動物養育技巧　三上昇著　300元
20. 園藝植物管理　船越亮二著　200元

・銀髮族智慧學・電腦編號 28

1. 銀髮六十樂逍遙　多湖輝著　170元
2. 人生六十反年輕　多湖輝著　170元
3. 六十歲的決斷　多湖輝著　170元
4. 銀髮族健身指南　孫瑞台編著　250元

・飲食保健・電腦編號29

1.	自己製作健康茶	大海淳著	220元
2.	好吃、具藥效茶料理	德永睦子著	220元
3.	改善慢性病健康藥草茶	吳秋嬌譯	200元
4.	藥酒與健康果菜汁	成玉編著	250元
5.	家庭保健養生湯	馬汴梁編著	220元
6.	降低膽固醇的飲食	早川和志著	200元
7.	女性癌症的飲食	女子營養大學	280元
8.	痛風者的飲食	女子營養大學	280元
9.	貧血者的飲食	女子營養大學	280元
10.	高脂血症者的飲食	女子營養大學	280元
11.	男性癌症的飲食	女子營養大學	280元
12.	過敏者的飲食	女子營養大學	280元
13.	心臟病的飲食	女子營養大學	280元

・家庭醫學保健・電腦編號30

1.	女性醫學大全	雨森良彥著	380元
2.	初為人父育兒寶典	小瀧周曹著	220元
3.	性活力強健法	相建華著	220元
4.	30歲以上的懷孕與生產	李芳黛編著	220元
5.	舒適的女性更年期	野末悅子著	200元
6.	夫妻前戲的技巧	笠井寬司著	200元
7.	病理足穴按摩	金慧明著	220元
8.	爸爸的更年期	河野孝旺著	200元
9.	橡皮帶健康法	山田晶著	180元
10.	三十三天健美減肥	相建華等著	180元
11.	男性健美入門	孫玉祿編著	180元
12.	強化肝臟秘訣	主婦の友社編	200元
13.	了解藥物副作用	張果馨譯	200元
14.	女性醫學小百科	松山榮吉著	200元
15.	左轉健康法	龜田修等著	200元
16.	實用天然藥物	鄭炳全編著	260元
17.	神秘無痛平衡療法	林宗駛著	180元
18.	膝蓋健康法	張果馨譯	180元
19.	針灸治百病	葛書翰著	250元
20.	異位性皮膚炎治癒法	吳秋嬌譯	220元
21.	禿髮白髮預防與治療	陳炳崑編著	180元
22.	埃及皇宮菜健康法	飯森薰著	200元
23.	肝臟病安心治療	上野幸久著	220元
24.	耳穴治百病	陳抗美等著	250元
25.	高效果指壓法	五十嵐康彥著	200元

26. 瘦水、胖水	鈴木園子著	200元
27. 手針新療法	朱振華著	200元
28. 香港腳預防與治療	劉小惠譯	200元
29. 智慧飲食吃出健康	柯富陽編著	200元
30. 牙齒保健法	廖玉山編著	200元
31. 恢復元氣養生食	張果馨譯	200元
32. 特效推拿按摩術	李玉田著	200元
33. 一週一次健康法	若狹真著	200元
34. 家常科學膳食	大塚滋著	200元
35. 夫妻們關心的男性不孕	原利夫著	220元
36. 自我瘦身美容	馬野詠子著	200元
37. 魔法姿勢益健康	五十嵐康彥著	200元
38. 眼病錘療法	馬栩周著	200元
39. 預防骨質疏鬆症	藤田拓男著	200元
40. 骨質增生效驗方	李吉茂編著	250元

・超經營新智慧・電腦編號 31

1. 躍動的國家越南	林雅倩譯	250元
2. 甦醒的小龍菲律賓	林雅倩譯	220元
3. 中國的危機與商機	中江要介著	250元
4. 在印度的成功智慧	山內利男著	220元
5. 7-ELEVEN 大革命	村上豐道著	200元

・心靈雅集・電腦編號 00

1. 禪言佛語看人生	松濤弘道著	180元
2. 禪密教的奧秘	葉逯謙譯	120元
3. 觀音大法力	田口日勝著	120元
4. 觀音法力的大功德	田口日勝著	120元
5. 達摩禪 106 智慧	劉華亭編譯	220元
6. 有趣的佛教研究	葉逯謙編譯	170元
7. 夢的開運法	蕭京凌譯	130元
8. 禪學智慧	柯素娥編譯	130元
9. 女性佛教入門	許俐萍譯	110元
10. 佛像小百科	心靈雅集編譯組	130元
11. 佛教小百科趣談	心靈雅集編譯組	120元
12. 佛教小百科漫談	心靈雅集編譯組	150元
13. 佛教知識小百科	心靈雅集編譯組	150元
14. 佛學名言智慧	松濤弘道著	220元
15. 釋迦名言智慧	松濤弘道著	220元
16. 活人禪	平田精耕著	120元
17. 坐禪入門	柯素娥編譯	150元

18. 現代禪悟　柯素娥編譯　130元
19. 道元禪師語錄　心靈雅集編譯組　130元
20. 佛學經典指南　心靈雅集編譯組　130元
21. 何謂「生」阿含經　心靈雅集編譯組　150元
22. 一切皆空　般若心經　心靈雅集編譯組　180元
23. 超越迷惘　法句經　心靈雅集編譯組　130元
24. 開拓宇宙觀　華嚴經　心靈雅集編譯組　180元
25. 真實之道　法華經　心靈雅集編譯組　130元
26. 自由自在　涅槃經　心靈雅集編譯組　130元
27. 沈默的教示　維摩經　心靈雅集編譯組　150元
28. 開通心眼　佛語佛戒　心靈雅集編譯組　130元
29. 揭秘寶庫　密教經典　心靈雅集編譯組　180元
30. 坐禪與養生　廖松濤譯　110元
31. 釋尊十戒　柯素娥編譯　120元
32. 佛法與神通　劉欣如編著　120元
33. 悟（正法眼藏的世界）　柯素娥編譯　120元
34. 只管打坐　劉欣如編著　120元
35. 喬答摩・佛陀傳　劉欣如編著　120元
36. 唐玄奘留學記　劉欣如編著　120元
37. 佛教的人生觀　劉欣如編譯　110元
38. 無門關(上卷)　心靈雅集編譯組　150元
39. 無門關(下卷)　心靈雅集編譯組　150元
40. 業的思想　劉欣如編著　130元
41. 佛法難學嗎　劉欣如著　140元
42. 佛法實用嗎　劉欣如著　140元
43. 佛法殊勝嗎　劉欣如著　140元
44. 因果報應法則　李常傳編　180元
45. 佛教醫學的奧秘　劉欣如編著　150元
46. 紅塵絕唱　海　若著　130元
47. 佛教生活風情　洪丕謨、姜玉珍著　220元
48. 行住坐臥有佛法　劉欣如著　160元
49. 起心動念是佛法　劉欣如著　160元
50. 四字禪語　曹洞宗青年會　200元
51. 妙法蓮華經　劉欣如編著　160元
52. 根本佛教與大乘佛教　葉作森編　180元
53. 大乘佛經　定方晟著　180元
54. 須彌山與極樂世界　定方晟著　180元
55. 阿闍世的悟道　定方晟著　180元
56. 金剛經的生活智慧　劉欣如著　180元
57. 佛教與儒教　劉欣如編譯　180元
58. 佛教史入門　劉欣如編譯　180元
59. 印度佛教思想史　劉欣如編譯　200元

・經 營 管 理・電腦編號 01

◎ 創新經營管理六十六大計(精)	蔡弘文編	780 元
1. 如何獲取生意情報	蘇燕謀譯	110 元
2. 經濟常識問答	蘇燕謀譯	130 元
4. 台灣商戰風雲錄	陳中雄著	120 元
5. 推銷大王秘錄	原一平著	180 元
6. 新創意・賺大錢	王家成譯	90 元
7. 工廠管理新手法	琪 輝著	120 元
9. 經營參謀	柯順隆譯	120 元
10. 美國實業 24 小時	柯順隆譯	80 元
11. 撼動人心的推銷法	原一平著	150 元
12. 高竿經營法	蔡弘文編	120 元
13. 如何掌握顧客	柯順隆譯	150 元
17. 一流的管理	蔡弘文編	150 元
18. 外國人看中韓經濟	劉華亭譯	150 元
20. 突破商場人際學	林振輝編著	90 元
22. 如何使女人打開錢包	林振輝編著	100 元
24. 小公司經營策略	王嘉誠著	160 元
25. 成功的會議技巧	鐘文訓編譯	100 元
26. 新時代老闆學	黃柏松編著	100 元
27. 如何創造商場智囊團	林振輝編譯	150 元
28. 十分鐘推銷術	林振輝編譯	180 元
29. 五分鐘育才	黃柏松編譯	100 元
33. 自我經濟學	廖松濤編譯	100 元
34. 一流的經營	陶田生編著	120 元
35. 女性職員管理術	王昭國編譯	120 元
36. ＩＢＭ的人事管理	鐘文訓編譯	150 元
37. 現代電腦常識	王昭國編譯	150 元
38. 電腦管理的危機	鐘文訓編譯	120 元
39. 如何發揮廣告效果	王昭國編譯	150 元
40. 最新管理技巧	王昭國編譯	150 元
41. 一流推銷術	廖松濤編譯	150 元
42. 包裝與促銷技巧	王昭國編譯	130 元
43. 企業王國指揮塔	松下幸之助著	120 元
44. 企業精銳兵團	松下幸之助著	120 元
45. 企業人事管理	松下幸之助著	100 元
46. 華僑經商致富術	廖松濤編譯	130 元
47. 豐田式銷售技巧	廖松濤編譯	180 元
48. 如何掌握銷售技巧	王昭國編著	130 元
50. 洞燭機先的經營	鐘文訓編譯	150 元
52. 新世紀的服務業	鐘文訓編譯	100 元
53. 成功的領導者	廖松濤編譯	120 元

54. 女推銷員成功術	李玉瓊編譯	130 元
55. ＩＢＭ人才培育術	鐘文訓編譯	100 元
56. 企業人自我突破法	黃琪輝編著	150 元
58. 財富開發術	蔡弘文編著	130 元
59. 成功的店舗設計	鐘文訓編著	150 元
61. 企管回春法	蔡弘文編著	130 元
62. 小企業經營指南	鐘文訓編譯	100 元
63. 商場致勝名言	鐘文訓編譯	150 元
64. 迎接商業新時代	廖松濤編譯	100 元
66. 新手股票投資入門	何朝乾編著	200 元
67. 上揚股與下跌股	何朝乾編譯	180 元
68. 股票速成學	何朝乾編譯	200 元
69. 理財與股票投資策略	黃俊豪編著	180 元
70. 黃金投資策略	黃俊豪編著	180 元
71. 厚黑管理學	廖松濤編譯	180 元
72. 股市致勝格言	呂梅莎編譯	180 元
73. 透視西武集團	林谷燁編譯	150 元
76. 巡迴行銷術	陳蒼杰譯	150 元
77. 推銷的魔術	王嘉誠譯	120 元
78. 60 秒指導部屬	周蓮芬編譯	150 元
79. 精銳女推銷員特訓	李玉瓊編譯	130 元
80. 企劃、提案、報告圖表的技巧	鄭汶譯	180 元
81. 海外不動產投資	許達守編譯	150 元
82. 八百伴的世界策略	李玉瓊譯	150 元
83. 服務業品質管理	吳宜芬譯	180 元
84. 零庫存銷售	黃東謙編譯	150 元
85. 三分鐘推銷管理	劉名揚編譯	150 元
86. 推銷大王奮鬥史	原一平著	150 元
87. 豐田汽車的生產管理	林谷燁編譯	150 元

・成　功　寶　庫・電腦編號 02

1. 上班族交際術	江森滋著	100 元
2. 拍馬屁訣竅	廖玉山編譯	110 元
4. 聽話的藝術	歐陽輝編譯	110 元
9. 求職轉業成功術	陳義編著	110 元
10. 上班族禮儀	廖玉山編著	120 元
11. 接近心理學	李玉瓊編著	100 元
12. 創造自信的新人生	廖松濤編著	120 元
15. 神奇瞬間瞑想法	廖松濤編譯	100 元
16. 人生成功之鑰	楊意苓編著	150 元
19. 給企業人的諍言	鐘文訓編著	120 元
20. 企業家自律訓練法	陳義編譯	100 元
21. 上班族妖怪學	廖松濤編著	100 元

22. 猶太人縱橫世界的奇蹟	孟佑政編著	110元
25. 你是上班族中強者	嚴思圖編著	100元
30. 成功頓悟 100 則	蕭京凌編譯	130元
32. 知性幽默	李玉瓊編譯	130元
33. 熟記對方絕招	黃靜香編譯	100元
37. 察言觀色的技巧	劉華亭編著	180元
38. 一流領導力	施義彥編譯	120元
40. 30 秒鐘推銷術	廖松濤編譯	150元
41. 猶太成功商法	周蓮芬編譯	120元
42. 尖端時代行銷策略	陳蒼杰編著	100元
43. 顧客管理學	廖松濤編著	100元
44. 如何使對方說 Yes	程羲編著	150元
47. 上班族口才學	楊鴻儒譯	120元
48. 上班族新鮮人須知	程羲編著	120元
49. 如何左右逢源	程羲編著	130元
50. 語言的心理戰	多湖輝著	130元
55. 性惡企業管理學	陳蒼杰譯	130元
56. 自我啟發 200 招	楊鴻儒編著	150元
57. 做個傑出女職員	劉名揚編著	130元
58. 靈活的集團營運術	楊鴻儒編著	120元
60. 個案研究活用法	楊鴻儒編著	130元
61. 企業教育訓練遊戲	楊鴻儒編著	120元
62. 管理者的智慧	程義編譯	130元
63. 做個佼佼管理者	馬筱莉編譯	130元
67. 活用禪學於企業	柯素娥編譯	130元
69. 幽默詭辯術	廖玉山編譯	150元
70. 拿破崙智慧箴言	柯素娥編譯	130元
71. 自我培育・超越	蕭京凌編譯	150元
74. 時間即一切	沈永嘉編譯	130元
75. 自我脫胎換骨	柯素娥譯	150元
76. 贏在起跑點　人才培育鐵則	楊鴻儒編譯	150元
77. 做一枚活棋	李玉瓊編譯	130元
78. 面試成功戰略	柯素娥編譯	130元
81. 瞬間攻破心防法	廖玉山編譯	120元
82. 改變一生的名言	李玉瓊編譯	130元
83. 性格性向創前程	楊鴻儒編譯	130元
84. 訪問行銷新竅門	廖玉山編譯	150元
85. 無所不達的推銷話術	李玉瓊編譯	150元

・處 世 智 慧・電腦編號 03

1. 如何改變你自己	陸明編譯	120元
6. 靈感成功術	譚繼山編譯	80元
8. 扭轉一生的五分鐘	黃柏松編譯	100元

10. 現代人的詭計	林振輝譯	100元
13. 口才必勝術	黃柏松編譯	120元
14. 女性的智慧	譚繼山編譯	90元
16. 人生的體驗	陸明編譯	80元
18. 幽默吹牛術	金子登著	90元
19. 攻心說服術	多湖輝著	100元
24. 慧心良言	亦奇著	80元
25. 名家慧語	蔡逸鴻主編	90元
28. 如何發揮你的潛能	陸明編譯	90元
29. 女人身態語言學	李常傳譯	130元
30. 摸透女人心	張文志譯	90元
32. 給女人的悄悄話	妮倩編譯	90元
34. 如何開拓快樂人生	陸明編譯	90元
36. 成功的捷徑	鐘文訓譯	70元
37. 幽默逗笑術	林振輝著	120元
38. 活用血型讀書法	陳炳崑譯	80元
39. 心　燈	葉于模著	100元
40. 當心受騙	林顯茂譯	90元
41. 心・體・命運	蘇燕謀譯	70元
43. 宮本武藏五輪書金言錄	宮本武藏著	100元
47. 成熟的愛	林振輝譯	120元
48. 現代女性駕馭術	蔡德華著	90元
49. 禁忌遊戲	酒井潔著	90元
52. 摸透男人心	劉華亭編譯	80元
53. 如何達成願望	謝世輝著	90元
54. 創造奇蹟的「想念法」	謝世輝著	90元
55. 創造成功奇蹟	謝世輝著	90元
57. 幻想與成功	廖松濤譯	80元
58. 反派角色的啟示	廖松濤編譯	70元
59. 現代女性須知	劉華亭編著	75元
62. 如何突破內向	姜倩怡編譯	110元
64. 讀心術入門	王家成編譯	100元
65. 如何解除內心壓力	林美羽編著	110元
66. 取信於人的技巧	多湖輝著	110元
68. 自我能力的開拓	卓一凡編著	110元
70. 縱橫交涉術	嚴思圖編著	90元
71. 如何培養妳的魅力	劉文珊編著	90元
75. 個性膽怯者的成功術	廖松濤編譯	100元
76. 人性的光輝	文可式編著	90元
79. 培養靈敏頭腦秘訣	廖玉山編著	90元
80. 夜晚心理術	鄭秀美編譯	80元
81. 如何做個成熟的女性	李玉瓊編著	80元
82. 現代女性成功術	劉文珊編著	90元
83. 成功說話技巧	梁惠珠編譯	100元

84. 人生的真諦	鐘文訓編譯	100元
85. 妳是人見人愛的女孩	廖松濤編著	120元
87. 指尖・頭腦體操	蕭京凌編譯	90元
88. 電話應對禮儀	蕭京凌編著	120元
89. 自我表現的威力	廖松濤編譯	100元
90. 名人名語啟示錄	喬家楓編著	100元
91. 男與女的哲思	程鐘梅編譯	110元
92. 靈思慧語	牧風著	110元
93. 心靈夜語	牧風著	100元
94. 激盪腦力訓練	廖松濤編譯	100元
95. 三分鐘頭腦活性法	廖玉山編譯	110元
96. 星期一的智慧	廖玉山編譯	100元
97. 溝通說服術	賴文琇編譯	100元

・健康與美容・電腦編號 04

3. 媚酒傳(中國王朝秘酒)	陸明主編	120元
5. 中國回春健康術	蔡一藩著	100元
6. 奇蹟的斷食療法	蘇燕謀譯	130元
8. 健美食物法	陳炳崑譯	120元
9. 驚異的漢方療法	唐龍編著	90元
10. 不老強精食	唐龍編著	100元
12. 五分鐘跳繩健身法	蘇明達譯	100元
13. 睡眠健康法	王家成譯	80元
14. 你就是名醫	張芳明譯	90元
19. 釋迦長壽健康法	譚繼山譯	90元
20. 腳部按摩健康法	譚繼山譯	120元
21. 自律健康法	蘇明達譯	90元
23. 身心保健座右銘	張仁福著	160元
24. 腦中風家庭看護與運動治療	林振輝譯	100元
25. 秘傳醫學人相術	成玉主編	120元
26. 導引術入門(1)治療慢性病	成玉主編	110元
27. 導引術入門(2)健康・美容	成玉主編	110元
28. 導引術入門(3)身心健康法	成玉主編	110元
29. 妙用靈藥・蘆薈	李常傳譯	150元
30. 萬病回春百科	吳通華著	150元
31. 初次懷孕的10個月	成玉編譯	130元
32. 中國秘傳氣功治百病	陳炳崑編譯	130元
35. 仙人長生不老學	陸明編譯	100元
36. 釋迦秘傳米粒刺激法	鐘文訓譯	120元
37. 痔・治療與預防	陸明編譯	130元
38. 自我防身絕技	陳炳崑編譯	120元
39. 運動不足時疲勞消除法	廖松濤譯	110元
40. 三溫暖健康法	鐘文訓編譯	90元

43. 維他命與健康	鐘文訓譯	150 元
45. 森林浴一綠的健康法	劉華亭編譯	80 元
47. 導引術入門(4)酒浴健康法	成玉主編	90 元
48. 導引術入門(5)不老回春法	成玉主編	90 元
49. 山白竹（劍竹）健康法	鐘文訓譯	90 元
50. 解救你的心臟	鐘文訓編譯	100 元
52. 超人氣功法	陸明編譯	110 元
54. 借力的奇蹟(1)	力拔山著	100 元
55. 借力的奇蹟(2)	力拔山著	100 元
56. 五分鐘小睡健康法	呂添發撰	120 元
59. 艾草健康法	張汝明編譯	90 元
60. 一分鐘健康診斷	蕭京凌編譯	90 元
61. 念術入門	黃靜香編譯	90 元
62. 念術健康法	黃靜香編譯	90 元
63. 健身回春法	梁惠珠編譯	100 元
64. 姿勢養生法	黃秀娟編譯	90 元
65. 仙人瞑想法	鐘文訓譯	120 元
66. 人蔘的神效	林慶旺譯	100 元
67. 奇穴治百病	吳通華著	120 元
68. 中國傳統健康法	靳海東著	100 元
71. 酵素健康法	楊皓編譯	120 元
73. 腰痛預防與治療	五味雅吉著	130 元
74. 如何預防心臟病・腦中風	譚定長等著	100 元
75. 少女的生理秘密	蕭京凌譯	120 元
76. 頭部按摩與針灸	楊鴻儒譯	100 元
77. 雙極療術入門	林聖道著	100 元
78. 氣功自療法	梁景蓮著	120 元
79. 大蒜健康法	李玉瓊編譯	120 元
81. 健胸美容秘訣	黃靜香譯	120 元
82. 鍺奇蹟療效	林宏儒譯	120 元
83. 三分鐘健身運動	廖玉山譯	120 元
84. 尿療法的奇蹟	廖玉山譯	120 元
85. 神奇的聚積療法	廖玉山譯	120 元
86. 預防運動傷害伸展體操	楊鴻儒編譯	120 元
88. 五日就能改變你	柯素娥譯	110 元
89. 三分鐘氣功健康法	陳美華譯	120 元
91. 道家氣功術	早島正雄著	130 元
92. 氣功減肥術	早島正雄著	120 元
93. 超能力氣功法	柯素娥譯	130 元
94. 氣的瞑想法	早島正雄著	120 元

・家 庭／生 活・電腦編號 05

1. 單身女郎生活經驗談	廖玉山編著	100 元

2. 血型・人際關係　黃靜編著　120元
3. 血型・妻子　黃靜編著　110元
4. 血型・丈夫　廖玉山編譯　130元
5. 血型・升學考試　沈永嘉編譯　120元
6. 血型・臉型・愛情　鐘文訓編譯　120元
7. 現代社交須知　廖松濤編譯　100元
8. 簡易家庭按摩　鐘文訓編譯　150元
9. 圖解家庭看護　廖玉山編譯　120元
10. 生男育女隨心所欲　岡正基編著　160元
11. 家庭急救治療法　鐘文訓編著　100元
12. 新孕婦體操　林曉鐘譯　120元
13. 從食物改變個性　廖玉山編譯　100元
14. 藥草的自然療法　東城百合子著　200元
15. 糙米菜食與健康料理　東城百合子著　180元
16. 現代人的婚姻危機　黃靜編著　90元
17. 親子遊戲　0歲　林慶旺編譯　100元
18. 親子遊戲　1～2歲　林慶旺編譯　110元
19. 親子遊戲　3歲　林慶旺編譯　100元
20. 女性醫學新知　林曉鐘編譯　180元
21. 媽媽與嬰兒　張汝明編譯　180元
22. 生活智慧百科　黃靜編譯　100元
23. 手相・健康・你　林曉鐘編譯　120元
24. 菜食與健康　張汝明編譯　110元
25. 家庭素食料理　陳東達著　140元
26. 性能力活用秘法　米開・尼里著　150元
27. 兩性之間　林慶旺編譯　120元
28. 性感經穴健康法　蕭京凌編譯　150元
29. 幼兒推拿健康法　蕭京凌編譯　100元
30. 談中國料理　丁秀山編著　100元
31. 舌技入門　增田豐著　160元
32. 預防癌症的飲食法　黃靜香編譯　150元
33. 性與健康寶典　黃靜香編譯　180元
34. 正確避孕法　蕭京凌編譯　180元
35. 吃的更漂亮美容食譜　楊萬里著　120元
36. 圖解交際舞速成　鐘文訓編譯　150元
37. 觀相導引術　沈永嘉譯　130元
38. 初為人母12個月　陳義譯　180元
39. 圖解麻將入門　顧安行編譯　180元
40. 麻將必勝秘訣　石利夫編譯　180元
41. 女性一生與漢方　蕭京凌編譯　100元
42. 家電的使用與修護　鐘文訓編譯　160元
43. 錯誤的家庭醫療法　鐘文訓編譯　100元
44. 簡易防身術　陳慧珍編譯　150元
45. 茶健康法　鐘文訓編譯　130元

46. 雞尾酒大全 劉雪卿譯 180元
47. 生活的藝術 沈永嘉編著 120元
48. 雜草雜果健康法 沈永嘉編著 120元
49. 如何選擇理想妻子 荒谷慈著 110元
50. 如何選擇理想丈夫 荒谷慈著 110元
51. 中國食與性的智慧 根本光人著 150元
52. 開運法話 陳宏男譯 100元
53. 禪語經典＜上＞ 平田精耕著 150元
54. 禪語經典＜下＞ 平田精耕著 150元
55. 手掌按摩健康法 鐘文訓譯 180元
56. 腳底按摩健康法 鐘文訓譯 180元
57. 仙道運氣健身法 李玉瓊譯 150元
58. 健心、健體呼吸法 蕭京凌譯 120元
59. 自彊術入門 蕭京凌譯 120元
60. 指技入門 增田豐著 160元
61. 下半身鍛鍊法 增田豐著 180元
62. 表象式學舞法 黃靜香編譯 180元
63. 圖解家庭瑜伽 鐘文訓譯 130元
64. 食物治療寶典 黃靜香編譯 130元
65. 智障兒保育入門 楊鴻儒譯 130元
66. 自閉兒童指導入門 楊鴻儒譯 180元
67. 乳癌發現與治療 黃靜香譯 130元
68. 盆栽培養與欣賞 廖啟新編譯 180元
69. 世界手語入門 蕭京凌編譯 180元
70. 賽馬必勝法 李錦雀編譯 200元
71. 中藥健康粥 蕭京凌編譯 120元
72. 健康食品指南 劉文珊編譯 130元
73. 健康長壽飲食法 鐘文訓編譯 150元
74. 夜生活規則 增田豐著 160元
75. 自製家庭食品 鐘文訓編譯 200元
76. 仙道帝王招財術 廖玉山譯 130元
77. 「氣」的蓄財術 劉名揚譯 130元
78. 佛教健康法入門 劉名揚譯 130元
79. 男女健康醫學 郭汝蘭譯 150元
80. 成功的果樹培育法 張煌編譯 130元
81. 實用家庭菜園 孔翔儀編譯 130元
82. 氣與中國飲食法 柯素娥編譯 130元
83. 世界生活趣譚 林其英著 160元
84. 胎教二八〇天 鄭淑美譯 220元
85. 酒自己動手釀 柯素娥編著 160元
86. 自己動「手」健康法 劉雪卿譯 160元
87. 香味活用法 森田洋子著 160元
88. 寰宇趣聞搜奇 林其英著 200元
89. 手指回旋健康法 栗田昌裕著 200元

國家圖書館出版品預行編目資料

高脂血症者的飲食／馬場茂明、土江節子、宗像伸子編著
劉小惠譯； －初版－臺北市，大展，1998 [民 87]
面；21 分－（飲食保健；10）
譯自：高脂血症の人の食事
ISBN 957-557-831-7（平裝）
1. 高脂血症　2. 飲食　3.食譜
415.6　　87007246

KOUSHIKETSUSHO NO HITO NO SHOKUJI

Originally published in Japan by Josei Eiyou Daigaku Shuppanbu in 1995
Chinese translation rights arranged through
KEIO CULTURAL ENTERPRISE CO., LTD in 1996

版權仲介：京王文化事業有限公司

高脂血症者的飲食　　ISBN 957-557-831-7

原 著 者／馬場茂明、上江節子、宗像伸子
編 譯 者／劉　小　惠
發 行 人／蔡　森　明
出 版 者／大展出版社有限公司
社　　址／台北市北投區（石牌）致遠一路 2 段 12 巷 1 號
電　　話／(02) 28236031・28236033
傳　　真／(02) 28272069
郵政劃撥／0166955—1
登 記 證／局版臺業字第 2171 號
承 印 者／國順圖書印刷公司
裝　　訂／嶸興裝訂有限公司
排 版 者／千兵企業有限公司
電　　話／(02) 28812643
初版1刷／1998 年（民 87 年） 6 月

定　　價／280 元

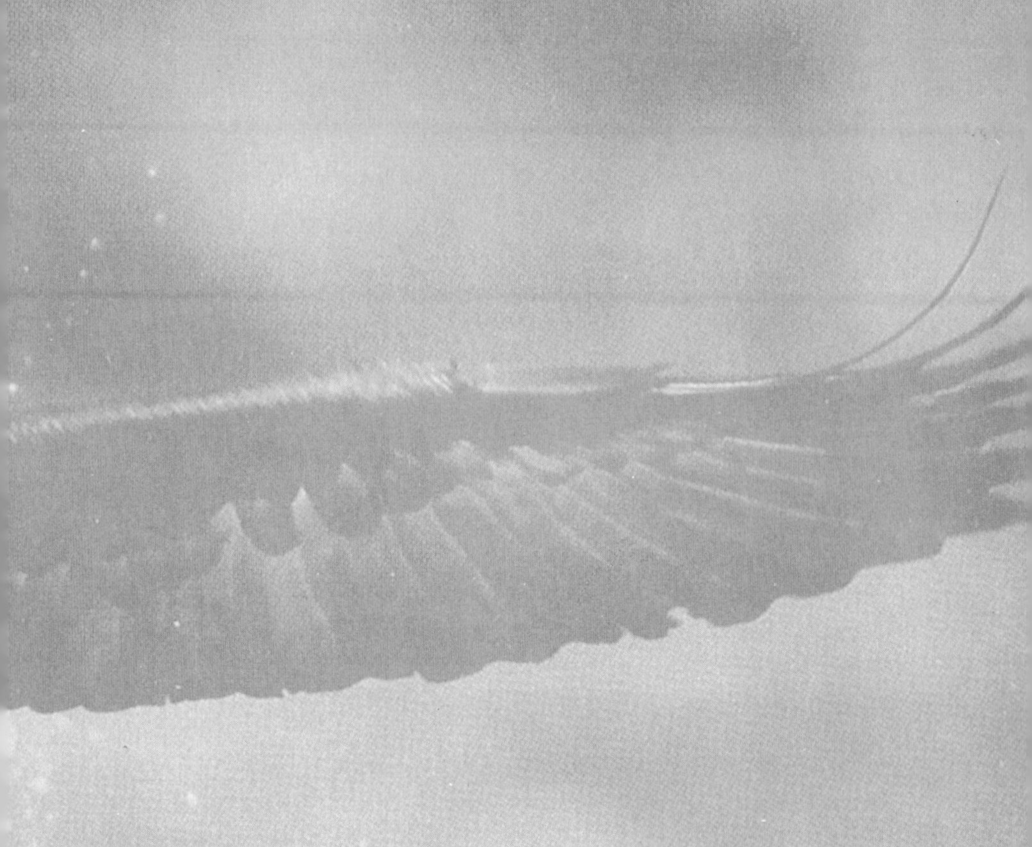

大展好書 好書大展

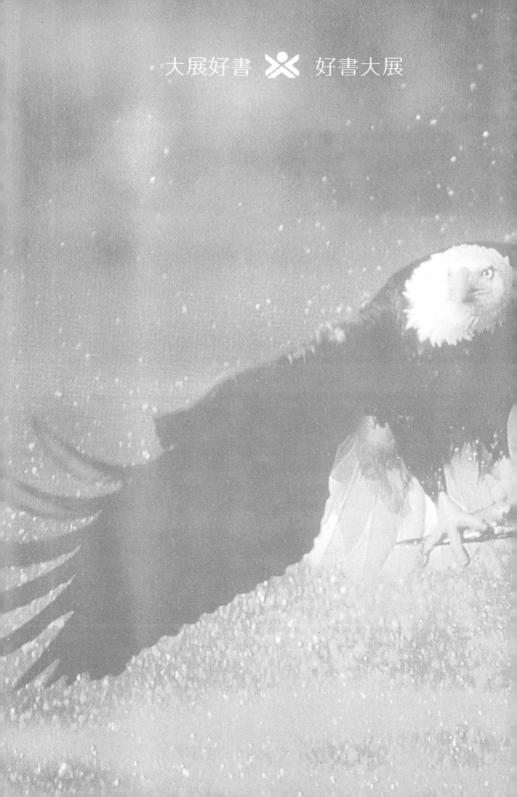